ACTA NEUROVEGETATIVA / SUPPLEMENTUM IV

Der anatomische Aufbau des peripheren neurovegetativen Systems

Von

V. Jabonero

Unter Mitarbeit von

P. Gomez Bosque, F. Bordallo und J. Perez Casas

Anatomisches Institut der Universität Valladolid

Neubearbeitung der ersten spanischen Auflage

Ins Deutsche übertragen von

Walther Lipp

Assistent am Histologisch-embryologischen Institut
der Universität Graz

Mit 45 Textabbildungen

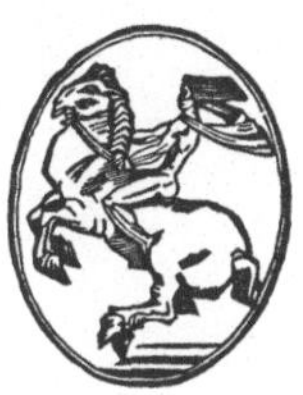

WIEN / SPRINGER-VERLAG / 1953

ISBN-13: 978-3-211-80303-5   e-ISBN-13: 978-3-7091-7818-8
DOI: 10.1007/978-3-7091-7818-8

Alle Rechte,
insbesondere das der Übersetzung in fremde Sprachen, vorbehalten.

Ohne ausdrückliche Genehmigung des Verlages
ist es auch nicht gestattet, dieses Buch oder Teile daraus
auf photomechanischem Wege (Photokopie, Mikrokopie)
zu vervielfältigen.

Copyright 1953 by Springer-Verlag in Vienna.

Professor Dr. R. Lopez Prieto

in Verehrung und Zuneigung

gewidmet

Vorwort.

Gemeinhin wird von den Anhängern der Neuronentheorie und auch von den Verteidigern der Kontinuitätslehre ein gleichartiger Aufbau des gesamten Nervensystems angenommen. Im peripheren neurovegetativen System bestehen aber nebeneinander zwei Arten nervöser Elemente. Sie unterscheiden sich wesentlich in ihrer Struktur, Architektur und in ihrer pathologischen Reaktionsweise. Wenn die alte Neuronenlehre auch heute aufgegeben werden muß, können hier doch viele Ganglienzellen als „Neurone" aufgefaßt werden, zum wenigsten, um sie vom typischen nervösen Synzytium am peripheren Ende der efferenten Bahnen des neurovegetativen Systems zu unterscheiden.

Die alte Neuronentheorie übt, obgleich von vielen Autoren abgelehnt, noch einen beträchtlichen und merkbaren Einfluß auf die Lehre vom nervösen Reticulum aus. Den offensichtlichen anatomischen Unterschieden zwischen Neuronen und einem nervösen Netzwerk müssen jedoch nicht weniger bedeutende physiologische Unterschiede entsprechen. Es besteht noch keine wirkliche Lehre vom nervösen Reticulum; meist handelt es sich nur um angewandte Neuronentheorie. Wir beabsichtigen in dieser Monographie, die Morphologie, die Struktur und die Beziehungen der nervösen Elemente zu analysieren und einige aus den anatomischen Gegebenheiten direkt ableitbare Schlüsse zu ziehen. Außerdem werden wir versuchen, die anatomischen Befunde und die sich ergebenden Folgerungen mit den Angaben der Physiologie zu vergleichen und werden in möglichen Übereinstimmungen ein Anzeichen dafür sehen, daß wir uns auf dem richtigen Wege befinden.

Wir haben freudig und dankbar die Anregung einer deutschen Ausgabe unseres zunächst spanisch erschienenen Buches aufgenommen, erachteten es aber als nötig, dieses einer genauen Durchsicht zu unterziehen. Das Ergebnis war die Einfügung neuer Kapitel und die Kürzung oder Erweiterung einiger Abschnitte. Die meisten Zeichnungen wurden durch Mikrophotographien ersetzt, diese zu Bildtafeln vereinigt und so die Zahl der Einzelabbildungen beträchtlich vermehrt. Derart verwandelte sich, was als Übersetzung begonnen wurde, in eine neue, ausführlichere, vollständigere und — soweit wir es vermochten — auch vollkommenere Monographie.

Unsere Veröffentlichung faßt die Ergebnisse von Untersuchungen zusammen, die am Anatomischen Institut „Sierra" und an der Abteilung für Anatomie des Institutes „Cajal" (Consejo Superior de Investigaciones Científicas) durchgeführt wurden. Den Ratschlägen von Herrn Professor Dr. *R. Lopez Prieto* folgend, wurden die Arbeiten von mir geplant und geleitet. Meine Mitarbeiter waren die Herren Dr. *P. Gomez Bosque*, Dr. *F. Bordallo* und Dr. *J. Perez Casa*. Dr. *Gomez Bosque* half bei der Abfassung des Kapitels „Der anatomische Aufbau der intramuralen Ganglien im menschlichen Verdauungstrakt" und Dr. *Bordallo* und Dr. *Perez Casas* arbeiteten am Kapitel „Die Ganglienzellen vom Typus I nach Dogiel" mit.

Die Anregung zur Veröffentlichung dieser deutschen Ausgabe ging von Frau Prof. Dr. *Carmen Coronini* aus; wir schulden ihr dafür großen Dank. Herrn Dr. *Walther Lipp* vom Institut für Histologie und Embryologie der Universität Graz danken wir herzlich für die freundliche Übernahme der Übersetzung; er hat diese Aufgabe mit aller Sorgfalt, mit Interesse und Sachkenntnis zu unserer vollen Zufriedenheit ausgeführt. Herr Dr. *Gustav Lassmann* hat uns bei der nochmaligen Durchsicht unserer Präparate wertvolle Unterstützung gewährt. Wir haben schließlich noch unserem Verleger sehr für seine Anteilnahme an der schnellen Veröffentlichung und an der hervorragenden Ausstattung des Buches zu danken.

Valladolid, im Februar 1953.

V. Jabonero.

Inhaltsverzeichnis.

Einleitung.

Wir besitzen heute bereits weitläufige Kenntnisse von der Struktur des peripheren neurovegetativen Systems, die wir der erfolgreichen Arbeit zahlreicher Forscher verdanken. Die Fortschritte wurden durch analytisches Studium erreicht. Sie gestatten es, nun eine Synthese zu versuchen und besonders auch den Versuch zu unternehmen, die anatomischen Forschungsergebnisse mit den Angaben der Physiologie in Einklang zu bringen.

Dieses Vorhaben mag angesichts der verschiedenen Meinungen der Anatomen als Wagnis erscheinen. Der Streit zwischen den Verfechtern der Neuronentheorie und den Anhängern der Lehre vom retikulären Aufbau des neurovegetativen Systems (Kontinuitätslehre) hat vor 60 Jahren begonnen. Er dauert heute noch an, anscheinend ohne mit dem endgültigen Sieg einer der beiden Parteien enden zu können. Allein daraus läßt sich folgern, daß das Nervensystem in Wirklichkeit nicht einheitlich gebaut ist, trotzdem ein Großteil der Theorien (sowohl auf der Neuronenlehre fußender als auch gegnerischer) auf der Einheitlichkeit seiner Architektur beruht. Doch hat schon *Cajal* (1892—1934) erkannt, daß am distalen Ende der efferenten vegetativen Bahnen ein nervöses Netz besteht, welches von miteinander anastomosierenden sympathischen interstitiellen Zellen gebildet wird. Spätere Autoren (*Oria*, 1936; *Tinel*, 1937; *Jabonero*, 1946—1952; *Nelemans*, 1948; *Tusques*, 1949; *Feyrter*, 1950, 1951) scheinen zu ähnlichen Schlüssen gekommen zu sein.

Im Bestreben, die Widerspruchsfreiheit ihrer Lehre wieder herzustellen, ist den heutigen Anhängern der Neuronentheorie ein schwerer Fehler unterlaufen. Sie fühlen sich nämlich verpflichtet, die einheitliche Architektur des Nervensystems vorauszusetzen, ohne ausreichende Beweise, oftmals ohne überhaupt einen gewichtigen Beweis dafür zu besitzen. Das Bestehen eines nervösen Netzes am distalen Ende der peripheren vegetativen Bahnen ist aber heute eine unbestreitbare Tatsache. Zahlreiche Autoren (*Boeke, Coronini, Feyrter, Jabonero, Landau, Ottaviani, Pensa, Stöhr* usw.) haben dafür Beweise erbracht. Diese stellen sich gegen die Argumente, die von den Verteidigern der extremen Neuronenlehre angeführt werden. Gewisse Anhänger der Neuronentheorie (*Schimert*, 1938; *Hillarp*, 1946, 1949) scheinen die Schwierigkeiten ihrer Lehre gegenüber den Problemen der vegetativen Innervation erkannt zu haben. Sie schlugen daher mehr oder weniger bedeutende Abänderungen des klassischen Schemas vor.

Viele Anatomen und fast alle Physiologen und Pathologen folgen noch immer wortgetreu der alten Doktrin von *Langley*. Gegen diese Lehre sind aber bei verschiedenen Gelegenheiten mehr oder weniger schwere Einwände erhoben worden. Sie ist tatsächlich ein bloßes physiologisches Schema, das in vieler Hinsicht der notwendigen anatomischen Bestätigung entbehrt. Es wurde noch immer kein einziger Beweis für die doppelte Innervation der Erfolgselemente erbracht. Die Ergebnisse der Experimente können nur derart ausgelegt werden, daß die physiologischen Vorgänge so erfolgen, als ob in gewissen Fällen eine doppelte Innervierung bestünde. In der Peripherie des neurovegetativen Systems lassen sich nur außerordentlich wenige Nervenendigungen auffinden. Sie sind in den letzten Jahren praktisch in der Literatur kaum noch erwähnt worden. In vielen Fällen ist es überdies sehr zweifelhaft, ob es sich bei den beschriebenen Bildern wirklich um Nervenendigungen handelt. Die Veröffentlichungen wiederholen ständig gewisse Abbildungen alter Autoren; das zeigt deutlich das Fehlen neuerer Beobachtungen.

Form und Funktion stehen immer in enger Beziehung. Trotzdem sind außer der verschiedenen Lage der eingeschalteten Ganglien keine grundsätzlichen Unterschiede zwischen sympathischen und parasympathischen Bahnen gefunden worden. Ebenso kennt man keine anatomischen Unterschiede entsprechend den Verschiedenheiten, welche zwischen adrenergischen und cholinergischen Elementen bestehen oder bestehen sollten. Auch die Funktion der vegetativen Ganglien erscheint sehr dunkel. Nur wenige Autoren haben angenommen, daß sie etwas Wichtigeres als einfache Zentren zur Weiterleitung und Verteilung von Erregungsströmen sind. *Herzog* und *Günther* wiesen darauf hin, daß die Anordnung der Zellen in den Ganglien einen funktionellen Aufbau anzeigt; *De Castro* und *Herreros* hielten die vegetativen Ganglien für Zentren zur Koordination der Nervenimpulse. Diese Anregungen sind aber nur als Arbeitshypothesen zu bewerten.

In den letzten Jahren ist das Studium des Synapsenproblems immer mehr in den Vordergrund getreten. Gewisse Beobachtungen haben die Aufmerksamkeit der Forscher auf diesen Fragenkreis gelenkt. *Boeke* (1942) ist sogar zu der Ansicht gekommen, daß der Streit um die Aufrechterhaltung des Neuronenbegriffes seinen Inhalt gewechselt hat; heute müsse man dagegen eher über das Problem der Synapsen diskutieren.

Das Studium der Synapsen ist zweifellos außerordentlich wichtig, doch kann unser Interesse für das Nervensystem nicht auf einen einzelnen Fragenkreis beschränkt bleiben, so bedeutend er auch sein mag. *Fulton* (1941) wies darauf hin, daß es zwei Grundprobleme der Physiologie (und deswegen auch der Anatomie) des Nervensystems gibt: seine „Gliederung in Einheiten" und „die Natur der Verbindung" zwischen diesen Einheiten. Die Synaptologie ist nur eines der beiden Grundprobleme.

Mit dem Fortschreiten unserer Kenntnisse tauchen neue Fragestellungen auf oder es erweist sich als notwendig, alte Probleme aus einem neuen Gesichtswinkel heraus zu betrachten. Das gleiche erfährt auch die Frage nach dem anatomischen und physiologischen Aufbau der distalen plexiformen Synapse des neurovegetativen Systems. Die Lehre vom nervösen Reticulum darf nicht als eine abgewandelte Neuronentheorie betrachtet werden, wenn auch dieser Standpunkt zuweilen leider eingenommen wird. Aus der Neuronenlehre abgeleitete anatomische und physiologische Begriffe können nicht ohne weiteres auf das distale nervöse Synzytium angewendet werden.

Das vegetative Nervensystem ist heterogen gebaut. Es setzt sich aus Neuronen und aus einem nervösen Synzytium zusammen. Diese beiden Elemente unterscheiden sich in ihrer Struktur, Architektur und in ihren physiologischen Eigenschaften. Ebenso besitzen die Synapsen der beiden Territorien unterschiedliche Struktur und Organisation. Schließlich zeigt auch noch jedes der beiden Territorien unter gleichen pathologischen Bedingungen eine besondere Reaktionsart.

Unsere Monographie studiert den anatomischen Aufbau der efferenten Bahnen des peripheren neurovegetativen Systems. Wir befassen uns nur mit zwei Abschnitten dieser Bahnen: mit dem letzten Glied des Territoriums mit Neuronenarchitektur und mit dem synzytialen Territorium. Wir untersuchen ihre Struktur, ihre Architektur, ihre Gliederung und die histophysiologischen Folgerungen, welche sich aus den anatomischen Gegebenheiten ableiten lassen. Wir werden diese Ableitungen auch mit den Versuchsergebnissen und den Vorstellungen der Physiologie vergleichen.

Das Studium der interneuronalen Synapsen wirft einige Probleme auf, die nur schwer zu lösen sind. Um gewisse Extreme aufzuklären, haben wir daher auch die einfacher gebauten sensiblen Synapsen untersucht, bei denen die genannten Probleme leichter gelöst werden können.

Wir behandeln schließlich noch kurz die pathologischen Reaktionsarten der nervösen Elemente in den beiden Territorien der efferenten vegetativen Bahnen, nur um ergänzende Beweise zugunsten unserer Ansicht vorzubringen.

I. Darstellungsmethoden.

A. Imprägnation der nervösen Elemente[1].

Durch Autopsie oder operativ gewonnene Gewebsblöcke werden ein bis zehn Monate lang in Formalin 10 : 100 fixiert. Es ist günstig, wenn auch nicht unbedingt erforderlich, neutrales oder neutralisiertes Formalin zu verwenden.

1. Gefrierschnitte mit 10 bis 40 μ Dicke werden in destilliertem Wasser aufgefangen. Wünscht man vornehmlich Ganglienzellimprägnation, können die Schnitte in gewöhnlichem Wasser oder in Formalin 1 : 100 aufgefangen werden.

2. War die Fixierung sehr ausgedehnt (zwei Monate und länger), ist es vorteilhaft, die Schnitte 10 bis 15 Minuten lang in Pyridinwasser 50 : 100 zu baden. Danach müssen die Schnitte sorgfältig in öfter erneuertem Aqua destillata gewässert werden, bis sie jeden Geruch nach Pyridin verloren haben.

---

[1] Graphische Darstellung der Methode s. Abb. 45, S. 159.

3. Anschließend werden die Schnitte sorgfältig geglättet und einzeln in eine 20%ige Silbernitratlösung übertragen, in der sie fünf Minuten bis zwei Stunden bleiben. Fünf Minuten genügen zur Imprägnation der Ganglienzellen; dagegen erfordert die vollständige Darstellung des Systems der interstitiellen Zellen eine Silbernitratbehandlung von wenigstens 30 Minuten.

4. Es werden sechs Petrischalen vorbereitet, die mit gewöhnlichem Wasser auf 20 : 100 verdünntes Formalin enthalten. Die Schnitte werden aus dem Silbernitrat in das erste Schälchen übertragen und dann nacheinander in die übrigen, sobald jeweils weißliche Wolken aus Silberchlorid erscheinen. Wenn man die Ganglienzellen imprägnieren will, soll das Übertragen vom ersten bis zum letzten Schälchen mit Formalin 20 : 100 zwei bis drei Minuten dauern und zehn Minuten, wenn man die Darstellung des nervösen Synzytiums wünscht.

5. Alle Schnitte werden zusammen in eine Petrischale mit destilliertem Wasser übertragen und darin zur Entfernung des Formalinüberschusses eine Minute lang kräftig geschüttelt.

6. Die Schnitte werden dann, ebenfalls zusammen, in eine Petrischale mit 30 ccm Silbercarbonat und fünf bis sieben Tropfen reinem Ammoniak übertragen. In dieser Lösung bleiben sie, bis sie gelbe Farbe annehmen, was ungefähr ein bis zwei Minuten dauert. Wenn sich die Schnitte schnell verfärben, ist es nötig, noch ein oder zwei Tropfen Ammoniak der Silbercarbonatlösung zuzusetzen. Wenn die Färbung der Schnitte nur sehr langsam oder überhaupt nicht eintritt, ist der Ammoniakzusatz auf jeden Fall zu stark.

7. Sind die Schnitte gelb gefärbt, werden sie in ein anderes Gefäß gleicher Größe übertragen, welches die gleiche Menge von Silbercarbonat und reinem Ammoniak enthält. In diesem zweiten Silberbad müssen die Schnitte bleiben, bis sie dunkel tabakbraun gefärbt sind. Wenn diese Technik strenge eingehalten wird, müssen Gebiete der Schnitte aus Bindegewebe (Submucosa des Verdauungstraktes, Bindegewebssepten von Drüsen usw.) blaßgelb gefärbt bleiben. Eine einheitliche Anfärbung von Schnitten aus heterogenen Gewebsblöcken (die aus Epithel, glatter Muskulatur, Bindegewebe, Drüsen usw. bestehen) zeigt einen falschen Verlauf oder ein Mißlingen der Imprägnation an. Die Bindegewebsfasern dürfen sich im allgemeinen nicht färben. Wenn Blöcke imprägniert werden, die viele Monate (oder Jahre) im Formol gelegen haben, so ist eine mäßige Anfärbung der kollagenen Bündel praktisch nicht zu vermeiden. Diese behindert aber nicht die vollkommene Untersuchung und Differenzierung der nervösen Elemente.

Es ist nicht nötig, den Verlauf der Imprägnation mit dem Mikroskop zu kontrollieren.

8. Waschen in Aqua destillata und dann in Essigwasser (zwei oder drei Tropfen Essigsäure auf je einen Kubikzentimeter Aqua destillata). Aufenthaltsdauer: bis zwei Minuten. Im Falle einer übermäßig starken Imprägnation reichen zehn Minuten aus.

9. Neuerliches Wässern in zwei- bis dreimal erneuertem Aqua destillata und Tönen der Schnitte in Goldchlorid 1 : 500. Die Goldchloridlösung wird mit einigen Tropfen Essigsäure versetzt. Es ist nicht günstig, zu erwärmen oder die Goldchloridbehandlung übermäßig auszudehnen, da sonst die Gefahr einer Mitfärbung des Bindegewebes besteht.

10. Fixieren in 5%igem Natriumthiosulfat; Waschen mit Wasser; Montieren in Balsam.

Das Silbercarbonat wird auf folgende Weise bereitet:

20%ige Silbernitratlösung . . . . 50 ccm
Kalt gesättigte Natriumcarbonatlösung . . . . im Überschuß.

Es entsteht ein gelblich-weißer Niederschlag aus Silbercarbonat, der oftmals mit Aqua destillata gewaschen werden muß. Dekantieren. Der Niederschlag wird in der kleinstmöglichen Menge Ammoniak gelöst, wobei man jeden Ammoniaküberschuß vermeidet. Schließlich wird mit Aqua destillata auf 250 ccm aufgefüllt. Die Lösung wird in dunkler Flasche womöglich kühl aufbewahrt; sie ist einige Monate gebrauchsfähig. Wenn nach einiger Zeit schwarze Niederschläge entstehen, filtriere man; die Lösung kann dann weiter verwendet werden.

Man kann auch die „mittelstarke" ammoniakalische Silberlösung nach *Rio Hortega* verwenden, die auf folgende Weise bereitet wird:

10%ige Silbernitratlösung . . . . 75 ccm
5%ige Natriumcarbonatlösung . . . . . . 225 ccm.

Der Niederschlag wird mit möglichst wenig Ammoniak gelöst und dann mit Aqua destillata auf 600 ccm aufgefüllt.

Zur fehlerfreien Ausführung der angegebenen Technik müssen noch einige Anweisungen beachtet werden:

a) Es müssen wenigstens 50 Schnitte zu gleicher Zeit imprägniert werden. Werden weniger Schnitte verwendet, dann erfordert dies besondere Vorsichtsmaßnahmen in Punkt 5 der angegebenen Methodik, da ein zu großer Formalinverlust die Imprägnation behindert. Man wird deswegen die Menge des zu den Silbercarbonatbädern zugesetzten Ammoniaks in gleichem Verhältnis sogar bis auf zwei Tropfen vermindern müssen.

b) Um 50 bis 100 Schnitte von je einem Quadratzentimeter Fläche zu imprägnieren, sollen für alle Punkte der angegebenen Technik Petrischalen mit etwa 6 cm Durchmesser verwendet werden.

c) Wenn die Schnitte in der Silbernitratlösung (Punkt 3) nicht gut ausgebreitet bleiben, läuft man Gefahr, daß die Imprägnation an den durch Faltung übereinanderliegenden Stellen unvollständig ausfällt. Das gleiche ist der Fall, wenn in Punkt 5 der angegebenen Technik die Schnitte nicht kräftig geschüttelt werden.

Die vorstehende Methode kann auch mit folgenden Abänderungen ausgeführt werden; die Resultate sind dann aber nicht immer vorzüglich.

Punkt 1 bis 5 wie oben angegeben.

6. Man setzt zum Silbercarbonat mehr Tropfen Ammoniak zu als oben angegeben, damit sich die Schnitte nicht oder nur sehr langsam im ersten und zweiten Silberbad färben. Sie bleiben etwa zehn Minuten im zweiten Silbercarbonatbad.

7. Reduktion in Formalin 1 : 100.

In diesem Fall ist die Tönung mit Goldchlorid nicht ratsam. Diese Variante pflegt die Ganglienzellen gut darzustellen.

Nach *Coronini* (persönliche Mitteilung) ist die Bezeichnung „gewöhnliches Wasser", die wir in der Vorschrift zur Herstellung der Formalinlösung (Punkt 4 der Technik) verwenden, wegen der unterschiedlichen Zusammensetzung des Trinkwassers an verschiedenen Orten ungenau. Zwar sind die Resultate gut gewesen, die von verschiedenen Untersuchern bei Anwendung des Trinkwassers ihres jeweiligen Arbeitsortes erhalten wurden; doch schien es uns trotzdem gün-

stig festzustellen, ob destilliertes Wasser in gleicher Weise zur Bereitung der
Formalinlösung benützt werden könnte. Derartige Versuche haben uns gezeigt,
daß die Verwendung von Formalinverdünnungen mit destilliertem Wasser im
allgemeinen keine schlechteren Resultate gibt als der Gebrauch mit gewöhnlichem Wasser verdünnter Formalinlösungen. In gewissen Fällen waren die Resultate aber doch bedeutend schlechter.

Man kann das Formalin mit Aqua destillata verdünnen (Punkt 4 der Technik),
wenn es sich darum handelt, Nervenzellen von vegetativen Ganglien, motorische
Endplatten, sensible Nervenendigungen usw. darzustellen; das heißt, wenn keine
vollständige Imprägnation des distalen nervösen Netzes gewünscht wird. In diesem Falle genügt es, die Schnitte drei Minuten lang in einer Petrischale mit einer
Formalinlösung 20 : 100 zu lassen, da keine weißlichen Wolken entstehen, wenn
das Formalin rein ist. Der übrige Teil der Technik wird nach der allgemeinen
Vorschrift durchgeführt. Manchmal bilden sich trotz der Verwendung destillier-
ten Wassers weißliche Wolken. In diesen Fällen (saures, neutralisiertes Formalin
usw.) ist es günstig, die Formalinlösung bis zum Verschwinden der weißlichen
Wolken zu erneuern.

B. Imprägnation des gliösen Nebensynzytiums.
(Sincicio glial satélite.)

1. Sehr frische Gewebsblöcke (Autopsiematerial ist nicht geeignet) werden in
folgender Lösung fixiert:

> Neutrales Formalin . . . . 15 ccm
> Urannitrat . . . . 1 bis 2 g
> Aqua destillata . . . . 85 ccm.

Die Gewebsblöcke bleiben in dieser Fixierungsflüssigkeit im Sommer höchstens drei Tage. Im Winter kann man die Fixierung noch um einige Tage ver-
längern.

2. Sehr dünne Gefrierschnitte werden in stark ammoniakalischem Wasser
(zwei oder drei Tropfen je Kubikzentimeter) aufgefangen.

3. Wässern in mehrfach erneuertem destilliertem Wasser.

4. Die Schnitte werden für 10 bis 20 Minuten in eine 5%ige Natriumsulfit-
lösung gebracht, die unmittelbar vor Gebrauch hergestellt wurde.

5. Ohne vorhergehendes Wässern werden die Schnitte für 30 Minuten in ein
Becherglas mit 60%igem Alkohol übertragen.

6. Ohne Wässern kommen die Schnitte für 30 bis 40 Minuten in eine Silbercarbonatlösung (Herstellung s. S. 5).

7. Die Schnitte werden in eine Petrischale mit destilliertem Wasser übertragen, auf deren Boden sie sorgfältig aufgelegt werden. Man läßt sie 15 bis
20 Sekunden ruhig liegen und überträgt sie dann

8. ohne übermäßiges Schütteln in eine Lösung von einem Teil Formalin in
100 Teilen Aqua destillata. Die Schnitte nehmen darin eine graubraune Farbe an.

9. Wässern der Schnitte; Tönung in Goldchloridlösung 1 : 500 für 15 Minuten in der Kälte.

10. Fixierung in 5%igem Natriumthiosulfat; Wässern und Montage in Balsam.

Diese Methode gibt gute Imprägnationen, ist aber sehr inkonstant, wie es
alle Modifikationen der Silbercarbonattechnik zur Darstellung der Mikroglia,
Oligodendroglia oder der Nebenzellen vegetativer Ganglien sind.

C. Imprägnation des Chondrioms in der Neuroglia vegetativer Ganglien.

Die Darstellung erfolgt mit der ersten Modifikation der Methode von *Achúcarro* nach *Rio Hortega*. Die Technik ist folgende:

1. Fixierung in Formalin 10 : 100, wenigstens zehn Tage lang.

2. Dünne Gefrierschnitte werden mit einer 3%igen wässerigen Tanninlösung (Acidum tannicum) bei 50 bis 55⁰ fünf Minuten lang behandelt. Man kann dazu eine Spiritusflamme verwenden, die in einiger Entfernung vom Glas mit den Schnitten aufgestellt wird; so wird die Hitzeeinwirkung nicht zu stark.

3. Eintauchen der Schnitte in 20 ccm Aqua destillata mit vier Tropfen Ammoniak, bis sie ihre Biegsamkeit und Durchsichtigkeit wieder erlangen, welche die Schnitte im vorhergehenden Bad verloren haben. (Leichtes Schütteln der Schnitte ist günstig.)

4. Die Schnitte werden nacheinander durch drei Bechergläser oder kleine Petrischalen mit je 10 ccm Aqua destillata und 1 ccm ammoniakalische Silberlösung gebracht.

Diese Lösung wird auf folgende Art hergestellt: zu 30 ccm 10%iger Silbernitratlösung werden 40 Tropfen 40%iger Natronlauge zugesetzt. Der entstandene Niederschlag wird zehn- bis zwölfmal mit destilliertem Wasser gewaschen. (Man muß dazu einen Liter Wasser verwenden.) Dann wird das Silberoxyd in Ammoniak gelöst, der unter Umrühren mit einem Glasstab tropfenweise zugesetzt wird. Der nächste Tropfen darf erst zugegeben werden, wenn die ganze Lösung stark nach Ammoniak riecht. Man achte darauf, keinen Ammoniaküberschuß, auch nicht den geringfügigsten, entstehen zu lassen. Anschließend wird mit Aqua destillata auf 150 ccm aufgefüllt und in dunkler Flasche aufbewahrt.

5. Die Schnitte, die eine rostgelbe Farbe angenommen haben, werden in reichlich Aqua destillata gewässert.

6. Tönen in Goldchlorid 1 : 500 unter Erwärmung bis zum Auftreten von Dämpfen oder auch 30 Minuten lang in der Kälte.

7. Fixieren in 5%igem Natriumthiosulfat, Wässern und Montieren.

D. Beobachtungen über die Darstellung nervöser Elemente.

Hillarp (1946) hat heftige Kritik an den Ergebnissen der Silberimprägnationsmethoden zur Darstellung nervöser Elemente geübt. Er schreibt über die Methodik *De Castros:* „*De Castros* technique has only permitted him to observe fragments of those structures" (S. 23). Die Methode von *Gros* „is not specific and may easily stain also non nervous fibrilar structures" (S. 28). Die Methoden von *Cajal* und von *Golgi* liefern „extremely incomplete preparations of particulary the peripheral innervation apparatus" (S. 28) und „the same objection can also be raised against *Bodians* technique" (S. 28). Die Schule von *Stöhr* „works a technique which is non specific and affords no possibility of judging the degree of accuracy of its reproduction of the vital nerve morphology" (S. 60). Für *Hillarp* ist seine eigene Darstellungstechnik „the least objectionable method" (S. 60).

Diese Beurteilungen sind außerordentlich streng; sie entbehren bei einigen Techniken der Grundlage. Auf jeden Fall läßt sich aber aus den Abbildungen *Hillarps* schließen, daß er mit Silberimprägnationsmethoden keine guten Resultate zu erzielen vermochte. Seine Kritik wendet sich daher gegen seine eigene technische Geschicklichkeit.

Es kann nicht geleugnet werden, daß jede Fixierung, sei es in Formalin oder in irgendeiner anderen Flüssigkeit, Veränderungen an den Nervenelementen hervorruft. Diese sind um so mehr zu befürchten, je zarter die Strukturbestandteile sind. Der gleiche Einwand kann aber auch gegen die Methylenblaumethode erhoben werden. Sie erzeugt Anfangsveränderungen durch die Wirkung des Farbstoffes (*Weber*, 1946) und Spätveränderungen bei der Fixierung der Präparate. Formalin in der Konzentration 10 : 100 hat sich als hervorragende und wenig verändernde zytologische Fixierungsflüssigkeit gezeigt. Einwände gegen dieses Fixans sind kaum fundiert.

Man muß anderseits noch in Betracht ziehen, daß die von *Hillarp* mit der *Schabadasch*-Methode erzielten Ergebnisse nicht befriedigend sind. Er konnte gewisse Strukturen in vegetativen Ganglien nicht darstellen, deren Vorhandensein vernünftigerweise nicht bezweifelt werden kann (s. darüber Kap. II, B, 1, a). Trotzdem haben andere Autoren (*Schabadasch*, 1930—1934; *Leeuwe*, 1937; *Lipp*, 1951) mit der Methylenblaumethode vorzügliche Färbungen des distalen nervösen Synzytiums erzielt. Diese Elemente erscheinen in den Beschreibungen und Abbildungen *Hillarps* nur ungenügend gefärbt.

Seit einiger Zeit verwendet die Schule von *Weber* besonders zusammengesetzte Fixierungsgemische. Diese sollen Fettsubstanzen lösen, welche die Imprägnation der nervösen Elemente behindern können. *Weber* und seine Schule (*Barbey-Gampert, Denber, Tcheng* usw.) erzielten mit ihnen hervorragende Darstellungen besonders der feinsten Nervenendigungen. Die Ergebnisse *Webers* und seiner Schüler wurden von *Jabonero* (1952) mit der oben beschriebenen Technik bestätigt. Erst neulich konnte mit der gleichen Methodik *Coronini* (persönliche Mitteilung) diese Bilder ebenfalls feststellen.

Isidor (1949) fixierte Gewebsblöcke mit der Lösung „SW 24" von *Weber* und imprägnierte sie anschließend mit der von *Jabonero* angegebenen Technik. Seine Ergebnisse sind denen gleich, die *Jabonero* am selben Material erzielt hat.

Die Technik *Webers* ist hervorragend. Sie eignet sich aber nicht für Alles, denn sie stellt vorzüglich wohl die Endigung der präsynaptischen Nervenfasern, aber nicht in gleichem Ausmaß die Ganglienzellen dar; das System der interstitiellen Zellen wird überhaupt nicht gefärbt. Es handelt sich um eine elektive Methode für gewisse Strukturdetails der Synapsen. Sie hat also, wenigstens im Augenblick, nur begrenzte Anwendungsmöglichkeit.

Manche Autoren neigen dazu, „standardisierte" Techniken anzuwenden, welche die Nervenelemente wohl übersichtsmäßig darzustellen vermögen, aber in keiner Weise dem Studium feiner Struktureinzelheiten dienen. Jeder erfahrene Beobachter kann sich sofort davon überzeugen, daß diese Methoden in ihrem gegenwärtigen Zustand es nicht gestatten, einen Fortschritt zu erzielen und daß leider die zahlreichen Bilder, die von den Autoren auf Grund dieser Techniken veröffentlicht wurden, offensichtlich unzulänglich sind. Diese Abbildungen können nicht dazu dienen, in die Diskussion von Problemen einzutreten, die durch die Anwendung vollendeter Methoden aufgeworfen werden.

Beim gegenwärtigen Stand der Methodik können Fortschritte im Studium des neurovegetativen Systems nur erzielt werden, wenn mit Geduld und Ausdauer die klassischen Methoden in ihren modernen Modifikationen oder die kürzlich von *Wiedmann, Coronini, Jabonero* usw. beschriebenen vorzüglichen Techniken angewendet werden. Man muß sie fehlerfrei handhaben und in erster Linie auf die Vollkommenheit der erzielten Ergebnisse achten, denn die Einfachheit und Bequemlichkeit der ausgewählten Modifikation hat nur untergeordnete Bedeutung.

II. Die efferenten Bahnen des peripheren neurovegetativen Systems.

Die efferenten Bahnen des peripheren neurovegetativen Systems werden von zwei verschiedenen und aufeinander folgenden Territorien gebildet: das eine hat „Neuronenarchitektur", das andere ist retikulär oder synzytial gebaut.

Die distale Grenze des Territoriums mit Neuronenarchitektur liegt innerhalb der Wand des Verdauungstraktes, des Respirationsapparates usw. Die letzten Elemente dieses Territoriums stellen die sogenannten Ganglienzellen vom Typus I nach *Dogiel* dar, die echte Neurone sind. Jenseits dieser Zellen breitet sich zwischen den letzten Ganglien und den innervierten Geweben das distale nervöse Synzytium aus, das unterschiedlich benannt worden ist.

Es soll schon jetzt darauf hingewiesen werden, daß sich die „Neurone" wesentlich vom nervösen Synzytium unterscheiden. Die Verschiedenheiten betreffen sowohl die Architektur als auch die Struktur, die Histophysiologie und die pathologische Reaktionsweise.

Unsere Beschreibung bezieht sich hauptsächlich, aber nicht ausschließlich, auf die efferenten Bahnen, welche die Wände des Verdauungstraktes innervieren. Unsere Ausführungen über das nervöse Synzytium treffen auch für alle anderen Organe zu; die Einzelheiten im Aufbau von intramuralen Ganglien sind dagegen für andere Körperabschnitte bis jetzt noch nicht bestätigt worden.

Man muß aber im Auge behalten, daß das von uns angegebene allgemeine Schema vom Aufbau der efferenten vegetativen Bahnen durch das Dazutreten anderer, direkter Bahnen in einigen Organen und Körperteilen verwickelter werden kann. Diese Bahnen enden ohne Zwischenschaltung eines distalen nervösen Synzytiums unmittelbar an oder in den innervierten Elementen. Ein Beispiel dafür sind die direkten motorischen Fasern für die quergestreifte Muskulatur der Speiseröhre.

Es ist noch der Hinweis von Wichtigkeit, daß sich die folgenden Angaben fast ausschließlich auf menschliches Material beziehen. Man wird sie daher ohne vorhergehende Kontrolle nicht auf Material von Laboratoriums- oder anderen Tieren ausdehnen können, auch dann nicht, wenn es sich um das gleiche Organ handelt.

A. Das distale nervöse Synzytium.
(Sincicio nervioso distal.)

1. Allgemeines.

Die Arbeiten von *Stöhr* und seiner Schule, von *Boeke, Pensa, Ottaviani* und Mitarbeitern und in letzter Zeit die Arbeiten von *Landau, Coronini, Feyrter, Jabonero* usw. unterrichten über das Bestehen eines nervösen Netzes, welches das distale Ende der efferenten vegetativen Bahnen bildet. Die Ansichten der Autoren über dieses nervöse Element gehen weit auseinander:

Boeke (1934) beschrieb Anastomosen postganglionärer vegetativer Fasern, die auf diese Weise den sympathischen Grundplexus bilden; dieser ist also ein Netzwerk aus anastomosierenden Neurofibrillen, die in das Protoplasma synzytialer Lemmoblasten (*Schwann*scher Zellen) eingebettet sind. Das Protoplasma der Ganglienzellen soll mit dem Lemmoplasma des sympathischen Grundplexus derart verbunden sein, daß die Neurofibrillen ohne Unterbrechung vom einen zum anderen übertreten können.

Von *Akkeringa* (1930), *Champy* und Mitarbeitern (1945/46), *van Esveld* (1928), *Jalowy* (1936 bis 1938), *Meyling* (1938), *Ritter* (1946) usw. wurde der Begriff des sympathischen Grundplexus mehr oder weniger ausdrücklich akzeptiert. Im gleichen Sinne können auch die Beschreibungen von *Landau* (1944 bis 1948), *Harting* (1931 bis 1939) und *Racine* (1942 bis 1945) gewertet werden. Letzterer hat aber nicht nur dem Begriff des sympathischen Grundplexus, sondern auch der Vorstellung eines „Terminalreticulum" nach *Stöhr* zugestimmt. Wahrscheinlich dürfte es sich da um regionale Eigentümlichkeiten handeln (*Feyrter*, 1950, 1951).

Pensa (1936 bis 1939) beschrieb ein peripheres sympathisches Netz ähnlich dem Plexus von *Boeke*. Es wird von der Gesamtheit der motorischen und sensiblen Nervenfasern der Peripherie gebildet. *Dijkstra* (1939) erwähnte ebenfalls einen sympathischen Grundplexus, von dem die interstitiellen Zellen ausstrahlen sollen. Dieser Ansicht ist von *Boeke* (1943) und *Feyrter* (1950, 1951) zugestimmt worden.

Die These von *Leeuwe* (1937) steht in direkter Beziehung zu der Theorie *Boekes*. Er konnte die Darlegungen über die interstitiellen Zellen und über den sympathischen Grundplexus von *Lawrentjew* (1926), *Schabadasch* (1930 bis 1934), *van Esveld* (1928) und *Boeke* (1933 bis 1936) bestätigen. Wegen der Beziehungen des Plexus zu den Ganglienzellen vom Typus II nach *Dogiel* (*Leeuwe*, 1937; *Li-Pei-Lin*, 1940; *Jabonero*, 1946 bis 1952), wegen der histochemischen Reaktionen und der Färbbarkeit des Protoplasmas des sympathischen Plexus hat aber *Leeuwe* die Deutungen *Boekes* abgelehnt; er nimmt dagegen an, daß das Protoplasma dieses Plexus nervös und nicht lemmoblastisch sei. Das ganze vegetative nervöse System soll aus einem Synzytium von Ganglienzellen und interstitiellen Zellen bestehen. *Leeuwe* leugnet das Vorhandensein von Lemmoblasten im peripheren neurovegetativen System.

Die Theorie von *Stöhr* (1928 bis 1952) stellt die Antithese zur Neuronenlehre dar. Es gibt keine freien Nervenendigungen, weder in den Ganglien noch in der Peripherie; deswegen ist das neurovegetative System ein neurofibrilläres System, in dem das Grundelement die Neurofibrillen sind. Diese verlaufen in einem protoplasmatischen Synzytium, welches von Ganglienzellen, Lemmoblasten, interstitiellen Zellen und von Zellen der innervierten Gewebe gebildet wird.

Bonivento und *Morin* (1940), *Hagen* (1950), *Hayasi* (1937), *Hayasi* und *Baba* (1939), *Hermann* (1948 bis 1951), *John* (1939 bis 1942), *Knoche* (1950, 1951), *Koppen* (1950, 1951), *Landau* (1942 bis 1949), *Lassmann* (1949, 1950), *Ottaviani* (1937 bis 1941), *Ottaviani* und *Bonivento* (1938), *Ottaviani* und *Cavazzana* (1940), *Pasqualino* (1947), *Reiser* (1932 bis 1943), *Riegele* (1928 bis 1939), *Seto* (1936 bis 1940), *Stefanelli* (1935 bis 1940), *Sunder-Plassmann* (1935 bis 1943), *Yama-shita* (1939), *Yoshitosi* (1937), *Zitzlsperger* (1943) usw. haben der Theorie vom „Terminalreticulum", manchmal mit leichten Abänderungen, zugestimmt.

Ebenso nahmen *Oria* (1936), *Tusques* (1949), *Nelemans* (1948), *Jabonero* (1946 bis 1952), *Feyrter* (1950 bis 1951) usw. das Bestehen eines nervösen Netzes in der Peripherie des neurovegetativen Systems an. Schließlich müssen wir daran erinnern, daß schon *Cajal* (1892 bis 1934) die interstitiellen Zellen und ihre Anastomosen beschrieben hat.

Der sympathische Grundplexus *Boekes*, *Stöhrs* Terminalreticulum, *Pensas* peripheres sympathisches Netz, das sympathische Endnetz von *Landau*, *Ottavianis* reticulo espansionale metasimpatico, die Terminalnetze von *Takeyama*, die plasmatischen Neuralschläuche von *Wiedmann* und *Coronini*, das vegetative nervöse Endnetz von *Feyrter*, das System der interstitiellen Zellen von *Cajal*, *Lawrentjew*, *Leeuwe* usw., *Hillarps* Grundplexus, das System der protoplasmatischen Nervenfasern von *Jabonero* usw. sind nur verschiedene Namen zur Bezeichnung der gleichen nervösen Formation. Wenn diese verschieden aussehen kann, so beruht dies nur auf geringen Unterschieden der verwendeten Darstellungsmethoden und zum Teil auch auf gewissen theoretischen

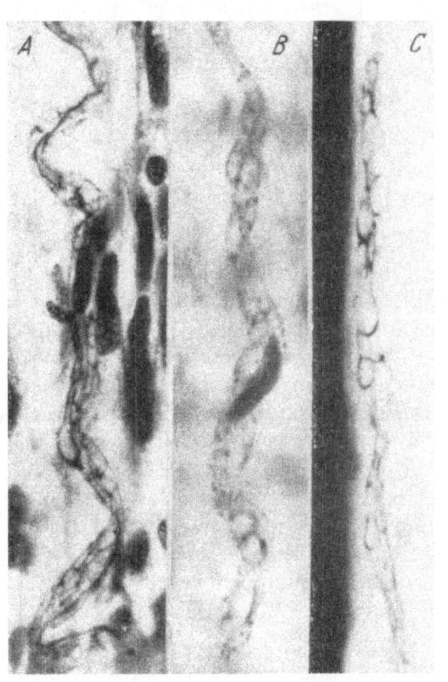

Abb. 1[1]. Stränge des distalen nervösen Synzytiums. *A* aus der Adventitia einer Vene des Hodens. *B* aus der Adventitia einer Arterie der Milchdrüse. *C* aus dem muskulären Plexus des Wurmfortsatzes. Die Bilder decken sich vollkommen mit den Abbildungen des sympathischen Grundplexus von *Boeke*. Beziehungen der Neurofibrillen zu den Vakuolen und argyrophilen Granula. Mensch. Bielschowsky-Silbercarbonatmethode.

Vorurteilen. Es ist verständlich, daß jedes Übereinkommen schwer fällt, wenn die gleiche nervöse Bildung verschiedene Namen bekommt, die alle auf eine besondere Art Natur und Bedeutung des nervösen Synzitiums und die Struktur und den Aufbau seiner Synapse mit den innervierten Geweben erfassen wollen. Der Vergleich der Abbildungen aus den oben genannten und auch aus vielen anderen Arbeiten zeigt deutlich, daß trotz der unterschiedlichen Benennungen die Abbildungen übereinstimmen; sie zeigen immer die gleichen Grundbilder: Stränge von Neurofibrillen, die

---

[1] Alle Mikrophotographien sind unretuschiert.

manchmal parallel verlaufen, manchmal miteinander anastomosieren und in ein kernhaltiges, synzytiales Protoplasma eingebettet sind.

Alle Gewebselemente sind immer dem Einfluß des neurovegetativen Systems unterworfen. *Stöhr* (1948) sagte, daß „in der Darmwand ohne Beteiligung des Nervensystems keine einzige Muskelfaser sich kontrahieren und ohne das Nervensystem kein einziger Leukozyt seine Kapillare verlassen kann". *Boeke* (1934) hat darauf hingewiesen, daß dieser Einfluß aber nur dann ausgeübt werden kann, wenn sich die vegetativen Nervenfasern mit den innervierten Zellen auf eine allgemeinere Art verbinden, mehr in Übereinstimmung mit den allgemeinen Funktionen der Gewebe, als dies zum Beispiel die Neurite zur Innervation der quergestreiften Muskulatur tun. Einige Anhänger der Neuronentheorie *(Schimert*, 1938; *Hillarp*, 1946) scheinen diese Notwendigkeit erkannt zu haben.

Es ist nötig, die Nomenklaturfrage des distalen nervösen Synzytiums, wenn auch nur kurz, zu behandeln. Die von *Boeke* verwendete Bezeichnung „sympathischer Grundplexus" scheint uns nicht ganz passend: denn es handelt sich nicht um ein Geflecht (Plexus), sondern um ein Synzytium oder Netzwerk; es kann nicht als ausschließlich sympathisch betrachtet werden und ist in Wirklichkeit terminal. *Boeke, Stöhr, Feyrter, Jabonero* usw. geben an, daß das distale nervöse Synzytium weder sympathisch noch parasympathisch ist. Einige Autoren *(Stöhr, Feyrter)* denken an eine Verschmelzung verschiedener Komponenten („Durch die untrennbare Verbindung von Vagus und Sympathicus entsteht in der peripheren Ausbreitung offenbar morphologisch und physiologisch etwas Neues, wie wenn man Rot und Blau zum Violett mischen wollte." *Stöhr*, 1951, S. 82). Der Name „metasympathisch" scheint treffender zu sein, doch verwendet ihn *Ottaviani* zur Bezeichnung einer Formation, welche die gleichen Kennzeichen wie *Stöhrs* Terminalreticulum tragen dürfte.

Nach *Feyrter* (1951) ist die Bezeichnung „Endnetz" nicht genau, da es sich nicht nur um eine endständig gelegene Formation handelt, die auf die efferenten Nervenfasern folgt, sondern gleichzeitig auch um eine am „Anfang" gelegene Bildung, da aus ihr die afferenten Nervenfasern entspringen. Diese Vorstellung erscheint uns als nicht ganz entsprechend. Denn wir halten das nervöse Endnetz für einen Bestandteil der efferenten Bahnen, der allerdings besondere Eigentümlichkeiten besitzt (s. S. 67). Wir glauben, daß die Bezeichnung „terminal" angemessen ist.

Stöhr (1950) denkt, daß der sympathische Grundplexus *Boekes* wie auch andere ähnliche Strukturen, infolge der Neurofibrillenanastomosen ein reines Netzwerk sei. Zieht man nur die neurofibrilläre Komponente des distalen Synzytiums in Betracht, scheint die Bezeichnung „Netzwerk" gerechtfertigt. Nach der Ansicht von *Leeuwe* oder *Jabonero* sind aber die Neurofibrillen nicht unbedingt das Grundelement; ihre retikuläre Anordnung oder ihr unabhängiger Verlauf sind daher nur von geringer Bedeutung. Darüber hinaus vermindert das Vorkommen von Neuroplasmasträngen ohne neurofibrilläre Differenzierungen *(Jabonero)* noch mehr die Bedeutung der Neurofibrillen.

Ebenso kann man die Bezeichnung „System der interstitiellen Zellen" zurückweisen, da es sich nicht um „Zellen", nicht einmal um miteinander anastomosierende Zellen, sondern um ein Synzytium handelt. Auch der Name „protoplasmatische Nervenfasern" ist nicht besonders glücklich.

Unter den angeführten Benennungen gibt es keine einzige, der von allen Autoren zugestimmt werden könnte; denn es sind keine beschreibenden, sondern argumentierende Bezeichnungen. Aus diesem Grund birgt die Verwendung einer solchen Benennung die Gefahr von Verwirrung in sich.

Diesen Schwierigkeiten zum Trotz ist es aber nötig, einen Ausgangspunkt für die Beschreibung und Diskussion zu finden. Dazu könnte jeder der angeführten Namen, besonders aber die Bezeichnungen „sympathischer Grundplexus" von *Boeke* oder „Terminalreticulum" von *Stöhr* dienen. Aus einem gewichtigen Grund wählen wir die erstere Benennung. Verschiedene Autoren (*Boeke, Jabonero, Feyrter* usw.) haben darauf hingewiesen, daß in *Boekes* Theorie zwei verschiedene nervöse Formationen auseinandergehalten werden müssen: der „sympathische Grundplexus" und das „periterminale Netzwerk". Diese beiden Strukturen sind auch in der These *Stöhrs* enthalten, sind ihr aber unter einheitlicher Benennung einverleibt. Wir aber werden beide Formationen einzeln zu analysieren haben und werden jede sehr verschieden bewerten; so nehmen wir aus Bequemlichkeit *Boekes* Nomenklatur zum Ausgangspunkt, um unsere Ansichten besser entwickeln zu können.

2. Morphologie, Struktur und Bedeutung des sympathischen Grundplexus.

Lawrentjew (1926) hat sich durch den Hinweis verdient gemacht, daß an den Stellen in der Wand des Verdauungstraktes und anderer Organe, an welchen man erwarten müßte, marklose Nervenfasern zu finden, statt dessen mehr oder weniger flache, kernhaltige Plasmastränge liegen, in denen manchmal Neurofibrillen verlaufen.

Zahlreiche Autoren haben dieser Vorstellung zugestimmt: *Akkeringa*, 1930; *Boeke*, 1933 bis 1951; *Dijkstra*, 1939; *van Esveld*, 1928; *Harting*, 1931 bis 1939; *Feyrter*, 1950, 1951; *Jabonero*, 1946 bis 1952; *Jalowy*, 1936; *John*, 1940; *Kiss*, 1931; *Knoche*, 1950, 1951; *Koppen*, 1950, 1951; *Landau*, 1942 bis 1948; *Lipp*, 1951; *Magnenat*, 1949, 1951; *Nageotte*, 1937 bis 1939; *Reiser*, 1932 bis 1934; *Riegele*, 1929 bis 1932; *Ritter*, 1946; *Schabadasch*, 1930 bis 1934; *Schimert*, 1938; *Seto*, 1940; *Stefanelli*, 1938; *Stöhr*, 1930 bis 1951; *Wein*, 1939 usw.

Doch finden sich in der Literatur auch reichlich Arbeiten, deren Autoren das von *Lawrentjew* beschriebene Protoplasma nicht zu färben vermochten.

Von diesen können wir zitieren: *Berkelbach*, 1934; *Blair* und *Davies*, 1932; *Bonivento* und *Morin*, 1941; *Browsky*, 1933; *Bullon*, 1945 bis 1949; *Calderon*, 1930; *Campenhout*, 1948; *De Castro*, 1930 bis 1942; *Carrato*, 1946; *Clark*, 1940; *Davenport, Porter* und *Thomas*, 1947; *Dowgallo*, 1932; *Ernyei*, 1937; *Evans*, 1947; *Gray*, 1947; *Green*, 1951; *Harmann* und *Davies*, 1948; *Jalowy*, 1938; *John*, 1942; *Kauffmann* und *Gottlieb*, 1931; *Kostowiecki*, 1935; *Kuntz* und *Morris*, 1946; *Kuntz* und *Richins*, 1946; *Magioni*, 1942; *Millen*, 1948; *Mitchel*, 1950, 1951; *Nonidez*, 1937 bis 1944; *Pieper*, 1939; *Pines* und *Narowschatowa*, 1931; *Pines* und *Pinsky*, 1932; *Pinto*, 1947; *Ramos* und *Oria*, 1940; *Rossi* und *Lanti*, 1935; *Rossi* und *Mochi*, 1935; *Sato*, 1931; *Scevola*, 1936; *Shapiro*, 1932; *Takeyama*, 1936; *Terio*, 1940; *Vitali*, 1937; *Woollard*, 1937 usw.

Van Esveld (1928) beschrieb diese Bildungen auf folgende Art: „Es liegt im Magen-Darmkanal also eine unterbrochene synzytiale Leitbahn für Neurofibrillen vor, dessen Komponente . . . . . Lemmoblasten genannt werden können." Genauere Beschreibungen gaben aber *Boeke* („c'est partout le même plexus sympathique fondamental, courant dans le tissu conjonctif, innervant les parois des vaisseaux; les muscles lisses, les cellules adipeuses, les complexes glandulaires; c'est-à-dire le système sympathique efférent fondamental, formant un réseau neurofibrillaire baigné dans le protoplasma syncytial conducteur des cellules interstitielles de *Lawrentjew*"). *Stöhr* („feinste, miteinander anastomosierende Neurofibrillen verlaufen in kernhaltigen synzytial verbundenen Strängen des Schwannschen Hüllplasmodiums einher") und *Feyrter* („Die Maschen des Netzes bestehen aus einem plasmatischen, kernhaltigen, marklosen Synzytium, in welchem feine, glatte oder netzförmige anastomosierende Neurofibrillenzüge verlaufen").

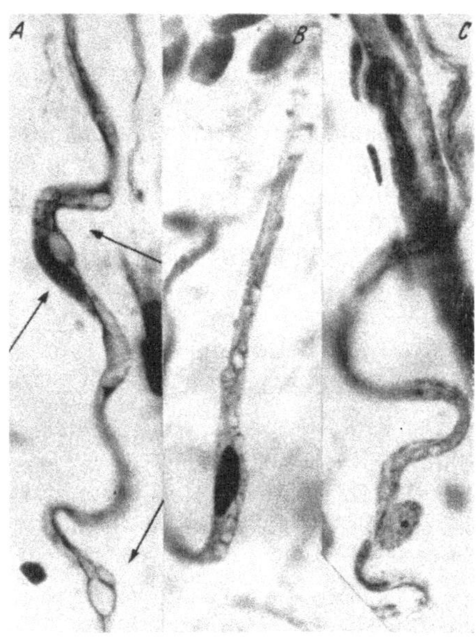

Abb. 2. Typische fusiforme „interstitielle Zellen". *A* aus dem Hoden. *B* aus der Haut. *C* in der Submucosa des Magens: eine protoplasmatische Nervenfaser, die eine Kapillare begleitet. Das Protoplasma des nervösen Synzytiums zeigt in den drei Beispielen verschiedenes Aussehen. In *A* ist das neurofibrilläre Netzwerk gut sichtbar. Mensch. Bielschowsky-Silbercarbonatmethode.

Der Großteil der Autoren hat diesen Vorstellungen zugestimmt. Wir werden deswegen zwei verschiedene Fragen getrennt erwägen müssen; zuerst: ob die Neurofibrillen voneinander unabhängig oder miteinander anastomosiert sind: die zweite Frage betrifft die Bedeutung des sogenannten Leitprotoplasmas.

Schimert (1938), *Nageotte* (1938), *De Castro* (1942) und *Hillarp* (1946) nehmen an, daß die im kernhaltigen, synzytialen Protoplasma verlaufenden nervösen Fibrillen echte, unabhängige Nervenfasern, also Neurite im Sinne der Neuronentheorie sind. *Schimert* (1938) und *Hillarp* (1946) versuchten diese Ansicht durch Degeneration der Plexusfibrillen zu beweisen. Ihre Ergebnisse sind sehr wenig befriedigend, da sie nur das „Verschwinden" einiger isolierter Fäserchen und nicht die Degeneration sämtlicher Fasern eines Plexusstranges beschreiben.

Kiss (1951) gibt zu, daß im Plexus außer den postganglionären Neuriten noch einige sensible Fasern verlaufen, die unabhängig von jenen degenerieren. Unsere Abb. 14 zeigt, daß gelegentlich sensible Nervenfasern enge neben Strängen des nervösen Synzytiums einherziehen, von denen sie sich später trennen. Es han-

delt sich um eine zufällige Überlagerung; solche nicht immer zu beobachtende
Fasern sind etwas ganz anderes als intraprotoplasmatische Fibrillen. Die genannte Abbildung ist in dieser Hinsicht sehr überzeugend.

Boeke (1933—1951), *Fatorusso* (1941), *Jabonero* (1946—1952), *Landau*
(1942—1949), *Magnenat* (1949), *Racine* (1942—1945), *Ritter* (1946);
Rossi (1947), *Seto* (1940), *Zerossi* (1942), *Feyrter* (1950), *Hagen* (1950)
usw. zeigten, daß die intraprotoplasmatischen Fibrillen häufig miteinander anastomosieren.

Die sorgfältige Durchmusterung zahlreicher, mit geeigneten Techniken
gefärbter Präparate ergibt, daß die Neurofibrillen des sympathischen
Grundplexus miteinander anastomosieren (Abb. 2, 8, 10, 11). Das hat
schon *Boeke* (1933—1949) bei vielen Gelegenheiten beschrieben und
gezeichnet; wir konnten es in allen unseren Präparaten bestätigen. Es
handelt sich also nicht um gewisse gelegentliche Beobachtungen, die
mehr oder weniger anfechtbar sind. In den Arbeiten von *Jabonero*
(1946—1952) sind ebenfalls zahlreiche Beispiele dafür zu finden.
Manchmal laufen die Fibrillen eine längere oder kürzere Strecke parallel
zueinander (Abb. 14), doch kann dies nicht als Beweis für ihre anatomische Unabhängigkeit ausgelegt werden. Die Abbildungen von *Landau*
(1944, 1948), *Magnenat* (1949), *Racine* (1945), *Ritter* (1946), *Feyrter*
(1951), *Coronini* (1950) und anderen Autoren beweisen ebenso die
Anastomosen der Neurofibrillen im Plexus.

Auch aus den Abb. 35 und 36 von *Hillarp* (1946) ist trotz der ungenügenden
Ergebnisse, welche der Autor mit der *Grosschen* Methode erzielt hat, zu ersehen, daß Anastomosen zwischen den Neurofibrillen tatsächlich bestehen. Seine
Abb. 33 und 34 zeigen, daß diese Anastomosen auch in Präparaten aufscheinen,
die mit der Methylenblaumethode gefärbt sind.

Man kann nicht daran zweifeln, daß Anastomosen zwischen den
Fibrillen des sympathischen Grundplexus anatomisch tatsächlich bestehen. Doch ist jede Erörterung mit Autoren vergeblich, die ungeeignete
oder unzureichende Darstellungsmethoden benützen.

Die Einwände von *Michels* (1935), *Nonidez* (1936—1944) und von
anderen Autoren, welche die Bindegewebsnatur der Plexusfibrillen behaupten, haben keine stichhaltige Grundlage. Sicherlich färben sich mit
einigen Silberimprägnationsmethoden vor allem die Gitterfasern. Wir
haben durch Jahre hindurch die hervorragenden Techniken von *Rio
Hortega* verwendet (*Jabonero* beschrieb selbst 1935 eine selektive
Methode zur Retikulindarstellung) und haben tausende Präparate, die
mit diesen Techniken gefärbt waren, studiert. Wir konnten aber niemals
auch nur ein einziges Bild sehen, welches mit dem des sympathischen
Grundplexus hätte verwechselt werden können. Das Gitterfasernetz, das
man immer um die Blutgefäße, in den Interstitien der glatten Muskulatur,
um quergestreifte Muskelfasern, Nierenkanälchen usw. beobachtet, hat
nichts mit *Boekes* sympathischem Grundplexus oder *Stöhrs* Terminalreticulum gemein. Wir können nicht recht verstehen, aus welchem Grund
die oben genannten Autoren in diesen schweren Irrtum verfallen sind;
vielleicht sind sie in der Beobachtung nervöser Strukturen, aber auch

in der Durchmusterung guter Präparate vom Bindegewebsgerippe verschiedener Organe nicht genügend erfahren. Darüber hinaus hat *Hillarp* (1946, S. 25) deutlich festgestellt, daß „*Nonidez* has in his papers given extremely poor pictures of the peripheral innervation structure". Dieser Einwand ist um so wertvoller, da er von einem Anhänger der Neuronenlehre stammt.

Boeke (1938, 1939, 1949), *Hillarp* (1946), *Jabonero* (1946—1952) und andere Autoren zeigten, daß der sympathische Grundplexus eine echte

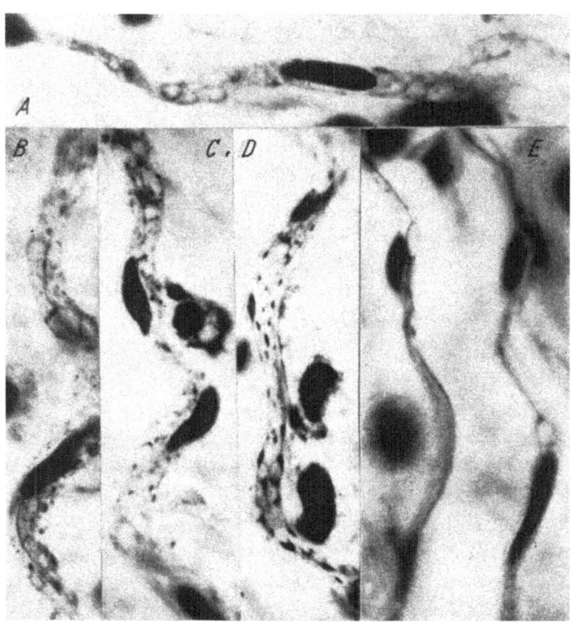

Abb. 3. Strukturelle Verschiedenheiten des distalen nervösen Synzytiums in der Milchdrüse (*A, B, D, E*) und im Uterus (*C*). Verschieden stark differenzierte Neurofibrillen; ihre Beziehungen zu Vakuolen und argyrophilen Granula. Mensch. Bielschowsky-Silbercarbonatmethode.

nervöse Formation ist. *Leeuwe* (1937), *Glimsted* und *Hillarp* (1942). *Hillarp* (1946), *Schabadasch* (1930—1934) usw. konnten ihn mit der *Ehrlich*schen Technik oder mit einer ihrer Modifikationen färben. Außerdem müssen wir folgendes Argument von *Landau* im Auge behalten: „Je me permets de prétendre que les auteurs comme *Boeke* et ses collaborateurs, *Lawrentjew, Ph. Stöhr* et ses élèves, et d'autres encore, ont été capables, après toutes les précautions nécessaires, de distinguer entre une neurofibrille et une fibre de la réticuline, tout ainsi bien que leurs critiques" (1944, S. 290). Einige Autoren hielten es für notwendig, durch vergleichende Beispiele für Gitterfasern und für nervöse Bildungen deren Unterschiede und die Genauigkeit deren Auslegung zu zeigen. Wir beabsichtigen nicht, wertlosen Einwänden ein solches Zugeständnis zu machen.

Neulich hat *Ortiz Picon* (1949) einen neuen Einwand vorgebracht. Er nimmt an, daß die Fibrillen des sympathischen Grundplexus als Gliafäserchen betrachtet werden könnten. Auch dieser Einwand ist aber, wenigstens bis heute, noch nicht genügend bewiesen.

Trotz des Vorstehenden halten wir es für angebracht, die Ansichten von *Nageotte* (1937—1939) und von *Schimert* (1938) über die anatomische Unabhängigkeit der Plexusfibrillen zu berücksichtigen. Die Einwirkung der Fixiermittel auf die zarten Strukturen des sympathischen

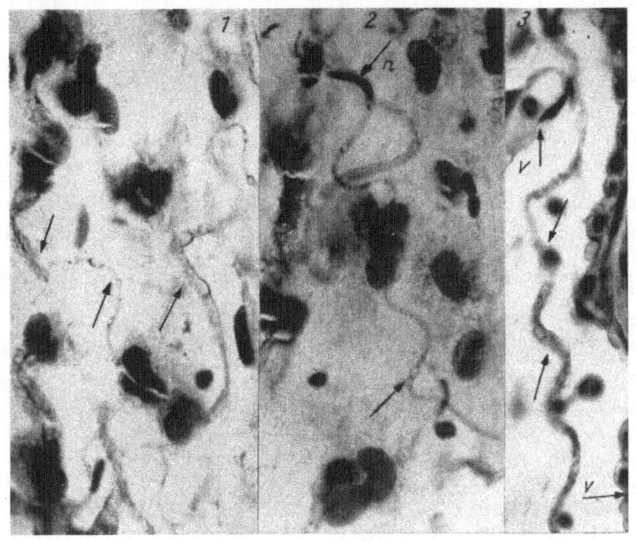

Abb. 4. Allgemeine Form der Stränge des distalen nervösen Synzytiums. Hoden (*1* und *2*). Gallenblase (*3*). Welliger Verlauf, Vakuolen, Kerne und Neurofibrillen. Die Pfeile weisen auf die Stränge des nervösen Synzytiums. *n* Kern. *v* Blutgefäße. Mensch. Bielschowsky-Silbercarbonatmethode.

Grundplexus darf a priori nicht gering geschätzt werden. Ebenso kann die Einbettung in Paraffin Veränderungen bewirken. Doch wie *Boeke* es sehr treffend ausdrückte: „this artificial vacuolated appearance is only possible when it is a distortion of an anastomosing network existing already in the living tissue" (1949, S. 33). Eine vollkommene Fixierung entsprechend den von *Weber* aufgestellten Normen mit seinem Fixierungsgemisch „SW 24" verhindert nicht das Auftreten von Neurofibrillennetzen, wie *Isidor* (1950) zeigte. Trotz Verwendung verschiedener Fixierungsmittel fanden *Isidor* und *Jabonero* im menschlichen Uterus die gleichen Bilder. Diese zeigen sich aber auch in unfixierten Präparaten oder in Gewebsblöcken, die mit sehr verschiedenen anderen Techniken gefärbt wurden *(Coronini)*.

Die morphologischen Veränderungen des Plexus müssen nicht immer durch die Wirkung der Fixantien hervorgerufen werden; sie können auch durch die Kontraktion der glatten Muskulatur der Organe bewirkt werden, wenn vor der Fixierung dagegen nicht besondere Vorsichtsmaßnahmen getroffen werden. *Jabonero* konnte nachweisen, daß die von *Boeke* (1949) gezeigten seltsamen retikulären Strukturen gemeinhin fehlen, wenn man die Gewebsstücke gut gedehnt fixiert und so die Kontraktion der glatten Muskulatur verhindert. Die Abb. 25 der Arbeit *Stöhrs* (1948), die hervorragende Mikrophotographie von *Feyrter* (1951, Abb. 2), einige Mikrophotographien von *Llombart* (1935) und schließlich einige Abbildungen der Arbeiten *Jaboneros* (1946—1952) zeigen offenkundig Bilder, die durch die Retraktion des Materials hervorgerufen sind.

Wir können nicht zugeben, daß die Anastomosen zwischen den Fibrillen des sympathischen Grundplexus nur die Folge von Fixierungsveränderungen oder von fehlerhafter Fixierung seien, wie dies *Nageotte* (1938) behauptet hat. Es genügt, die Abb. 33 und 34 der Arbeit *Hillarps* (1946) genau zu betrachten, um zu bestätigen, daß solche Anastomosen auch in unfixiert gefärbten Präparaten auftreten.

Die Autoren, welche den synzytialen Aufbau des Nervensystems bejahen, verwenden zur Bezeichnung der Plexusfäserchen ohne Unterschied die Benennung „Nervenfasern" oder „Neurofibrillen". Im Gegensatz dazu glauben die Vertreter der Neuronenlehre (*Nageotte,* 1937 bis 1939; *Schimert,* 1938; *De Castro,* 1942), daß es sich um echte Nervenfasern, also um Neurite oder Axone handelt. Man könnte in der Tat denken, daß die Fäserchen des sympathischen Grundplexus einen größeren Durchmesser haben, als man einer Elementarfibrille zugestehen kann. Viele Fäserchen, die in den Abbildungen der Arbeiten von *Stöhr, Boeke, Jabonero* usw. dargestellt werden, sind augenscheinlich Neurofibrillenbündel und nicht Elementarfibrillen. Doch haben diese Autoren auch Fibrillen von kleinstem Durchmesser gezeigt, die sich an der Grenze der Sichtbarkeit befinden; in diesen Fällen können wir sicher von elementaren Neurofibrillen sprechen. Wir müssen aber darüber hinaus bedenken, daß ein Axon mehr als ein bloßes Neurofibrillenbündel ist. Ein Neurit ist ein Nervenzellfortsatz mit besonderen morphologischen und funktionellen Eigenschaften; er ist immer eine unabhängige Nervenfaser. Angesichts der Anastomosen, die zwischen den Fibrillen des Plexus bestehen, werden wir diese als echte Neurofibrillen oder Neurofibrillenbündel betrachten müssen, die sich im nervösen Protoplasma ausdifferenziert haben.

Die Untersuchungsergebnisse von *Schabadasch, Leeuwe, Lipp* und anderen Autoren beweisen den Irrtum von *Nonidez,* wenn er glaubt, daß die Neurofibrillen mit der Methylenblaumethode nicht gefärbt werden könnten. (S. darüber die Abb. 18 der Arbeit von *Schabadasch* [1934] und die Abb. 11 der Arbeit von *Lipp* [1951].) *Hillarp* (1946) hält es für unmöglich, einen endgültigen Beweis für die neurofibrilläre Natur des sympathischen Grundplexus von *Boeke* zu erlangen, denn „even from a theoretical point of view it presents considerable difficulties" (S. 96).

Einige Autoren *(Boeke, Tusques, Feyrter)* scheinen anzunehmen, daß das neurofibrilläre Netzwerk des sympathischen Grundplexus durch Aufsplitterung der postganglionären Nervenfasern entsteht. Die gleiche Schlußfolgerung findet sich implicite auch im Begriff des Terminalreticulums. Dagegen behauptete aber *Jabonero,* daß die Neurofibrillen dieses Plexus im menschlichen Verdauungstrakt, in Gallenblase, Haut, Luftröhre, Gebärmutter usw. von den postganglionären Fasern vollständig unabhängig sind. Die Ergebnisse von *Nelemans* (1948) unterstützen diese Ansicht.

Boeke (1943), *Stöhr* (1948) und *Feyrter* (1951) geben an, daß das Neurofibrillennetz der nervösen Endformation des vegetativen Systems in ein Synzytium aus Lemmoblasten *(Schwann*schen Zellen) eingebettet ist. Nach *Boeke* und *Stöhr* wird dieses Synzytium nicht allein von Lemmoblasten, sondern auch von Ganglienzellen und interstitiellen Zellen gebildet. Die Protoplasmen dieser drei Elemente sollen miteinander zusammenhängen. *Feyrter* gibt die gleiche Kontinuität für das Protoplasma von Plexus und interstitiellen Zellen an. Dieser Ansicht scheinen *Majer* (1951) und *Stern* (1951) zuzustimmen.

Auch wenn man die Meinungen von *Schabadasch* (1934) und *Schimert* (1938) über die Beziehungen zwischen Nervenfäserchen und Leitsynzytium berücksichtigt, kann man nicht annehmen, daß im Schoße eines Lemmoblastensynzytiums Neurofibrillen ohne jede Neuroplasmaumhüllung vorkommen. Man dürfte der Ansicht *Leeuwes* (1937) über die Bedeutung der Lemmoblasten zustimmen müssen, doch hat dieser Autor das Vorkommen von *Schwann*schen Zellen im peripheren vegetativen System geleugnet.

Das Protoplasma des Plexus, das sogenannte Leitprotoplasma der Neurofibrillen ist anatomisch tatsächlich vorhanden. Doch gelang es den Autoren im allgemeinen nicht, es vollständig zu färben. Das kann man, außer aus gewissen darauf abzielenden Untersuchungen, auch aus dem Satz *van Esvelds* ableiten: „eine unterbrochene Leitbahn für Neurofibrillen".

Hervorragende Färbungen des Plexus, die sein Protoplasma, seine Kerne und seine Neurofibrillen zeigen, finden sich in den Arbeiten einiger Autoren. S. die Abb. 20 von *Boeke* (1933 c); Abb. 19 von *van Esveld* (1928); Abb. 3, 5, 8 und 9 von *Harting* (1931); Abb. 6 von *Pasqualino* (1947); Abb. 13, 14 und 16 von *Reiser* (1932); Abb. 18 von *Schabada*sch (1934); die Abb. 45 bis 49, 51 bis 55 (1930), Abb. 1, 2, 26 und 28 (1932), Abb. 11 (1934) und Abb. 7 (1948) von *Stöhr;* Abb. 7 von *Coronini* und Mitarbeitern (1950); die Abb. 2, 3, 16 und 17 (1950 a); Abb. 1 bis 3, 10 bis 13 und 16 (1950 b), Abb. 2, 4, 5, 12, 19, 30 und 32 (1951) von *Feyrter;* die Abb. 7 von *Lipp* (1951) usw.

Im allgemeinen beobachtet man aber fast immer unvollständige Färbungen; hervorragende Imprägnationen der Neurofibrillen und der Kerne mit keiner oder nur unvollständiger Darstellung des Protoplasmas. Beispiele dafür sind die Abb. 32 bis 36 von *Boeke* (1933 b); Abb. 2 von *John* (1940); Abb. 1 bis 4 (1944 a), Abb. 10 bis 12 (1944 b), Abb. 4 (1946), Abb. 7, 12, 24, 25, 33, 36 und 40 (1948) und die Abb. 3 bis 8 (1949) von *Landau;* die Abb. 5 bis 7 und 11 von *Magnenat* (1949); die Abb. 4 bis 13 (1932), Abb. 1 und 2 (1934), Abb. 2, 12, 13, 15 bis 21 (1944), Abb. 25 (1948) von *Stöhr;* die Abb. 1 bis 11 (1950) und Abb. 1 bis 6, 9 bis 11 (1951) von *Knoche;* die Abb. 4, 8, 9, 10, 11 und 13 (1950) und Abb. 4 (1951) von *Koppen* usw.

Auch die Methylenblaumethode führt zu unvollständigen Ergebnissen, wie das die Abbildungen in den Arbeiten von *Schabadasch, van Esveld, Hillarp* usw.

erkennen lassen. Dagegen zeigen die Abb. 18 von *Schabadasch* (1934) und die Abbildungen *Leeuwes* (1937) eine vorzügliche Färbung aller Elemente des Plexus.

Verwendet man eine Technik, die geeignet ist alle Strukturelemente des Plexus darzustellen, kann man sich davon überzeugen, daß das Bild der „unterbrochenen Leitbahn" nur das Ergebnis einer unvollständigen Imprägnation ist.

Die strukturellen Merkmale des Protoplasmas des sympathischen Grundplexus sind gut bekannt, da sie auch an bruchstückhaften Be-

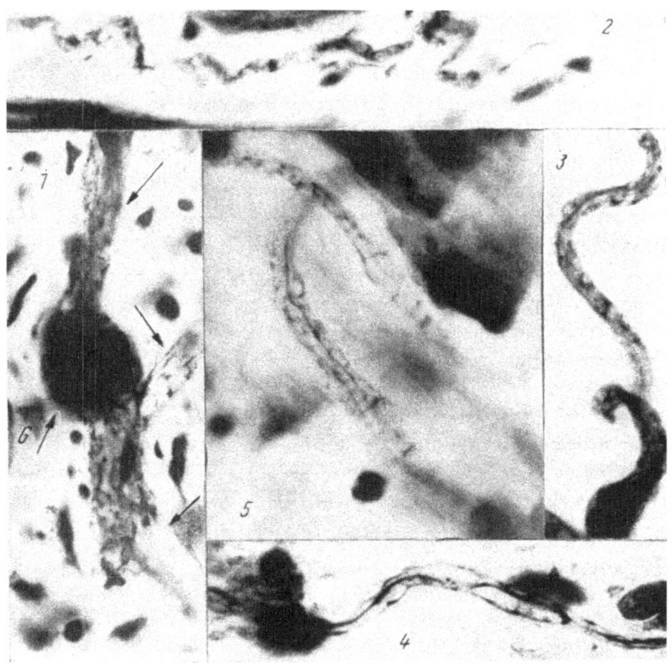

Abb. 5. Strukturelle Verschiedenheiten des distalen nervösen Synzytiums im Wurmfortsatz (*1*), im Rectum (*2*), in der Gebärmutter (*3*), im Hoden (*4* und *5*). *G* Ganglienzelle vom Typus II nach *Dogiel*, die sich im nervösen Synzytium der Submucosa des Wurmfortsatzes ausdifferenziert hat. Mensch. Bielschowsky-Silbercarbonatmethode.

obachtungen studiert werden konnten. *Lawrentjew* (1926) und *Akkeringa* (1930) beschrieben seine fein vakuoläre Struktur und wiesen darauf hin, daß die Färbung des Protoplasmas im allgemeinen große Schwierigkeiten bereitet. *Riegele* (1932) beschrieb die Lipoid- und Oxydasegranula. *Stöhr* (1932) und *Boeke* (1933) betrachteten die schaumige Struktur des Protoplasmas als artifiziell; *Reiser* (1935) führte sie auf die so zahlreichen Anastomosen der Neurofibrillen zurück. Im Gegensatz dazu dachte *Schimert* (1938), daß die Zusammenhänge der Neurofibrillen nur scheinbar seien und dieses Bild durch die vakuoläre Struktur des Protoplasmas hervorgerufen werde. *Boeke* (1939) unterscheidet zwischen schaumigem Aussehen und retikulärer Struktur und gibt an, daß letztere nicht durch die Einwirkung von Fixierungsmitteln hervorgerufen werde; Fixantien wären nur fähig, die zartesten Strukturen des periterminalen Netzwerkes zu verändern. Schließlich sprach *Stöhr* (1930, 1932) von feingranuliertem und manchmal vakuolisiertem Protoplasma.

Die Untersuchungen zahlreicher Autoren haben unserer Meinung nach die Frage nach Unabhängigkeit oder Zusammenhang der Neurofibrillen des Plexus endgültig gelöst. Trotz der fast vollständigen Einmütigkeit in den Ansichten der Forscher konnten die Studien aber nicht die Frage nach der Natur und der Bedeutung des Protoplasmas klären, welches das Leitsynzytium bildet. Obwohl jeder Beweis fehlt, ist die Meinung von *Lawrentjew* (Lemmoblastennatur des genannten Protoplasmas) von vielen Anhängern der Neuronenlehre und auch von zahlreichen Verfechtern der Kontinuitätslehre übernommen worden. Wir konnten zeigen, daß ein Teil der Autoren das genannte Protoplasma nur bei wenigen Gelegenheiten beobachtet hat und daß es dem Großteil von ihnen überhaupt niemals gelungen ist, es in ihren Präparaten gefärbt zu sehen. Daraus ergibt sich, daß die Gelehrten eine schlecht begründete Vorstellung übernommen haben, die auf unvollständigen Präparaten beruht.

Cajal (1934) wies als erster die These *Lawrentjews* zurück, da „les cellules de *Schwann* manquent d'affinité pour la méthode d'*Ehrlich* et pour le chromate d'argent et qu'elles possédent en outre des traits morphologiques structuraux tout particuliers" (S. 136). *Leeuwe* (1937) zeigte, daß das synzytiale Protoplasma Nisslsubstanz besitzt, die für das Neuroplasma typischen Oxydase- und Peroxydasereaktionen gibt und sich mit der Methode von *Schabadasch* blaßblau färbt. Dagegen besitzt es keine *Reich*schen Granula, die für die Lemmoblasten typisch sind. Auf diese Weise haben *Cajal* und *Leeuwe* gezeigt, daß das in Frage stehende Protoplasma als echtes Neuroplasma betrachtet werden muß. Abgesehen von den Einwendungen *Hillarps* (die *Boeke*, 1949, zurückgewiesen hat) sind die von *Leeuwe* erbrachten Beweise und die Argumente *Cajals* bis heute ohne Widerspruch geblieben. Dessenungeachtet pflichtet aber die Mehrzahl der Gelehrten noch immer der Ansicht von *Lawrentjew* bei. Wenn wir uns fragen, worauf die Überlegenheit dieser augenscheinlich unbegründeten Theorie beruht, so werden wir daran denken müssen, daß die Ausbreitung dieser These auf dem Ansehen beruht, das einige Autoren bei den anderen genießen. Zu gleicher Zeit handelt es sich um ein Phänomen von „Massensuggestion", das durch die Gewohnheit hervorgerufen wird, Präparate zu studieren, die mit „Neurofibrillen"-Techniken gefärbt sind. Diese stellen das Protoplasma nur selten und unvollständig dar. Aus all diesen Gründen ist das Protoplasma des Plexus in den Hintergrund verbannt geblieben.

In unseren Präparaten erscheint das Protoplasma dagegen immer gefärbt, außer in jenen Fällen, in denen wir freiwillig die Schnitte mit Natrium- oder Kaliumcyanid entfärben. Derart tritt die Bedeutung des Protoplasmas in den Vordergrund und niemals dürfte es statthaft sein, die in den Abb. 2 bis 7, 9 bis 18 usw. photographierten Bilder als

„Neurofibrillennetze in einem Lemmoblastenprotoplasma" zu beschreiben. Man erkennt deutlich, daß es sich ganz im Gegenteil um ein kernhaltiges, protoplasmatisches Synzytium handelt, das mit Neurofibrillen versehen ist. Das gleiche läßt sich aus der Betrachtung von Abbildungen aus den Arbeiten *Jaboneros* (1946—1952) ableiten. Dieser Unterschied in der Auslegung ist nicht eigenwillig, denn unsere Präparate beweisen, daß die Neurofibrillen immer in ein protoplasmatisches Synzytium eingebettet

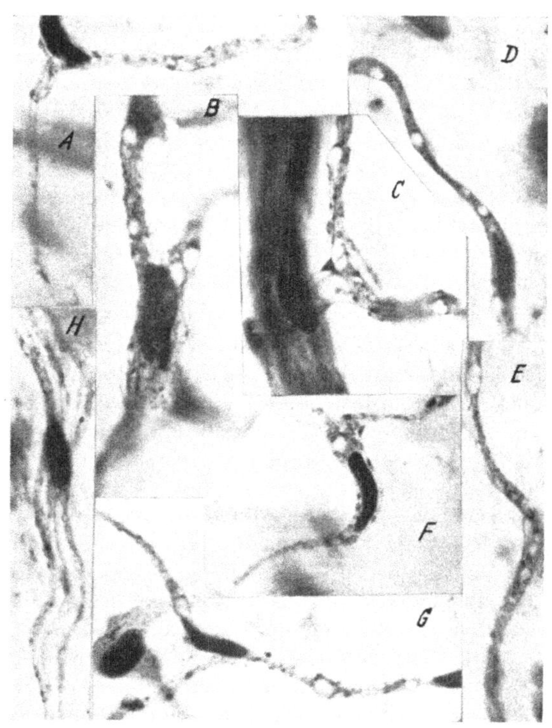

Abb. 6. Bilder verschiedener „interstitieller Zellen": fusiforme (*D*) aus der Milchdrüse; dreiseitige (*A*, *F*, *G*) aus der Milchdrüse; sternförmige (*B*) aus der Milchdrüse und (*H*) aus dem Larynx. *C* ein Knotenpunkt des Synzytiums ohne Kern, dessen Struktur besonders deutlich sichtbar ist. *E* Strang des nervösen Synzytiums, der im Bereich der Photographie keinen Kern enthält. Mamma. Mensch. Bielschowsky-Silbercarbonatmethode.

verlaufen. Sie verlassen es niemals, um etwa in nicht nervöse Zellen einzudringen. Außerdem beobachtet man, daß einige Stränge des Synzytiums keine Neurofibrillen besitzen (s. S. 28).

Man muß den Untersuchungen *Stöhrs* (1930 bis 1932) aus zweierlei Gründen notwendigerweise außerordentliche Bedeutung beimessen: der erste ist, daß er ausgedehnte Bänder von kernhaltigem Protoplasma mit Neurofibrillen beschreibt; Bilder, die sehr von den ungenügenden Färbungen abstechen, welche andere Autoren erzielt haben. Der zweite Grund ist die Beschreibung einiger Bänder des gleichen Typus, die keine Neurofibrillen beinhalten.

Wir müssen am Begriff des sympathischen Grundplexus nach *Boeke* Morphologie und Auslegung trennen. Die Beschreibungen *Boekes* stimmen mit den Beobachtungen an unseren Präparaten vollständig überein, was die Form und die neurofibrilläre Struktur betrifft. Es besteht nur der eine Unterschied, daß in unseren Schnitten Protoplasmastränge ohne Neurofibrillen vorhanden sind, deren Vorkommen *Boeke* bezweifelt hat. Wir sehen uns aber genötigt, bei der Deutung unserer Präparate von der Ansicht *Boekes* abzugehen. Es handelt sich nicht um Neurofibrillenbündel, die in Lemmoblastenprotoplasma eingebettet sind, sondern eher um ein Netzwerk oder Plasmodium von Strängen aus nervösem Protoplasma; in diesem erscheinen die Neurofibrillen als Differenzierung, die genau wie in einigen Zellen der nervösen Zentren gelegentlich auch fehlen kann. Der sympathische Grundplexus ist keine (aus Lemmoblasten und Neurofibrillen) gemischte Formation, sondern eine echte nervöse Bildung. Dieser tiefgreifende Unterschied in der Deutung des gleichen zugrunde liegenden Erscheinungsbildes legt die Verwendung einer anderen Bezeichnung nahe. *Jabonero* hat deswegen den Namen „System der protoplasmatischen Nervenfasern" vorgeschlagen; er dachte dabei, daß jedes Segment, jeder Strang des Plexus den Wert einer besonderen Nervenfaser besitzt.

Die „protoplasmatischen Nervenfasern" sind also Bildungen mit dem Aussehen mehr oder weniger abgeplatteter, manchmal zylindrischer Stränge; sie haben verschiedenen Durchmesser (Abb. 5 und 18 *D*) und sind etwas ganz anderes als die Neurite von Ganglienzellen. Die protoplasmatischen Nervenfasern sind durch das Überwiegen des Protoplasmas über die Neurofibrillen, die manchmal auch fehlen können, gekennzeichnet (Abb. 2, 3, 5, 6, 9, 13). In ihrem Innern beobachtet man Kerne, die deswegen und wegen ihrer Beziehungen zu den Vakuolen, Neurofibrillen usw. als eigene Kerne der „protoplasmatischen Fasern" betrachtet werden müssen. Sie sind keine *Schwann*schen Kerne. Die protoplasmatischen Fasern können wie zarte, wellige Protoplasmafilamente aussehen (Abb. 13 *A* und *B*) und geringe Kaliberschwankungen in ihrem Verlaufe zeigen (Abb. 2, 3, 5, 6). Gelegentlich sind sie um sich selbst gewunden (Abb. 5 *3*). Manchmal nehmen sie die Form unregelmäßiger Stränge an, welche um Vakuolen und Kerne verbreitert sind.

Wenn sich verschiedene Protoplasmastränge vereinigen, entstehen Bilder, die an sternförmige (Abb. 11) oder dreieckige (Abb. 6) Zellen erinnern, welche als „interstitielle" Zellen von *Cajal* bekannt sind. Die grundlegenden Merkmale dieser Bildungen sind also: ihre vorwiegend protoplasmatische und nicht ausschließlich neurofibrilläre Struktur, ihre Form als kernhaltige Stränge und ihre Vereinigung zu einem Netzwerk mit weiteren oder engeren Maschen.

Das Protoplasma stellt vom morphologischen und strukturellen Standpunkt aus das wichtigste Element dar. Es entspricht genau einem „Leitplasma" für die Neurofibrillen, wie es die Autoren beschrieben oder angenommen haben. Seine Grundstruktur ist gleichbleibend; je nach dem Abschnitt des Synzytiums bietet es etwas verschiedenes Aussehen.

Vielleicht könnte der verschiedene Anblick mit der Änderung des Funktionszustandes in Zusammenhang gebracht werden; doch scheint uns jede Meinung darüber im Augenblick gewagt. Es ergibt sich aber daraus, daß es praktisch unmöglich ist, Beispiele für jedes Aussehen zu zeigen, welches das Protoplasma bieten kann; dies ist anderseits auch unnötig. Wir wollen uns darauf beschränken, nur einige Beispiele anzuführen.

Manchmal erscheint das Protoplasma strukturlos, wie ein Hof, in dem die neurofibrillären Differenzierungen, die Vakuolen usw. eingeschlossen sind. Beispiele dafür bieten die Abb. 3 und 4. In einigen vakuolenfreien Abschnitten (sehr kurze Strecken der protoplasmatischen Fasern) tritt der strukturlose Charakter des Protoplasmas besonders deutlich hervor. Gelegentlich wird das Plasma dieser Teile des Synzytiums aus protoplasmatischen Fasern in den Präparaten nur dargestellt, wenn man die Färbung verstärkt und sich einer kräftigeren Tönung mit Goldchlorid bedient. Auch eine nur schwache und kurzdauernde Behandlung mit Natrium- oder Kaliumcyanid läßt diese Abschnitte des Protoplasmas verschwinden und erzeugt trügerische Bilder (Abb. 8 *B*).

Wenn die neurofibrilläre Differenzierung nur schwach ist, zeigt das Protoplasma im allgemeinen körniges Aussehen (Abb. 2, 5 *3*); dieses wird noch deutlicher, wenn außerdem eine gewisse Menge argyrophiler Granulationen vorhanden ist (Abb. 2).

Das Protoplasma kann außer dem körnigen noch einen anderen, besonderen Typus zeigen. Es handelt sich um die retikuläre Struktur, die von einigen Autoren so sehr diskutiert worden ist (s. S. 14 und 20). Diese Anordnung kann im Protoplasma durch das Auftreten eines Netzwerkes aus zarten Neurofibrillen hervorgerufen werden; es nimmt derart das Aussehen eines sehr zarten Spongioplasmas an. In solchen Fällen pflegen die Neurofibrillen an der Grenze der Sichtbarkeit zu liegen; nur in hervorragend gefärbten Präparaten können die feinen Struktureinzelheiten erkannt werden. In anderen Fällen tritt ein deutlich ausgebildetes Spongioplasma auf (Abb. 2 *C*). Manchmal lagert sich darüber noch ein Netzwerk, welches von stärker argyrophilen Neurofibrillen und auch von den Membranen der Vakuolen gebildet wird (Abb. 3). Ist die Vakuolenzahl vermehrt, tritt das Grundplasma nur sehr wenig hervor (Abb. 3); es ist aber immer sichtbar. In anderen Fällen wird schließlich die retikuläre Struktur allein von den reichlich miteinander anastomosierenden Neurofibrillen hervorgerufen. (Zahlreiche Beispiele für alle diese Struktureinzelheiten können in den Arbeiten von *Jabonero*, 1946 bis 1952, gefunden werden.)

Die argyrophilen Granulationen stellen ein anderes, sehr wichtiges Strukturelement dar; denn sie sind typisch in ihrem Aussehen und in ihrer Verteilung und gestatten darüber hinaus, den Protoplasmasträngen eine bedeutende physiologische Aktivität zuzuschreiben. Es gibt zwei Arten von Körnungen. Die einen Granula sind von den Neurofibrillen unabhängig und unregelmäßig, heterogen im Protoplasma verstreut. Die anderen Körnchen stellen nur die sogenannten Varikositäten der Neurofibrillen dar und treten in Gruppen zu zweien oder mehreren auf; sie pflegen größer als die zuerst genannten Granula zu sein. In den Abb. 1 bis 14 sieht man reichliche Beispiele für die beiden Abarten.

Beobachtet man in einem Strang des protoplasmatischen Synzytiums eine verstärkte neurofibrilläre Differenzierung, so pflegen die Granulationen des ersten Typus spärlich zu sein. Es scheint, als ob das argyrophile Material zur Bildung der Neurofibrillen· verbraucht worden wäre. Die argyrophilen Körnungen zeigen auch einige seltsame Beziehungen zu den Vakuolen.

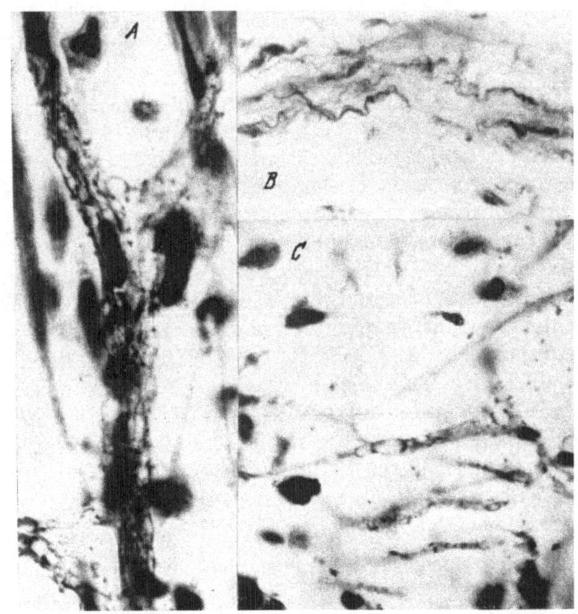

Abb. 7. Struktur des nervösen Synzytiums. *A* in der Muskelschichte des Wurmfortsatzes (akute Appendicitis, unveränderte Zone) und allgemeines Aussehen des Synzytiums im Myometrium (*B*) und um eine Schweißdrüse (*C*). Mensch. Bielschowsky-Silbercarbonatmethode.

Diese haben verschiedene Durchmesser (Abb. 2, 3, 4, 5, 17). Ihre Form wechselt von abgerundet (sphäroidisch) bis zu elliptisch ausgezogen. In einigen Fällen erscheint der Inhalt der Vakuolen hell und durchscheinend (Abb. 4), in anderen Fällen färbt er sich dagegen mit Silbercarbonat mehr oder weniger stark an (Abb. 5). Die Kontur der Vakuolen pflegt sehr gut, wie eine feine argyrophile Linie, gekennzeichnet zu sein. Die Vakuolen können aber auch wie Aushöhlungen mit kaum sichtbaren Membranen im krümeligen Protoplasma erscheinen. Die argyrophilen Körnchen liegen diesen Membranen oftmals dicht an. In anderen Fällen beobachtet man an den beiden Vakuolenpolen Kappen von dreieckiger Form, an welchen die Neurofibrillen unterbrochen sind

(Abb. 2). Häufig umkreisen die Neurofibrillen die Vakuolen; gelegentlich enden sie aber auch an einem ihrer Pole, um am anderen weiter zu ziehen.

Feyrter (1951) denkt, daß das Vorkommen von Vakuolen ein Anzeichen für degenerative Veränderungen ist. Die Vakuolenzahl ist in Fällen pathologischer Entartungen, besonders in Organen mit akuten und chronischen Entzündungen, sicherlich außerordentlich erhöht. Doch sind Vakuolen immer auch in vollkommen normalen Strängen des Synzytiums vorhanden. Der Übergang von der normalen, für diese nervösen Stränge typischen Vakuolisierung zu den Formen pathologischer Veränderung ist ganz unmerklich; derart muß man die ersten Anzeichen für eine Entartung mehr im allgemeinen Aussehen und in der Protoplasmastruktur als in einer strittigen Vermehrung der Vakuolenzahl suchen. (S. darüber Kap. III, A.)

Die neurofibrillären Differenzierungen zeigen von einem zum anderen Strang sehr verschiedene Merkmale; nicht nur in verschiedenen Organen, sondern sogar auch im gleichen Abschnitt eines Organes. Manchmal erscheinen sie in Form von ein bis zwei Fibrillen, die in einem bandförmigen Protoplasma verlaufen (Abb. 4); andermals sind sie zahlreicher (Abb. 1); nur selten sind sie so häufig, daß sie wirklich das Protoplasma überwiegen (*Jabonero* hat 1948 einige Beispiele für diese Abart gezeigt). Über die örtlichen Verdichtungen, die Varikositäten und die Beziehungen der Neurofibrillen zu den Vakuolen lese man weiter unten und auch in den Arbeiten *Jaboneros* (1947, 1948) nach. Wenn in einem Strang des Synzytiums gleichzeitig zahlreiche nervöse Fibrillen vorhanden sind, können sie parallel verlaufen oder auch miteinander anastomosieren und so Netze oder Reticula bilden. Der retikuläre Zustand tritt in Strängen mit vermehrter neurofibrillärer Differenzierung deutlicher hervor; solche findet man zum Beispiel in der glatten Muskulatur des menschlichen Wurmfortsatzes (Abb. 1).

Die Kerne der protoplasmatischen Fasern sind im allgemeinen oval, seltener rundlich. Sie besitzen eine Chromatinstruktur, die in den Präparaten nicht oft sichtbar ist. Da sich die Kerne intensiv und homogen zu färben pflegen, muß man zur Sichtbarmachung ihrer Struktur mit Natriumcyanid entfärben. Manchmal liegen sie dort, wo mehrere Stränge zusammenfließen und erzeugen dann Bilder von „interstitiellen Zellen". Oft besitzen solche Knotenpunkte aber auch keinen Kern. Diese sind vollständig unregelmäßig im Protoplasma des Synzytiums verstreut.

Man kann nicht sagen, daß die retikuläre oder die vakuoläre Struktur der Stränge des nervösen Synzytiums (der protoplasmatischen Nervenfasern) durch die Fixierung bewirkt wird, wenn es sich nachweisen läßt, daß in den Strängen mit anastomosierenden oder nicht anastomosierenden Neurofibrillen auch sehr gut begrenzte Vakuolen sichtbar sind und deren Beziehungen zu diesen deutlich hervortreten. Doch hat *Boeke* (1949) recht, wenn er von einer „artificial distortion of fine strands" (S. 32) und von einem „curious vacuolated appearance" spricht, da er sich auf Bilder der Pseudovakuolisierung von Plexussträngen mit starker neurofibrillärer Differenzierung bezieht (s. die Abb. 3 *B* von *Boeke,*

1949); bei diesen kann man ohne Einwand zugeben, daß die Fixierungsmittel (und besonders auch der Einschluß in Paraffin) eine Veränderung des Neurofibrillenreticulums bewirkt haben.

Das will nicht besagen, daß gegen die Beschreibungen und Abbildungen von Fibrillenanastomosen in den Strängen des sympathischen Grundplexus oder des Terminalreticulums etwas eingewendet werden könnte. Wie *Boeke* sehr treffend ausdrückte, können nur in vivo präexistente Strukturen verzerrt werden. Man muß beachten, daß das „vacuolated appearance" nach *Boeke* eher dem retikulären Aussehen (Abb. 1) entspricht, da die echte vakuoläre Struktur nicht

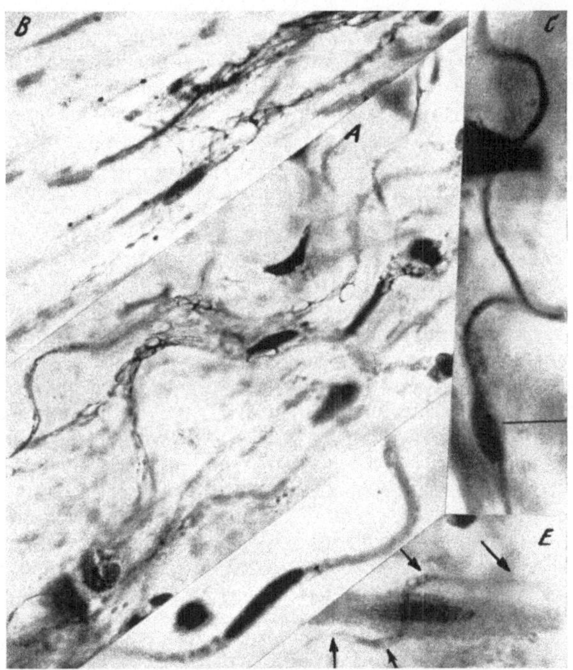

Abb. 8. Strukturelle Verschiedenheiten des nervösen Synzytiums. *A* Aussehen wie eine sternförmige „interstitielle Zelle" im Hoden. *B* deutliches Neurofibrillennetzwerk im nervösen Synzytium der Muskelschichte des Wurmfortsatzes. Rein protoplasmatische Nervenfasern im Rectum (*C*) und im Hoden (*D*). *E* Beziehungen des nervösen Synzytiums zu einer glatten Muskelzelle der Gebärmutter. *n* Kern einer protoplasmatischen Nervenfaser. Mensch. Bielschowsky-Silbercarbonatmethode.

durch Verzerrung vorgetäuscht werden kann. Diese kann nur sehr zarte Strukturen oder die Netzwerke verändern, die durch die Neurofibrillenanastomosen entstehen.

Wir konnten das Vorkommen von Synzytiumsträngen nachweisen, die keine neurofibrilläre Differenzierung besitzen. Solche Stränge, sogenannte „rein protoplasmatische Fasern", das heißt neurofibrillenfreie Fasern, wurden von *Isidor* (1949) und *Llombart* und *Fornés* (1949) beschrieben. Sie sind zum ersten Male von *Stöhr* (1930) und danach von *Reiser* (1932) und *Llombart* (1935) beobachtet worden. *Jabonero* (1946 bis 1952) hat sie eingehend behandelt.

Man denkt im allgemeinen, daß die rein protoplasmatischen Fasern durch unvollständige Färbung der Neurofibrillen entstehen. *Boeke* (1949) schrieb neulich über diese Frage: „It is possible that even in the other protoplasmatic fibers the neurofibrillae are present but not stained in the preparations" (S. 34). *Stöhr* (1950: persönliche Mitteilung) scheint der gleichen Meinung zu sein. Dieser Autor denkt, daß sich die Neurofibrillen nicht gefärbt haben oder degeneriert sind. *Herzog* (1952: persönliche Mitteilung) glaubt, daß das Auftreten von Strängen ohne Neurofibrillen auf einer Besonderheit der Darstellungsmethode beruht.

Wir müssen zunächst darauf hinweisen, daß sich die Bezeichnung „protoplasmatische Fasern" nicht nur auf die neurofibrillenlosen Stränge bezieht, sondern auch auf alle anderen Stränge des sympathischen Grundplexus nach *Boeke*, also auf das Synzytium, welches vom „*Leitprotoplasma*" der Autoren gebildet wird. In diesem finden sich Abschnitte mit neurofibrillären Differenzierungen (es sind die häufigeren) und andere Segmente ohne diese (die rein protoplasmatischen Fasern). Einige Autoren haben letztere Bezeichnung irrtümlich ausgelegt.

Das Problem der rein protoplasmatischen Fasern muß in verschiedene Teilfragen aufgelöst werden:

Zunächst in die Frage nach der Brauchbarkeit oder Unbrauchbarkeit der Methodik zur Färbung der Neurofibrillen. Man versteht, daß jeder Einwand in diesem Sinne schwer widerlegbar ist, denn die Launenhaftigkeit der Silberimprägnationen ist gut bekannt. Dessenungeachtet müssen wir sagen, daß die von uns verwendete Technik viel gleichmäßiger als die anderen Varianten der Methode von *Gros* arbeitet; sie färbt die feinsten Ausläufer der nervösen Fasern (metaterminaler Apparat nach *Weber*), wie *Jabonero* zeigte und *Coronini* (1952: persönliche Mitteilung) bestätigte. Schließlich stellt sie auch die zarte Struktur des periterminalen Netzwerkes im gliösen Nebenprotoplasma der interneuronalen Synapsen, der motorischen Endplatten und der sensiblen Endkörperchen (*Jabonero*, 1952) dar. Wir glauben nicht, daß man dieser Technik begründeterweise Unzulänglichkeit vorwerfen kann. Anderseits müssen wir auch bedenken, daß die Autoren im allgemeinen keine Schwierigkeiten haben, die Neurofibrillen darzustellen. Sie gaben dafür vorzügliche Beispiele in den Abbildungen ihrer Arbeiten. Das Protoplasma der Stränge pflegen sie dagegen nicht darzustellen. Wir glauben deswegen zu der Annahme berechtigt zu sein, daß in den Präparaten der meisten Forscher die rein protoplasmischen Stränge ungefärbt bleiben. Sie werden nur in seltenen Fällen sichtbar *(Stöhr, Reiser, Llombart, Isidor). Llombart, Llombart* und *Fornés* und *Isidor* verwenden die gleiche Technik wie wir.

Darüber hinaus ist es sicher, daß auch die feinsten Neurofibrillen, welche sich an der Grenze der Färbbarkeit und Sichtbarkeit befinden, in unseren Präparaten deutlich gefärbt erscheinen. Wir können uns vorstellen, daß solche Neurofibrillen vielleicht auch in den „rein protoplasmatischen Strängen" bestehen; diese zeigen im allgemeinen körnige Struktur und ein stärker oder schwächer gefärbtes Protoplasma. Es ist das aber nicht mehr als eine mehr oder weniger begründete Vermutung, doch gibt es auch einige seltene rein protoplasmatische Fasern mit hyalinem Protoplasma, in dem man die Neurofibrillen sehen müßte, so dünn sie auch sein sollten.

Wir sind ziemlich sicher, daß rein protoplasmatische Fasern wirklich vorkommen. Es ist aber der Hinweis nötig, daß diese Formationen nicht von den übrigen Strängen des sympathischen Grundplexus verschieden sind. Der Widerstand, sie grundsätzlich anzuerkennen, beruht auf der allgemein angenommenen These von der morphologischen und funktionellen Bedeutung der Neurofibrillen.

Das zweite Teilproblem ist folgendes: sind die rein protoplasmatischen Fasern eine Folge der Degeneration der Neurofibrillen? Die Erfahrungen von *Schimert* (1938) und *Hillarp* (1946) zeigen, daß es unmöglich ist, sämtliche Neurofibrillen eines Segmentes des nervösen Synzytiums experimentell zu zerstören. Auch in pathologischen Fällen konnten wir keine Erscheinung dieser Art beobachten.

Das Vorkommen rein protoplasmatischer Fasern ohne jede neurofibrilläre Differenzierung scheint eine ungewöhnliche Tatsache in der Neurologie darzustellen. Doch warum sollen wir die Möglichkeit ihres tatsächlichen Bestehens leugnen? Es gibt — sicherlich seltene — Beispiele von Ganglienzellen in den nervösen Zentren, in denen es noch nicht gelungen ist, Neurofibrillen nachzuweisen. Vom theoretischen Standpunkt ist ein nervöses Protoplasma ohne jede neurofibrilläre Differenzierung durchaus möglich. Für einige Autoren sind die Neurofibrillen wohl eine spezifische Differenzierung des Neuroplasmas, aber nicht das Substrat seiner Aktivität. Das Problem der rein protoplasmatischen Fasern wird auf der Basis der Histophysiologie des nervösen Synzytiums entschieden werden müssen; wir werden weiter unten darauf zurückkommen.

Beispiele für rein protoplasmatische Fasern sind die Mikrophotographien *C* und *D* der Abb. 8.

Der Begriff der rein protoplasmatischen Fasern findet im Konzept des sympathischen Grundplexus von *Boeke* keinen Platz; denn dieser ist eine hauptsächlich neurofibrilläre Formation. Aus diesem Grund glauben wir, daß vom Standpunkt der Struktur das Konzept des sympathischen Grundplexus genau, aber unvollständig ist.

Selbst wenn es sich zeigen ließe, daß die rein protoplasmatischen Fasern auf unvollständiger Neurofibrillenfärbung oder auf einer Maskierung der feinsten Fäserchen durch ein körniges, stark gefärbtes Protoplasma beruhen, ist der Begriff des sympathischen Grundplexus unvollständig; denn er läßt auch andere Strukturen unberücksichtigt, deren Vorhandensein über jedem Zweifel steht. Diese Formationen sind die sogenannten „Schlingenterritorien", die zum ersten Male von *Stöhr* (1930) beschrieben worden sind.

„In der Submucosa des Ösophagus und des Magens habe ich vor langer Zeit eigentümlich gewundene, mit Kern und Neurofibrillen ausgestattete Plasmastränge beobachtet. Sie hängen miteinander, unter Bildung von Maschen, kontinuierlich zusammen und lassen ein synzytiales Netzwerk entstehen, das in den letzten Jahren *Jabonero* eingehend untersucht und zur Entwicklung einer Hypothese über den Aufbau des vegetativen Nervensystems verwendet hat. Die Plasmastränge treten auch in der Wand größerer Gefäße auf und müssen, wie ich im Vorhergehenden für das Terminalreticulum angedeutet habe, unter bestimmten Umständen zu gestaltlichen Veränderungen befähigt sein. Denn mitunter kommt es in unscharf umrissenen Bezirken zu einer besonders starken Anhäufung, Abteilung und Verknäuelung der Plasmastränge. Ich habe ein solches Feld mit „Schlingenterritorium" bezeichnet, das sich als ein veränderter Teilausschnitt des gesamten, von den Plasmasträngen entwickelten Synzytiums betrachten läßt. Welche Faktoren zu jenem gesteigerten Wachstum der Plasmastränge führen, sei es, daß es sich hierbei um pathologische Reize, sei es, um Alterserscheinungen gehandelt hat, konnte ich bisher nicht ermitteln" (1951, S. 7).

Wir bitten, dieses ausgedehnte Zitat zu entschuldigen; es zeigt aber deutlich den Standpunkt *Stöhrs*. Das Vorkommen der Schlingenterritorien ist von *Pasqualino* (1947) und von *Ottaviani* (1940) bestätigt worden. *Jabonero* (1948—1952) hat sie in verschiedenen Organen (Speiseröhre, Magen, Dünndarm, Rectum, Appendix, Uterus, Haut usw.) beschrieben (Abb. 20).

Die Schlingenterritorien sind keine speziellen Strukturen und unterscheiden sich nicht vom übrigen Teil der terminalen vegetativen Formation. Wenn sie in den Arbeiten einiger Autoren als etwas Besonderes beschrieben werden, so beruht das auf der stärkeren Färbbarkeit ihres Protoplasmas. Betrachtet man aber aufmerksam die von *Stöhr* (1930, 1932), *Reiser* (1932), *Harting* (1934) usw. veröffentlichten Abbildungen, erkennt man deutlich, daß die Unterschiede, welche diese Bildungen vom übrigen distalen Reticulum oder Synzytium trennen, nur scheinbar sind. Tatsächlich sind die Schlingenterritorien nichts anderes als die von *Jabonero* beschriebenen protoplasmatischen Fasern. Die komplizierteren Formen (welche der Beschreibung *Stöhrs* entsprechen) finden sich im allgemeinen in der Wand des Verdauungstraktes und in der Umgebung der Blutkapillaren. Die protoplasmatischen Fasern zeigen immer welligen und unregelmäßigen Verlauf (Abb. 2). Zwischen diesem Beispiel und den verwickelten Schlingenterritorien, die *Stöhr* in den Wänden des Verdauungstraktes gezeichnet hat, gibt es eine ganze Reihe von Übergangsformen (Abb. 5 3). Die Schlingenterritorien können sicherlich auch unter pathologischen Umständen als Folge von Veränderungen auftreten, die das Gebiet, in dem sie liegen, erlitten hat. Wenn es auch keine sicheren Beweise dafür gibt, kann man doch nicht leugnen, daß der verwickelte Verlauf einiger Gebiete des Systems der protoplasmatischen Fasern in pathologischen Fällen starke Veränderungen erleiden kann. Da aber solche Schlingenterritorien auch normalerweise vorkommen, wird es immer zweifelhaft sein, ob die Schlingenterritorien, die man in pathologischen Organen beobachtet, schon für den Normalzustand typisch oder erst die Folge einer pathologischen Veränderung sind. Auf jeden Fall können wir bekräftigen, daß wir bis jetzt in pathologischen Fällen nie verwickeltere Formen als in normalen Organen gesehen haben.

Jabonero (1948—1952) denkt, daß ihre mehr oder weniger komplizierte Korkenzieherform eine Vorrichtung zum Ausgleich von Form-, Volumen- und Spannungsänderungen der Organe ist, in denen sie liegen, um Schädigungen der nervösen Elemente zu vermeiden. Diese Vorstellung wird durch das Vorkommen von Schlingenterritorien in Körperteilen bestärkt, die starke Zerrungen erfahren oder sehr beweglich sind. Man findet Schlingenterritorien nicht nur in der Wand des Verdauungstraktes, sondern sehr häufig auch im Myometrium (Abb. 20).

Das Studium von Verteilung und Anordnung der Schlingenterritorien in den genannten Organen und der Vergleich mit andersgearteten Vorrichtungen in der Adventitia von Arterien und Venen oder in der Masse der glatten Muskulatur zeigt nach unserer Meinung deutlich, daß es sich um Schutzvorrichtungen handelt; sie sollen die anatomische und physiologische Integrität der nervösen Elemente gewährleisten. Die „Sprungfeder"-Form der Schlingenterritorien spricht deutlich zugunsten dieser Ansicht.

Die Blutkapillaren bilden ein Netz mehr oder minder breiter, im allgemeinen gebogen oder arkadenförmig begrenzter Maschen. Dieses Netzwerk paßt sich durch gewisse Abänderungen in der Maschenanordnung auf bestmögliche Weise den Dehnungen an, welchen das von ihm bedeckte Gebiet unterworfen ist. Auf gleiche Weise bilden die Stränge des nervösen Synzytiums, die den adventitiellen Plexus einer Arterie oder Vene formen (Abb. 10 und 12) oder um gewisse Ausführungsgänge liegen (Abb. 7 C), je nach den örtlichen Gegebenheiten ein Netzwerk mit longitudinalen oder transversalen Maschen. Kaliberveränderungen der Gefäße können so von einer gleichläufigen Vermehrung oder Verminderung des „Durchmessers" des sie umgebenden nervösen Netzes gefolgt werden. Dieses ändert die Richtung jedes Segmentes und paßt sich so allen Situationen durch allgemeine Abänderung der Form und Weite seiner Maschen an. Das ist zum Beispiel in dem nervösen Netz der Fall, welches die glatte Muskulatur von Magen, Darm, Wurmfortsatz usw. innerviert. Jede Änderung dieser Art erfordert eine mehr oder minder weite Ortsverlagerung der Stränge des nervösen Netzes, eine Verschiebung an den Zellen seiner Umgebung.

In Blutkapillaren, präkapillaren Gefäßen, Arteriolen und Venolen verlangt die Anpassung der Stränge des nervösen Netzes an die Dehnung des in Frage stehenden Gebietes eine mehr oder weniger geschmeidige Anordnung der nervösen Stränge (Abb. 2, 5, 8, 13, 15 und 18). Den höchsten Grad dieser Anpassung findet man in den Schlingenterritorien. Sie kommen gerade in den beweglichsten und lockersten Schichten, zum Beispiel in der Submucosa des Verdauungstraktes und im Myometrium vor. Das sind Gebiete, in denen die nervösen Stränge (und ihre übrigen Elemente) passiv ihre Form berichtigen müssen, um auf diese Weise den Veränderungen des Organes zu folgen.

Wir glauben, daß unsere Ansicht über die Bedeutung der Schlingenterritorien somit genügend begründet ist. Sie sind keinesfalls irgendwelche sensible Bildungen, wie einige Autoren gedacht haben.

Der Begriff des sympathischen Grundplexus nach *Boeke* ist in Hinsicht auf das Neurofibrillennetz der distalen nervösen Formation der efferenten vegetativen Bahnen genau. Er ist aber unvollständig, da zwei wichtige Strukturen: die rein protoplasmatischen Fasern und die Schlingenterritorien, unberücksichtigt bleiben. Wir können jedoch der Deutung *Boekes* nicht zustimmen, denn für uns ist die distale vegetative Formation (heiße sie nun sympathischer Grundplexus, Terminalreticulum usw.) keine aus Lemmoblasten und Neurofibrillen gemischte Bildung. Das kernhaltige protoplasmatische Synzytium ist kein Nebenzellprotoplasma, kein Leitelement und Isoliermittel für die Neurofibrillen, wie *Lawrentjew* vorschlug und viele andere Autoren angenommen haben. Der synzytiale Aufbau des distalen Territoriums der efferenten vegetativen Bahnen beruht nicht auf dem unbestreitbaren Vorhandensein eines Neurofibrillennetzwerkes innerhalb eines Protoplasmasynzytiums, sondern, genau gesagt, auf dem synzytialen Charakter des nervösen Protoplasmas. Wenn man diesen Standpunkt einnimmt, versteht man gut, daß die Fibrillen des Plexus als Neurofibrillen betrachtet werden müssen, und daß es gleichgültig ist, ob sie miteinander anastomosieren oder auf lange Strecken hin parallel zueinander verlaufen. Genau so stellt sich auch das Verhalten der Neurofibrillen im Protoplasma der Ganglienzellen als vollkommen belanglos heraus.

Die Vielfalt der Bezeichnungen, die zur Benennung der distalen nervösen Formation der vegetativen Bahnen verwendet werden, erfordert gebieterisch, sich um die Vereinheitlichung der Namensgebung zu bemühen. Diese Anstrengungen sind gegenwärtig aber sicherlich zum Scheitern verurteilt, weil wenigstens einige der verschiedenen Benennungen nur unterschiedliche Auffassungen der gleichen Struktur ausdrücken. Doch könnte man alle heute geläufigen Namen aufgeben. An ihrer Stelle gestatten wir uns als allgemeine Bezeichnung für das distale Element des Nervensystems: *distales nervöses Synzytium* (sincicio nervioso distal) vorzuschlagen; sie könnte in allen Konzepten verwendet werden.

3. Der Begriff der interstitiellen Zellen.

Diese Zellen wurden zum ersten Male von *Cajal* (1892) beschrieben, der sie als besondere, miteinander anastomosierende nervöse Elemente betrachtete. Von da an wurden die interstitiellen Zellen Gegenstand ausführlicher und zahlreicher Untersuchungen. Sie stellen ein grundsätzliches und das am meisten diskutierte Problem der neurovegetativen Endformation dar. Der Begriff der interstitiellen Zellen wechselt von Autor zu Autor; es ist schwer, zwei vollkommen übereinstimmende Meinungen zu finden.

Wir können jedoch die verschiedenen Ansichten in drei große Gruppen einteilen. An erster Stelle die Autoren, welche in Übereinstimmung mit *Cajal* die nervöse Natur dieser Elemente behaupten. Unter ihnen befinden sich: *La Villa* (1897), *Bethe* (1903), *E. Müller* (1921), *Leontowitsch* (1927), *Okamura* (1929 bis 1934), *Johnson* und *Palmer* (1931), *Boeke* (1933 bis 1949), *Catel* (1936), *Leeuwe* (1937), *Tinel* (1937), *Meyling* (1938), *Pensa* (1939), *Dijkstra* (1939), *Li-Pei-Lin* (1940), *Fatorusso* (1941), *Stöhr* (seit 1941), *Champy, Coujard* und *Coujard-Champy* (1945/46), *Jabonero* (1946 bis 1952), *Sebruins* (1947), *Nelemans* (1948), *Laruelle* und *Reumont* (1949), *Spoerri* (1949) usw.

In der zweiten Gruppe sind Autoren vereinigt, welche die Bindegewebsnatur der interstitiellen Zellen verteidigen (*Dogiel*, 1895, 1899; *Kölliker*, 1896; *Nemiloff*, 1901; *Heidenhain*, 1911; *Huber*, 1913; *Kuntz*, 1913, 1924; *Tiegs*, 1925; *Johnson*, 1925; *Cole*, 1925; *Gasser*, 1926; *Oshima*, 1929; *Keifer*, 1932; *Pidoux*, 1940; *Ottaviani* und *Cavazzana*, 1940; usw.).

Zur dritten Gruppe müssen schließlich Autoren gezählt werden, welche in Übereinstimmung mit der Ansicht *Lawrentjews* (1926) angeben, daß das Protoplasma der interstitiellen Zellen Lemmoblastennatur besitzt. Unter ihnen befinden sich: *van Esveld* (1928), *Akkeringa* (1930), *Harting* (1931), *Schabadasch* (1934 bis 1938), *Szantroch* (1938), *Stöhr* (bis 1941), *De Castro* (1942), *Landau* (1944) usw.

Bloom (1931) denkt, daß die interstitiellen Zellen der Mikroglia von *Del Rio Hortega* entsprechen, also mesenchymatöser Natur sind.

Boeke (1940 bis 1949) und seine Schule, wie auch *Feyrter* (1951) haben das Problem der interstitiellen Zellen auf vollkommenere Art aufgeworfen, doch sind ihre Ansichten nicht allgemein anerkannt worden. Nach ihrer Einteilung soll der Apparat der peripheren Innervation von Ganglienzellen, vom sympathischen Grundplexus und von den interstitiellen Zellen gebildet werden. Diese drei Elemente befinden sich in einem derartigen plasmatischen Zusammenhang (wie auch *Stöhr* annimmt), daß die interstitiellen Zellen von den Strängen des sympathischen Grundplexus ausstrahlen. Sie stellen so ein intermediäres Element (interkaläres Element in der Nomenklatur *Feyrters,* 1951) zwischen dem sympathischen Grundplexus und den innervierten Geweben dar. Die interstitiellen Zellen anastomosieren miteinander und mit dem sympathischen Grundplexus; aus ihnen entspringt das periterminale Netzwerk, welches sie mit dem Protoplasma der innervierten Elemente vereinigt.

Seit 1934 hat *Boeke* den Begriff der interstitiellen Zellen erweitert und zählt diesen Elementen auch das granulierte Protoplasma der motorischen Endplatte, die Nebenzellen der sensiblen Endkörperchen usw. zu. Nach dieser interessanten Theorie, die *Jabonero* (1952) zurückgewiesen hat, sollen sich die interstitiellen Zellen dort befinden, wo ein nervöses Element mit einem anderen anders gearteter Natur in Beziehung zu treten hat; denn den interstitiellen Zellen obliegt die humorale Übertragung der nervösen Impulse. Trotzdem lehnt es *Boeke* aber ab, unter dem gleichen Begriff auch die nicht nervösen Zellen der vegetativen Ganglien zu verstehen, die nach unserer Meinung gleiche Bedeutung wie die Nebenelemente der sensiblen und motorischen Nervenendigungen besitzen (über diesen Gesichtspunkt des Problems s. S. 142).

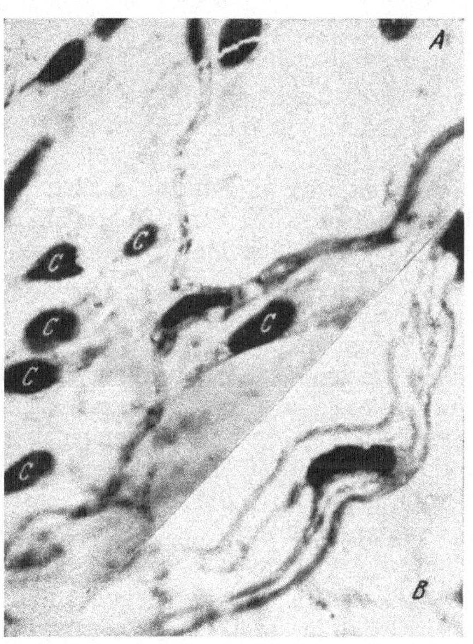

Abb. 9. Bilder von „interstitiellen Zellen‟. *A* eine dreieckige, *B* eine sternförmige aus der Milchdrüse. *c* Bindegewebszellen. Mensch. Bielschowsky-Silbercarbonatmethode.

Im vorstehenden Kapitel haben wir gezeigt, wie die gleiche Struktur zahlreiche verschiedene Bezeichnungen erhalten hat. Bei den interstitiellen Zellen wurde im Gegensatz dazu die gleiche Bezeichnung auf sehr verschiedene Elemente angewendet. Die Verwirrung in den Ansichten ist deswegen außerordentlich und wir müssen versuchen, diese logisch zu ordnen; täten wir das nicht, würden wir vielleicht dazu beitragen, die Verwirrung noch zu vergrößern.

Als Ausgangspunkt müssen wir, wie das schon *Boeke* und *Jabonero* zu wiederholten Malen gemacht haben, die Beschreibungen und Ansichten von *Cajal* und *La Villa* nehmen. Diese beiden Autoren haben nervöse „Zellen‟ beschrieben, die miteinander anastomosieren und ein Netz bilden. Die Zellen enthielten Neurofibrillen. Wenn wir aus dieser allgemeinen Begriffsbestimmung das Wort „Zelle" entfernen, sehen wir uns einem kontinuierlichen Synzytium gegenüber, das mit unregelmäßig verstreuten Kernen und mit Neurofibrillen versehen ist. Diese Abänderung führt uns unmittelbar zu den Beschreibungen von *Lawrentjew* und *van Esveld*. Wir müssen das Konzept nur noch etwas mehr ändern, da *Lawrentjew* und *van Esveld* das Protoplasma des Synzytiums nicht für nervös, sondern für gliös, lemmoblastisch halten; auch sind die Neurofibrillen hindurchgeführte Nervenfasern, die vom genannten Lemmoplasma umhüllt werden. In diesen neuen Konzepten bleibt der Name „interstitielle Zellen" auf die Knotenpunkte *(Lawrentjew)* oder auf die Endabschnitte *(van Esveld)* beschränkt.

Die gegenwärtigen Vorstellungen *Stöhrs* leiten sich geradewegs aus der Theorie von *Lawrentjew* ab. Die Knotenpunkte (interstitielle Zellen) besitzen demnach nicht gleiche Natur und Bedeutung wie das übrige Synzytium: sie sind nervöse Elemente, deren Protoplasma sich mit dem Lemmoplasma der Stränge des Netzwerkes oder mit dem Protoplasma vereinigt, welches das Terminalreticulum beherbergt. Aus der Theorie von *van Esveld* leiten sich die Ansichten von *Boeke, Dijkstra* und *Feyrter* unmittelbar ab: die interstitiellen Zellen sind etwas anderes als das Synzytium aus Lemmoblastensträngen, die Leitbahn für die Neurofibrillen; denn sie stellen ein intermediäres *(Boeke),* interstitielles oder interkaläres *(Feyrter)* Element zwischen dem im Lemmoblastensynzytium eingebetteten Neurofibrillennetz und den innervierten Zellen dar. Die interstitiellen Zellen strahlen von den Strängen des sympathischen Grundplexus aus. In diesen Theorien sind sie nervöse Elemente und deswegen anderer Natur als das Leitsynzytium, mit dem sie aber dennoch verschmelzen.

Leeuwe stellte die Einheitlichkeit der nervösen Formation wieder her. Nach ihm sind die interstitiellen Zellen, wie auch *Boeke* annimmt, echte nervöse Elemente. Aber auch das angebliche Lemmoplasma ist in Wirklichkeit echtes Neuroplasma. Die gleiche Ansicht wird von *Jabonero* vertreten.

Von *Lawrentjews* Vorstellungen stammen noch weitere Theorien geradewegs ab. Wenn die interstitiellen Zellen wirklich Lemmoblasten sind, steht nichts im Wege, ihnen auch die Nebenzellen der vegetativen Ganglien zuzuzählen *(Szantroch, De Castro).*

Außer den genannten finden sich in der Literatur noch einige andere Ansichten. Zum Beispiel führte *Meyling* (1938) den Begriff der „sensiblen interstitiellen Zellen" ein; *Boeke* (1943 bis 1949) erweiterte das Konzept der interstitiellen Zellen auf das Cerebrospinalsystem und schließlich gibt *Nelemans* (1948) an, daß es zwei Arten von interstitiellen Zellen, adrenergische und cholinergische, gebe.

Gegenüber der Vorstellung von einem efferenten System aus interstitiellen Zellen, das am distalen Ende der vegetativen Bahnen, also als letzter Abschnitt jenseits der postganglionären Fasern gelegen ist *(Tinel,* 1937; *Jabonero,* 1946 bis 1952; *Nelemans,* 1948), findet man das Konzept eines gänzlich synzytialen vegetativen Systems, das von plasmatisch zusammenhängenden interstitiellen Zellen und Ganglienzellen *(Leeuwe,* 1937) gebildet wird; weiters finden wir die Vorstellung von einem neurofibrillären nervösen System, in welchem die Ganglienzellen und die interstitiellen Zellen (besondere nervöse Elemente) ihre Individualität verloren haben und nur als Teile eines Leitsynzytiums für die nervösen Fäserchen dienen *(Stöhr).*

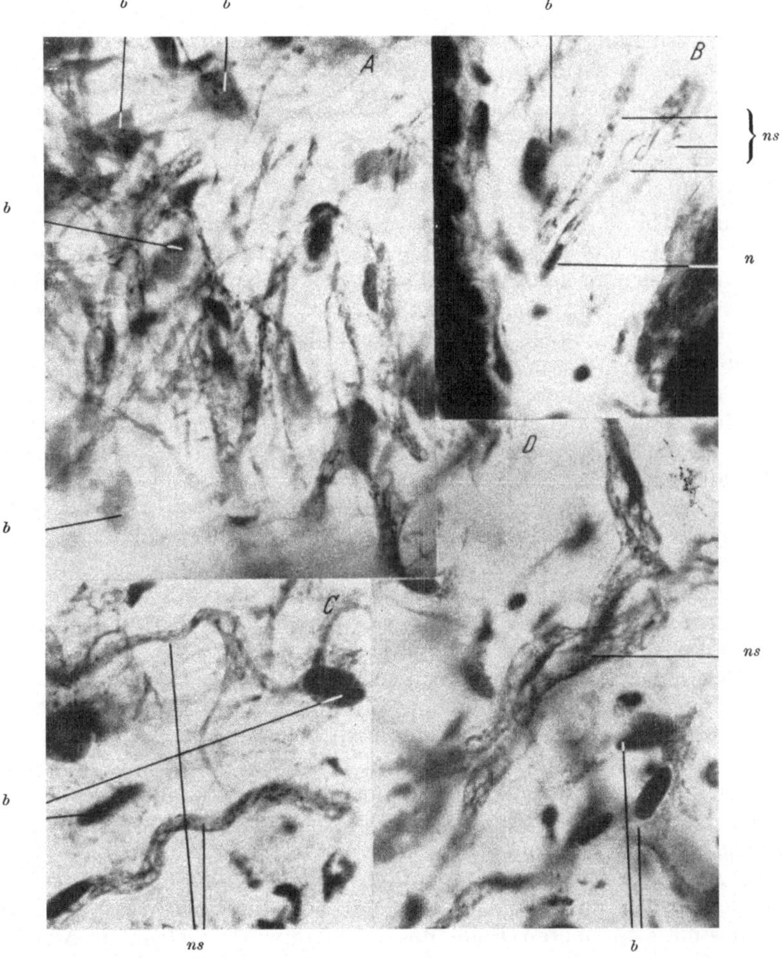

Abb. 10. Morphologische und strukturelle Gleichwertigkeit des distalen nervösen Synzytiums mit dem Terminalreticulum (*A*) und mit dem sympathischen Grundplexus (*B, D*). *A* Uterus, adventitieller Plexus einer Arterie. *B* Uterus, adventitieller Plexus einer Arteriole. *C* und *D* Hoden. *b* Bindegewebszellen. *ns* nervöses Synzytium. *n* Kern des nervösen Synzytiums. Mensch. Bielschowsky-Silbercarbonatmethode.

Diese lange Reihe verschiedener Ansichten, manchmal auch in aufeinanderfolgenden Veröffentlichungen des gleichen Autors, zeigen deutlich die Verwickeltheit des Themas. In den meisten Fällen werden die Beschreibungen der Untersucher nicht von beweisenden Abbildungen unterstützt. So erweist sich der Begriff der „interstitiellen Zellen", abgesehen von wirklich beobachteten Tatsachen, als außerordentlich unbestimmt und abstrakt. Das beruht auch darauf, daß viele Autoren die Lücken in ihren Präparaten, in welchen die interstitiellen Zellen nicht gut gefärbt erschienen, mit theoretischen Annahmen ausfüllen mußten. Aus diesem Grund halten wir es für nötig, zunächst die morphologischen Grundlagen des von uns behandelten Themas zu geben und erst danach das Grundproblem und seine Ableitungen zu besprechen.

Wir wollen vor allem aber darauf hinweisen, daß wir uns in diesem Kapitel nur auf die „echten" interstitiellen Zellen, das heißt auf diese Elemente beziehen, die genau den ursprünglichen Beschreibungen von *Cajal* und *La Villa* entsprechen.

In den Abb. 2, 5, 6, 7, 8, 9, 11 und 14 zeigen wir verschiedene Mikrophotographien und eine Zeichnung dieser Elemente; damit beabsichtigen wir, vor allem eine solide morphologische Grundlage für die Diskussion zu geben. Die Mikrophotographie *A* der Abb. 8 stellt ein besonders demonstratives Beispiel dar. Es handelt sich um eine sternförmige interstitielle Zelle, in deren Protoplasma man Neurofibrillen, Vakuolen und einen exzentrisch gelegenen Kern länglicher Form sieht. Diese Photographie gibt die von *Jabonero* (1946, Abb. 6) schon einmal gezeichnete Stelle wieder, die *Boeke* (1949) als typisches Bild einer interstitiellen Zelle anerkannt hat. Wir wollen deswegen von dieser Abbildung ausgehen. Andere sternförmige interstitielle Zellen zeigen die Abb. 9 *B*, 6 *B* und 11. Dreieckige Zellen sind in den Abb. 6 *A*, 6 *G*, 6 *F*, 7 *A*, 8 *B*, 9 *A* dargestellt.

Man möge beachten, daß das Protoplasma dieser Zellen die gleichen strukturellen Merkmale zeigt, die wir schon für die protoplasmatischen Nervenfasern, also für den sympathischen Grundplexus nach *Boeke* beschrieben haben. Ebenso entsprechen die in den Abb. 2 *A*, 2 *B*, 2 *C*, 4 *2*, 5 *3*, 6 *D*, 8 *C*, 8 *D*, 10 *C*, 12 *B*, 15 *C* dargestellten protoplasmatischen Nervenfasern genau der Morphologie der fusiformen interstitiellen Zellen von *Cajal*. Diese unterscheiden sich von den in oben genannten Abbildungen dargestellten (sternförmigen und dreieckigen) Zellen nur durch die allgemeine Form, bewahren aber gleiche Protoplasmastruktur, gleiche Morphologie ihrer Kerne usw.

In Abb. 9 *A* können wir deutlich sehen, daß die fusiformen interstitiellen Zellen nur die Ausläufer der sternförmigen oder dreieckigen Zellen sind. Am oberen Ende des nach aufwärts ziehenden Ausläufers der in der genannten Mikrophotographie dargestellten Zelle sieht man deutlich einen Kern, der durch den Rand der Mikrophotographie etwas abgeschnitten ist. Das gleiche könnte man in der Abb. 8 *B* sehen, doch befindet sich der in einem der Ausläufer liegende Kern außerhalb der Bildebene der Mikrophotographie.

Man beachte, daß die granuläre Struktur des Protoplasmas, die wir für die protoplasmatischen Fasern beschrieben haben, deutlich auch in den interstitiellen Zellen kenntlich ist (Abb. 2, 9); daß die Vakuolen in gleicher Weise ein beständiges Element ihres Protoplasmas sind. Dieses kann manchmal auch hyalin oder strukturlos erscheinen (Abb. 8 *A*) usw.

Das deutet alles darauf hin, daß es weder morphologisch noch strukturell einen Unterschied zwischen protoplasmischen Nervenfasern und dem System der interstitiellen Zellen gibt.

Wir wollen darauf hinweisen, daß man in den sternförmigen und dreieckigen Protoplasmagebieten nicht immer Kerne antrifft. Es gibt auch Gebiete ohne Kerne; sie besitzen aber die gleiche Form und dieselben Strukturmerkmale wie die interstitiellen „Zellen“. Man kann tatsächlich nicht von „Zellen“, auch nicht von „anastomosierten Zellen“ sprechen; denn alles ist zu einem ausgedehnten Synzytium vereinigt, in dem es uns nicht einmal tunlich erscheint, von Einzelelementen zu sprechen. Das ist besser aus der Mikrophotographie *A* der Abb. 10 ersichtlich, welche das nervöse Netz in der Adventitia einer Arterie der menschlichen Gebärmutter darstellt.

Die interstitiellen Zellen besitzen keine freien Endigungen. Sie haben auch keine Endigungen, die mit dem Protoplasma nicht nervöser Elemente in mehr oder weniger intimer Beziehung stehen. Die Abbildungen *Akkeringas* (*Boeke* hat sie 1934 reproduziert) sind wenig beweiskräftig, denn man kann in ihnen das sogenannte periterminale Netzwerk für einen Färbungsdefekt halten.

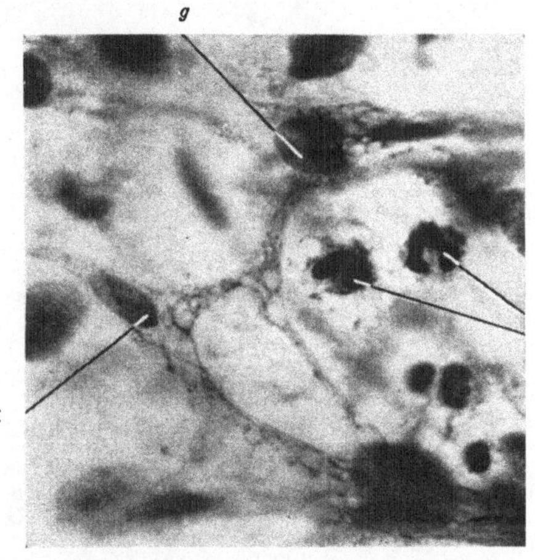

Abb. 11. Das nervöse Synzytium in der Submucosa des Wurmfortsatzes. Bild einer „interstitiellen Zelle“ (*c. i*). *g* Gebiet im Anfangsstadium der Differenzierung zu einer Ganglienzelle vom Typus II nach *Dogiel*. *l* Leukozyten. Mensch. Bielschowsky-Silbercarbonatmethode.

Wir konnten niemals laminäre Verbreitungen ähnlich den „Dendritlamellae“ feststellen, die von *Lawrentjew* an Ganglienzellen beschrieben worden sind. Die Mikrophotographie *C* der Abb. 10 zeigt eine Bildung, die bei oberflächlicher Betrachtung in diesem Sinne gedeutet werden könnte. Es handelt sich um ein sehr häufiges Bild. An den Knotenpunkten der Protoplasmastränge kommen im allgemeinen zarte Protoplasmalamellen vor, ohne daß man aber jemals beachten könnte, daß sie echte Endigungen darstellen. Wie auch immer der Zusammenhang sein mag, wir haben niemals die Ausläufer der interstitiellen Zellen enden gesehen. Diese bilden ein Synzytium, ein vollständiges geschlossenes Netzwerk.

Die Identität von interstitiellen Zellen und dem System der protoplasmatischen Fasern scheint uns genügend erwiesen. Doch tritt auch die morphologische und strukturelle Gleichwertigkeit von interstitiellen Zellen und sympathischem Grundplexus deutlich hervor. Man könnte die Abb. 1 *A*, 1 *B*, 1 *C*, 3 *A*, 3 *B*, 3 *C*, 5 *4*, 5 *5*, 6 *A*, 6 *C*, 7 *A*, 7 *C*, 8 *A*, 8 *B*, 11, 12 *B* usw. nur schwer als echte, anschauliche und sehr beweis-

kräftige Beispiele für den sympathischen Grundplexus von *Boeke* ablehnen. Diese Bilder sind aber ihrerseits wieder Beispiele für verschiedene Arten von protoplasmatischen Fasern und interstitiellen Zellen.
Die restlichen Mikrophotographien der Abb. 2, 4, 5, 6, 7, 8, 15, 17, 18 usw.
stellen ebenso „protoplasmatische Fasern" und gleichzeitig „interstitielle
Zellen" dar; sie sind den gleichen Organen und Körperteilen wie die
vorhergehenden entnommen. Es gibt keinen Grund, die Identität aller
dieser Strukturen zu verneinen. „Interstitielle Zellen" und „sympathischer

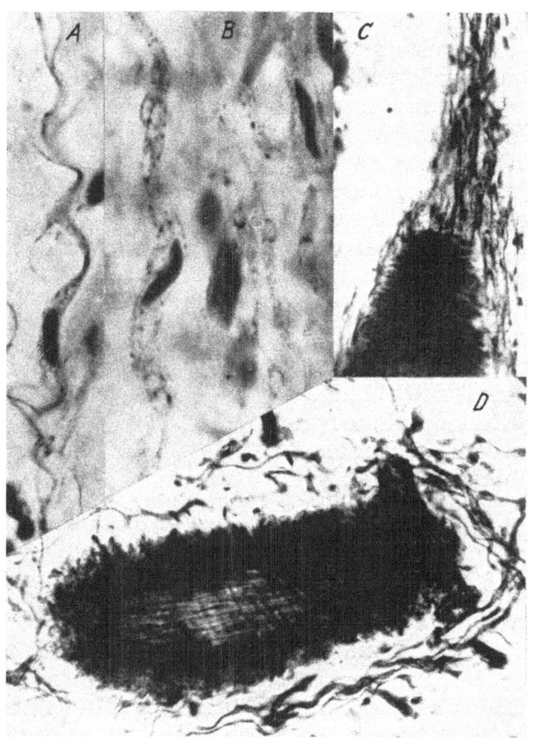

Abb. 12. Nervöse Plexus aus der Adventitia, *A* einer Hodenvene (Bild einer „interstitiellen Zelle"),
B von Arterien der Milchdrüse, *C* des Kehlkopfes, *D* der Gebärmutter. Mensch. Bielschowsky-
Silbercarbonatmethode.

Grundplexus" sind also dasselbe. Diese Überlegung bekräftigt die von
Leeuwe (1937) erbrachten histochemischen Nachweise, die wir schon
weiter oben erwähnt haben.

Unserer Meinung nach kann man den Ansichten von *Boeke, Dijkstra*
und *Feyrter* über die Beziehungen zwischen interstitiellen Zellen und
sympathischem Grundplexus (peripheres, nervöses Netz nach *Feyrter*)
nicht zustimmen. Man beobachtet niemals sternförmige Zellen, die von
den Strängen des Plexus oder des distalen nervösen Synzytiums ausstrahlen. Die interstitiellen Zellen bilden im Gegenteil selbst das genannte Synzytium.

Die Zellen, die *Feryter* (1951) für interkalär oder interstitiell ansieht, scheinen keine echten interstitiellen Zellen zu sein. Es handelt sich, wie wir glauben, um Bindegewebszellen. Ihre Beziehungen zu den Strängen des nervösen Netzes sind aus den Mikrophotographien nur wenig deutlich ersichtlich. Das gleiche gilt für die vorzüglichen Mikrophotographien von *Stern* (1951). Auch hier sind die interkalären Zellen Bindegewebszellen. In unseren Präparaten treten ebenfalls solche Zellen in der unmittelbaren Nachbarschaft von Strängen des nervösen Synzytiums auf. Es handelt sich immer um Elemente, die morphologisch und strukturell gut charakterisiert sind. Es ist nicht möglich, sie als nervöse

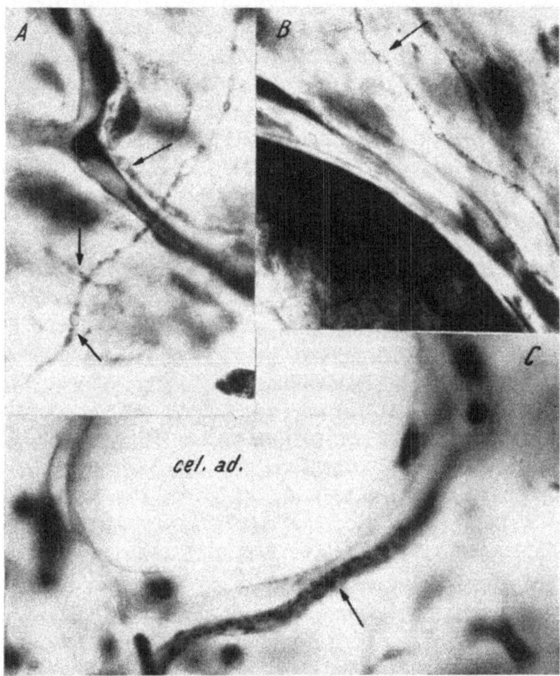

Abb. 18. Beziehungen der Stränge des distalen nervösen Synzytiums zu einer Blutkapillare (*A*), einer Drüse (*B*) und einer Fettzelle (*cel. ad., C*). Plexiforme Synapse auf Distanz. Kehlkopf. Mensch. Bielschowsky-Silbercarbonatmethode.

Elemente, auch nicht als intermediäre Glieder zwischen nervösem Netzwerk und innervierten Elementen anzusprechen.

Feyrter (1951) denkt, daß die bandförmigen Elemente der nervösen Endformation von den sternförmigen interkalären Elementen morphologisch verschieden seien und auch andere Funktion besitzen. Das ist bezüglich seiner eigenen Beobachtungen im wesentlichen richtig, da die interkalären Zellen (als Bindegewebselemente) von nervösen Bildungen offenkundig verschieden sind. Doch scheint es uns nicht einwandfrei, wenn er versichern will, daß die echten interstitiellen Zellen sich von der distalen nervösen Formation unterscheiden; denn, wie wir gezeigt haben, sind beide Elemente dasselbe und einander gleich.

Wenn wir zugeben, daß die interstitiellen Zellen nur die Knotenpunkte des sympathischen Grundplexus darstellen oder daß sie von seinen Strängen ausstrahlen, müßten wir auf Grund der oben angeführten Beweise den Begriff der interstitiellen Zellen ablehnen. Wenn wir dagegen annehmen, daß die interstitiellen Zellen miteinander anastomosieren und dadurch selbst das distale nervöse Netzwerk bilden, müßten wir den Begriff des sympathischen Grundplexus zurückweisen. Beide Möglichkeiten gewährleisten die gleiche Genauigkeit; man kann deswegen jeder zustimmen. Es gibt keine Grundlage für die Annahme, die distale nervöse Formation sei, wie viele Autoren behaupten, heterogen gebaut. Es handelt sich um eine einheitliche nervöse Bildung. Das alles will besagen, daß *Leeuwe* (1937) recht gehabt hat, wenn er versicherte, daß der sympathische Grundplexus von *Boeke* und das System der interstitiellen Zellen von *Cajal* morphologisch und ihrer Bedeutung nach gleich sind. Das distale nervöse Synzytium ist also keine aus Lemmoblasten und Neurofibrillen gemischte Bildung, sondern ein einheitliches Netzwerk von Neuroplasmasträngen.

4. Nervöses Synzytium und Ganglienzellen.

Nach Angabe *Boekes* (1934) ist der sympathische Grundplexus mit den Ganglienzellen derart synzytial verbunden, daß ihr Neuroplasma mit dessen Lemmoplasma verschmilzt. Die Neurofibrillen des Plexus sollen durch die Aufsplitterung von postganglionären Nervenfasern, also aus Ganglienzellausläufern entstehen. Die Schemata von *Tusques* (1949) scheinen eine ähnliche Anordnung zu zeigen und auch *Feyrter* (1950, 1951) nimmt an, daß die Neurofibrillen seines Endnetzes sich in Nervenfasern fortsetzen, die er „gewöhnliche" nennt. Das Schema B der Abb. 1 seiner Arbeit von 1950 legt sehr deutlich diese These dar. In der Abb. 12 der gleichen Arbeit zeigt *Feyrter* die theoretischen Beziehungen des „Terminalreticulums" zu den efferenten und afferenten Fasern.

Es gibt im Verdauungstrakte bekanntlich zwei Arten von intramuralen Ganglienzellen. Daher ist es nötig, mit größerer Genauigkeit als die genannten Autoren anzugeben, welche Ganglienzellen zu dem distalen nervösen Synzytium in so enge Beziehung treten.

Es ist gut bekannt, daß nur die Ganglienzellen vom Typus I nach *Dogiel* Neurite, also Nervenfasern besitzen, die als postganglionär betrachtet werden können. Einige Autoren *(Dogiel, Hill)* beschrieben Neurite auch an Ganglienzellen vom Typus II, doch konnte dies nicht bestätigt werden. Auch nach unserer Erfahrung genügt der Besitz eines Axones, um eine Ganglienzelle dem Typus I zuzurechnen.

Dürfen wir annehmen, daß die Neurite der Ganglienzellen vom Typus I durch Aufsplitterung ihrer Neurofibrillen, die später wieder miteinander anastomosieren, das neurofibrilläre Gerüst des sympathischen Grundplexus nach *Boeke* bilden? Es gibt verschiedene Argumente für und wider diese Vermutung. Vor allem müssen wir darauf hinweisen, daß es bis jetzt noch nicht gelungen ist, die Verschmelzung eines solchen Neurites mit dem distalen nervösen Synzytium zu beobachten. Derart sind die Schemata, welche die Vereinigung oder Einverleibung der

Axone darstellen, nur Phantasieprodukte der Autoren. Wir haben immer wieder versucht, diese Schemata nachzuweisen, konnten aber nur zu dem schon von *Hill* (1927) formulierten Schluß kommen: Die Neurite der Ganglienzellen vom Typus I nach *Dogiel* finden sich nie in unmittelbarer Nähe der innervierten Elemente, sie verlassen niemals die intramuralen Ganglien und die Nervenstämme, welche diese miteinander verbinden.

Wir wollen darauf hinweisen, daß *Bullon* (1945, 1947) behauptet, er habe an den Neuriten von intramuralen Ganglienzellen in einiger Entfernung von ihrem Ursprung das Auftreten einer Myelinscheide beobachtet. Der Autor ist ein Vertreter der Neuronenlehre, nach welcher die Axone der Ganglienzellen vom Typus I und II unmittelbar die Wandzellen des Verdauungstraktes innervieren. Er unterstützt seine Beschreibungen nicht mit beweiskräftigen Abbildungen. *Jabonero* (1951 bis 1952) und *Jabonero* und *Bordallo* (1948) konnten keine Markscheiden beobachten.

Dagegen haben *Leeuwe* (1937), *Li-Pei-Lin* (1940) und *Jabonero* (1946 bis 1952) gezeigt, daß die Ausläufer der Ganglienzellen vom Typus II nach *Dogiel* mit den Strängen des distalen nervösen Synzytiums verschmelzen. Die Präparate der genannten Autoren zeigen deutlich dieses Verhalten (Abb. 15).

Da grundsätzliche Unterschiede zwischen den beiden Arten von Ganglienzellen bestehen, müssen wir betonen, daß nur die Zellen vom Typus II sich mit dem nervösen Synzytium vereinigen. In diesem Sinne ist die von *Boeke* vertretene Meinung gerechtfertigt. Wir müssen aber die besonderen Eigentümlichkeiten dieser Vereinigung bedenken. Kann man, wie *Boeke* es will, von einer Anastomose zwischen zwei Elementen verschiedener Natur sprechen? Die Schlußfolgerungen, zu denen *Leeuwe* (1937) gekommen ist, stimmen trotz der verschiedenen Darstellungsmethode genau mit dem überein, was wir an unseren Präparaten beobachtet haben. Man kann nicht von einer plasmatischen Vereinigung zweier verschiedener Elemente, Ganglienzellen und Lemmoblasten, sprechen; denn die Protoplasmaeigenschaften erlauben nicht, der Ansicht *Lawrentjews* zuzustimmen, das Protoplasma des nervösen Synzytiums habe Lemmoblastennatur. Es handelt sich vielmehr um ein weitläufiges nervöses Synzytium, in welchem gewisse Stellen die allgemeine Form von Ganglienzellen des Typus II nach *Dogiel* annehmen (Abb. 15). Der Rest bildet den sogenannten sympathischen Grundplexus.

Dies zeigt, daß die Theorie von *Lawrentjew* (1926) endgültig aufgegeben werden muß. Die Beziehungen der Ganglienzellen vom Typus II nach *Dogiel* zum nervösen Synzytium legen nämlich nahe, daß die Protoplasmen dieser beiden Elemente im wesentlichen gleich sind. In den Mikrophotographien der Abb. 15 sieht man deutlich, wie das dichtere Protoplasma, das den „Körpern" der Ganglienzellen vom Typus *Dogiel* II entspricht, mit dem transparenteren Plasma des sympathischen Grundplexus oder Systems der interstitiellen Zellen zusammenhängt. Ebenso ist die Kontinuität der Neurofibrillen ersichtlich; besonders deutlich auch in den von *Jabonero* 1951 und 1952 veröffentlichten Zeichnungen.

Unsere Kenntnisse über die Ganglienzellen vom Typus II nach *Dogiel* sind leider noch sehr unvollständig. Diese Zellen stellen eine der Hauptunbekannten der efferenten vegetativen Bahnen dar.

Die Ganglienzellen mit langen Ausläufern (Typus II nach *Dogiel*) wurden von *Cajal* mit der Methylenblaumethode entdeckt. Sie sind folgendermaßen gekennzeichnet: alle ihre Ausläufer sind lang, varikös *(Cajal)*, wenig oder nicht verzweigt. Sie verlassen mit den verbindenden Nervensträngen das Ganglion, ohne daß man feststellen könnte, wo und wie sie enden. *Cajal* denkt, daß sie sich im Auerbachschen Plexus verlieren. Trotzdem es ihm nicht gelang, an diesen Zellen Neurite festzustellen, nahm *Cajal* doch ihr Bestehen an. Man dürfte sie vielleicht nur von den übrigen Ausläufern morphologisch nicht unterscheiden können. *Dogiel* (1899) beschrieb einen Neurit, der zu den motorischen Zellen (Typus I) in Beziehung treten soll; die übrigen Ausläufer (Dendriten) sollen sich gegen die Mucosa erstrecken. Die späteren Beschreibungen fügen der Darstellung *Cajals* nichts Neues zu.

Die Natur und Bedeutung der Ganglienzellen vom Typus II ist eines der am meisten diskutierten und eines der dunkelsten Probleme des peripheren vegetativen Nervensystems. Für *Dogiel* scheinen sie sensible Zellen zu sein, die zusammen mit motorischen Neuronen kurze, intramurale Reflexbogen bilden sollen. Dieser Ansicht wurde später von *Kuntz* und von *Weddell* zugestimmt. *Cajal* und *Kölliker* lehnten diese Vorstellung aber ab; wenn sie auch offenkundig einfach sei und gewisse Erscheinungen erklären könne, habe sie doch keine anatomische Grundlage. Ebenso haben *Kolossow* und *Sabussow* (1932) den Neurit dieser Zelle beschrieben, den sie als intramurales Assoziationselement betrachteten.

E. Müller (1921) hielt die in Frage stehenden Ganglienzellen für sympathische Elemente; *Lawrentjew* (1929) und seine Schule studierten ihre Verteilung in der Wand des ganzen Verdauungstraktes und schlugen ein sehr einfaches Schema vor, das von anderen Autoren angenommen wurde (*Sokolowa*, 1930; *Kolossow* und *Sabussow*, 1932; *Kolossow*, *Sabussow* und *Iwanow*, 1932; *Lawrentjew* und *Naiditsch*, 1933; *Murat*, 1933 usw.). Diese Zellen sollen im Ösophagus, im Rectum (was neulich *Jabonero*, 1952, abgelehnt hat) und im größten Teil des Magens fehlen. Sie sollen erst in der pylorischen Region zu erscheinen beginnen und dann im Dünndarm das Bild beherrschen. Dagegen hat *Kuntz* (1922) festgestellt, daß es auch in den Magenganglien Zellen vom II. Typus gibt, was *Stöhr* (1932) und *Jabonero* (1951) bestätigten.

Die meisten Autoren beobachten eine gewisse Zurückhaltung, wenn sie die Bedeutung dieser Ganglienzellen besprechen. Außer *Müller,* der sie als sympathische Zellen betrachtete, die entlang den Nervenfasern des sympathischen Systems auswandern, müssen wir noch *Hill* (1927) erwähnen, für welche sie das letzte Glied der efferenten vegetativen Neuronenketten darstellen. *Iwanow* und *Radostina* (1933) zweifeln an der Stichhaltigkeit dieser Theorie und halten die erwähnten Ganglienzellen für intramurale Assoziationselemente. *Sabussow* und *Ssuslikow* (1937) beobachteten die Zellen vom II. Typus in den Ganglien der menschlichen Gallenblase und beschrieben sie auch in den Nervenstämmen, die die Ganglien verbinden. Ihre Dendriten anastomosieren mit denen anderer gleichartiger Zellen und enden in der glatten Muskulatur.

Im Gegensatz zu den großen intramuralen Ganglien im Verdauungstrakt sind die Ganglien der Gallenblase klein und ihre Zellen liegen dicht aneinander gedrängt. Das führt bei Betrachtung der Abbildungen *Dogiels* zum Gedanken, daß man die dendritische Aufzweigung, welche der Autor zeichnet, notwendigerweise außerhalb der kleinen Ganglien antreffen muß. Übrigens ersieht man aus diesen Abbildungen (*Dogiel*, 1899) vorzüglich die Anastomosen der Ausläufer und oft auch kleine Verdickungen, in denen man deutlich die Silhouette ovaler Kerne wahrnimmt. Nach

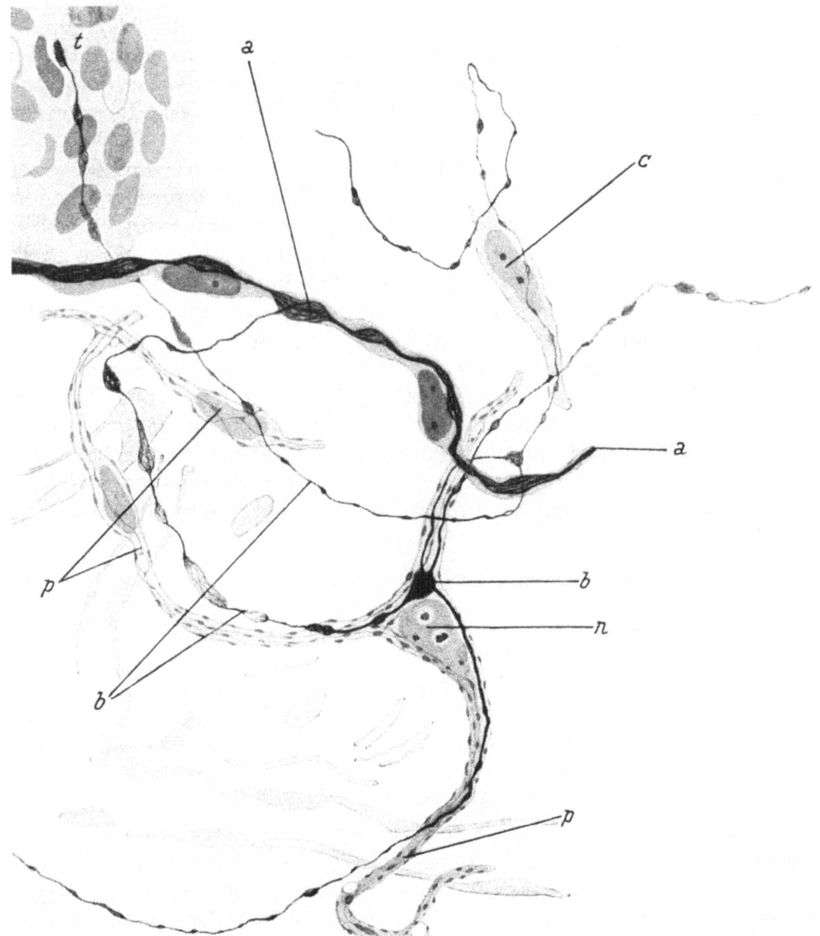

Abb. 14. Zufällige Überlagerung einer marklosen, sensiblen Nervenfaser (*b*), welche aus einer anderen markhaltigen Faser (*a*) entspringt, auf das Protoplasma des nervösen Synzytiums (*p*). *n* Kern des Synzytiums in einem Knotenpunkt. *t* Endigung der sensiblen Faser. *c* Bindegewebszelle. Kehlkopf. Mensch. Bielschowsky-Silbercarbonatmethode.

Ansicht *Jaboneros* (1951) ist dieses Bild dem von ihm beobachteten sehr ähnlich. Es zeigt keine getrennten Ganglienzellen vom Typus II, sondern das distale nervöse Synzytium in seinem Verband. Dieses wird von den sogenannten Zellen des Typus II und vom System der interstitiellen Zellen oder sympathischen Grundplexus gebildet. Man kann diese Ansicht leicht überprüfen, wenn man die Abb. 171 aus der klassischen Monographie von *Stöhr* (1928) betrachtet, in der er eine von *Dogiels* Abbildungen reproduziert. Die gleiche Abbildung hat auch *Levi* in seinem Lehrbuch wieder veröffentlicht.

Die Anastomosen der Ausläufer von Ganglienzellen des Typus II nach *Dogiel* mit dem distalen nervösen Synzytium hat *Leeuwe* (1937) im Magen und *Jabonero* im Wurmfortsatz (1946, 1948), im Magen (1951), in der Gallenblase (1951) und im Ösophagus (1952) beschrieben. Die Mikrophotographie *B* der Abb. 15 zeigt die gleichen Verhältnisse im menschlichen Kehlkopf.

Angesichts dieser engen Beziehungen zwischen den Ganglienzellen vom Typus II und dem sympathischen Grundplexus oder dem System der interstitiellen Zellen scheint es nicht länger gerechtfertigt, von zwei verschiedenen Elementen zu sprechen. Es handelt sich um ein einheitliches nervöses Synzytium, in dem neben Abschnitten, welche sternförmigen oder dreieckigen interstitiellen Zellen ähnlich sind, auch andere erscheinen, die Ganglienzellen vom Typus II gleichsehen. Wir könnten annehmen, daß das gesamte nervöse Synzytium durch die vielfältige Anastomosierung von Ausläufern der Ganglienzellen des Typus *Dogiel* II entsteht und könnten so alle anderen Ansichten, die wir in den vorhergehenden Abschnitten besprochen haben, ausschließen. Doch scheint uns diese Lösung aus Gründen, die wir weiter unten noch genauer ausführen müssen, nicht sehr geschickt; wenn sie vielleicht auch die einfachste sein dürfte, um die Meinungen zu klären.

In den von uns angedeuteten Vorstellungen dürfte der Name „protoplasmatische Nervenfasern", den *Jabonero* verwendet, vielleicht gerechtfertigt sein; denn die Stränge des nervösen Synzytiums würden als Ausläufer von Ganglienzellen den Wert echter Nervenfasern gewinnen.

Auf jeden Fall ergibt sich, daß die Bezeichnungen „interstitielle Zellen" und „Ganglienzellen vom Typus II" nur Teilen des distalen nervösen Netzwerkes entsprechen; sie sind also im wesentlichen identisch. Dies stimmt mit folgender Aussage von *Stöhr* (1944) überein: „Es ist nicht immer leicht, eine interstitielle Zelle von einer kleinen Ganglienzelle zu unterscheiden" (S. 3). Wir sind mit *Stöhr* einer Meinung, wenn er schreibt: „Die Ähnlichkeit zwischen einer interstitiellen Zelle und einer Ganglienzelle hinsichtlich ihrer Eingliederung in das nervöse Maschenwerk der Terminalgeflechte erhöht sich indessen bedeutsam, wenn wir eine der kleinen Ganglienzellen aus dem Plexus muscularis profundus des Colons zum Vergleich auswählen. Die fraglichen Nervenzellen liegen, gerade so wie die interstitiellen Elemente, gewöhnlich an den Knotenpunkten des genannten, zarten Nervengeflechtes" (1944, S. 4). Diese hervorragende Beschreibung entspricht sehr genau unseren eigenen Beobachtungen.

Im distalen nervösen Synzytium trifft man hier und da auch einen rundlichen Kern an, der sich von den in dieser nervösen Formation vorherrschenden ovalen Kernen unterscheidet. Diese rundlicheren Kerne sind in ihrer Form und Struktur Ganglienzellkernen ähnlich. Gelegent-

lich erscheinen sie einfach als eine besondere Kernform in einem
nervösen synzytialen Protoplasma, das sich von seinen Nachbar-

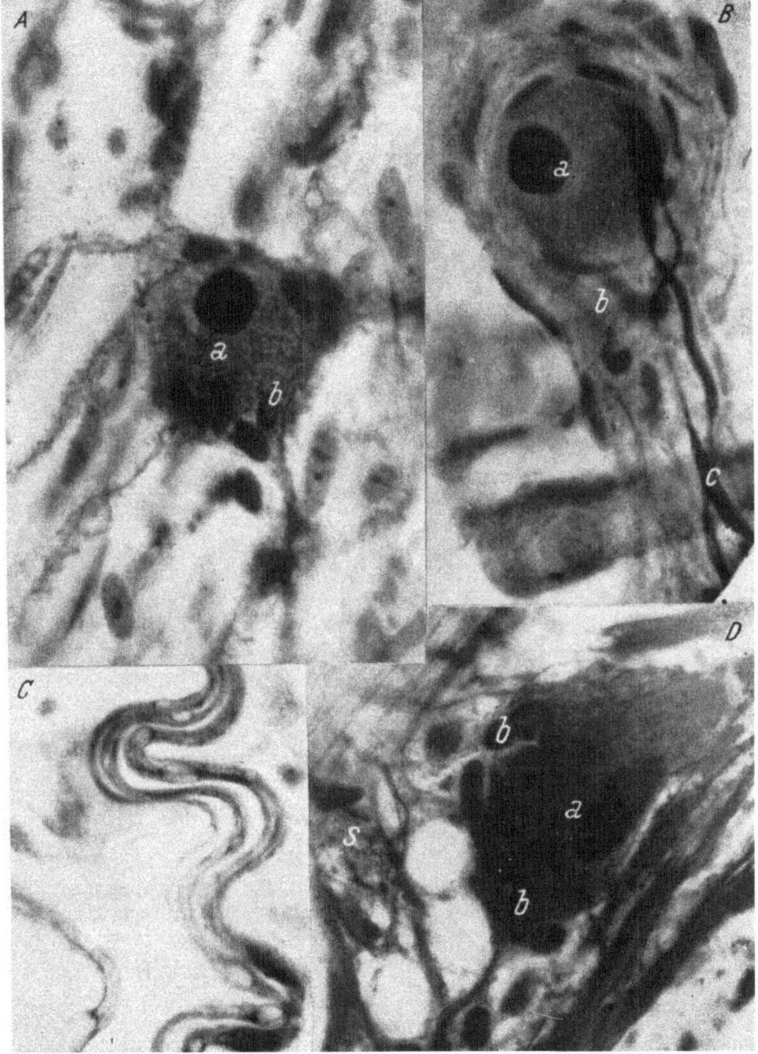

Abb. 15. Beziehungen der Ganglienzellen vom Typus II nach *Dogiel* zum distalen nervösen Synzytium. Appendix (*A* und *D*). Larynx (*B*). *C* Stränge des nervösen Synzytiums (Uterus). *a* Ganglienzellen, *b* Verschmelzungspunkte der Körper der Ganglienzellen mit dem nervösen Synzytium, *c* präganglionäre Nervenfaser, *s* nervöses Synzytium. Mensch. Bielschowsky-Silbercarbonatmethode.

abschnitten nicht unterscheidet. Doch beobachtet man gelegentlich, daß dieses Protoplasma um die rundlichen Kerne dichter ist
und ein Gebiet bildet, welches anders als das umgebende nervöse

Synzytium aussieht. Das dichtere Protoplasma um die rundlichen Kerne geht ohne scharfe Grenze in das blassere des nervösen Synzytiums über. Diese Bilder sind in der Wand des Verdauungstraktes nicht allzu selten anzutreffen. Man wird sie im Sinne einer Entwicklung mancher Gebiete des Synzytiums in Richtung auf Ganglienzellen des Typus II nach *Dogiel* deuten müssen. Diese fortschreitende Differenzierung wird unserer Meinung nach durch eine Aufgliederung der Funktionen innerhalb des Synzytiums hervorgerufen. Die Ganglienzellen vom Typus II sind in ihm nur Stellen, denen die Aufnahme von Impulsen obliegt, die von den postganglionären Nervenfasern kommen. Die „Körper" der Ganglienzellen vom Typus II nach *Dogiel* entstehen also auf Grund der Differenzierung von Synapsen.

Die von *Jabonero* (1946 bis 1952) in verschiedenen Arbeiten gezeigten Beispiele und die Mikrophotographien der Abb. 15 scheinen noch weitere Erklärungen zu fordern. Es könnte nämlich aus ihnen hervorgehen, daß wir mit „Ganglienzellen vom Typus II nach Dogiel" nicht das gleiche bezeichnen, was allgemein unter diesem Namen beschrieben wird.

In unseren Präparaten treten die Ganglienzellen vom Typus II manchmal auch in der durch klassische und moderne Beschreibungen gut bekannten Form und Verteilung auf. In solchen Fällen pflegt aber das nervöse Synzytium nicht gefärbt zu sein; so denken wir dabei an eine unzulängliche Imprägnation. Untersuchen wir vorzüglich gefärbte Präparate, dann ist das „typische" Aussehen der Ganglienzellen des Typus II nur sehr selten oder überhaupt nicht zu finden. Dann sehen wir Bilder, wie wir sie in den Mikrophotographien der Abb. 15 zeigen. Anderseits konnten wir uns davon überzeugen, daß die beiden Arten von Ganglienzellen nur an Hand vorzüglicher Färbungen richtig voneinander unterschieden werden können. Denn manchmal ist es der Fall, daß Zellen, die ihrem allgemeinen Aussehen nach als ausgeprägte Ganglienzellen vom Typus II erscheinen, in Wirklichkeit Elemente des Typus I sind, da sie am Ende ihrer langen Dendriten laminäre Verbreiterungen tragen.

Dessenungeachtet glauben wir, daß das Problem der Ganglienzellen vom Typus II noch immer zahlreiche Untersuchungen verlangt, da die vollständige Färbung dieser Zellen, mit welcher Darstellungsmethode auch immer, nur selten und gelegentlich gelingt. Zugunsten unserer Ansicht sprechen die Beschreibungen und Abbildungen von *Dogiel* (Gallenblase) und die von *Stöhr* (1944) gezeigten Bilder. Wir glauben also, daß diese „Elemente" nur morphologische und funktionelle Differenzierungen gewisser Gebiete im nervösen Synzytium sind und daß der Begriff „Ganglienzellen vom Typus II" aufgegeben werden müßte; denn es handelt sich nicht um Zellen, sondern um Abschnitte oder Gebiete des distalen nervösen Synzytiums, die mit dem übrigen Netzwerk plasmatisch verbunden sind.

Aus all dem geht hervor, daß das distale Synzytium ein morphologisch komplexes Gebilde ist. Es umfaßt eine gewisse Anzahl Strukturen und Elemente, die für verschieden gehalten worden sind: sympathischer Grundplexus oder Terminalreticulum, interstitielle Zellen, Ganglienzellen vom Typus II usw. Alle diese Elemente sind aber nur Teile eines einheitlichen nervösen Synzytiums. Wenn sie als unterschiedliche Elemente auftreten können, so geschieht dies nur infolge unvollständiger Färbungen.

5. Die topographische Verteilung des nervösen Synzytiums.

Das nervöse Synzytium ist nicht gleichmäßig über den ganzen Organismus und auch nicht regelmäßig über alle Gebiete eines bestimmten Organes verteilt. Unsere Präparate vom Verdauungstrakt, Respirationsapparat, von Haut, Uterus, Mamma usw. zeigen deutlich, daß große Anteile des nervösen Synzytiums besonders um Blutgefäße gruppiert sind und auch in glatten Muskelmassen liegen. Wir können topographisch

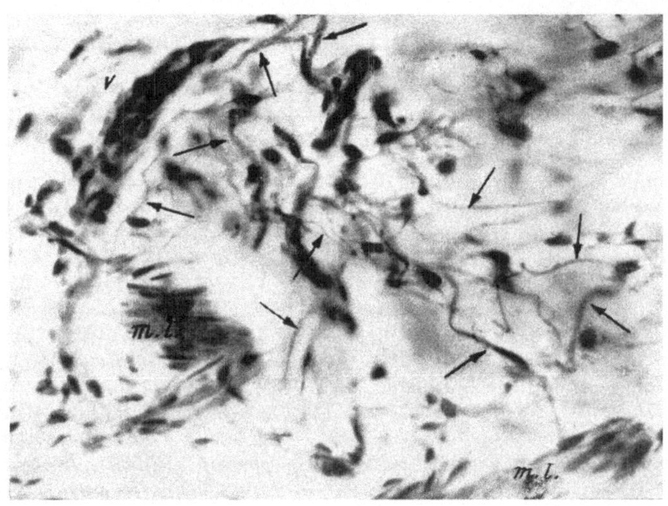

Abb. 16. Allgemeine Verteilung des nervösen Synzytiums in der Areola mammae. Die Pfeile weisen auf einige Stränge des Synzytiums. *v* Blutgefäß. *m. l.* glatte Muskulatur. Mensch. Bielschowsky-Silbercarbonatmethode.

von einer selektiven Verteilung des nervösen Synzytiums sprechen, ohne daß dies, wie wir später noch sehen werden, einen entscheidenden Einfluß auf seine Funktion ausübt. Wir können nicht annehmen, daß das nervöse Synzytium ausschließlich nur auf solche Gebiete einwirkt, in denen es gehäuft vorkommt.

Die Reichhaltigkeit nervöser Elemente um Drüsen, Fettläppchen usw. ergibt sich unmittelbar aus der ausgesprochenen Neigung der Stränge des nervösen Synzytiums, sich mit Blutgefäßen zu vergesellschaften; in diesen Regionen ist das Kapillarnetz außerordentlich reich entfaltet. Abgesehen davon haben wir auch einige Ausnahmen beobachtet; es muß zum Beispiel (im Gegensatz zu den Verhältnissen in Schweißdrüsen usw.) auf die Armut an nervösen Elementen in den Milchdrüsen-Acini und auch auf das Fehlen nervöser Stränge in den Gebieten der Gebärmutterschleimhaut hingewiesen werden, die von der menstruellen Zerstörung betroffen sind.

Anderseits ist das nervöse Synzytium in glatten Muskelmassen besonders reich entwickelt. Dies hat manche Autoren veranlaßt, der These von *Masson* (1924) über den „neuromuskulären Komplex" zuzustimmen.

Man kann im allgemeinen sagen: alle Stränge des nervösen Synzytiums, die in den Schnitten vereinzelt erscheinen, das heißt ohne daß man in ihrer unmittelbaren Umgebung ein Blutgefäß erkennt, begleiten entweder Blutkapillaren, die wegen der Mikrotomschnittführung außerhalb des Präparates geblieben sind, oder sie verbinden, indem sie länger oder kürzer durch Bindegewebe ziehen, zwei perivaskuläre Plexus miteinander oder einen perivaskulären Plexus mit einem anderen, der in einer glatten Muskelmasse liegt.

6. Die Beziehungen zwischen nervösem Synzytium und nicht nervösen Zellen.

In der Literatur finden sich alle theoretischen Möglichkeiten für Beziehungen von nervösen Elementen zu nicht nervösen Zellen beschrieben.

Die individuelle Innervation der glatten Muskelfasern, Drüsenzellen usw. durch unabhängige Nervenfasern (Neuronentheorie) wurde von folgenden Autoren beschrieben: *Arimoto* und *Migayawa* (1930), *Baud, Baumann* und *Weber* (1951), *Bullon* (1945 bis 1949), *Carrato* (1947), *De Castro* (1930), *Clark* (1933), *Cowdry* (1944), *Denber* (1944), *Drager* (1947), *Evans* (1947), *Gray* (1947), *Green* (1951), *Grigorjewa* (1932), *Harman* und *Davies* (1948), *Hashimoto* (1933), *Hassin* (1929), *Hollinshead* (1936, 1940), *Iljina* und *Lawrentjew* (1932), *Iwanow* und *Radostina* (1932), *Kasahara* (1928), *Kauffmann* und *Gottlieb* (1931), *Kolmer* (1928), *Kolossow* und *Polikarpowa* (1935, 1937), *Kolossow* und *Sabussow* (1928), *Kostowiecky* (1935), *Kuntz* und *Morris* (1946), *Kuntz* und *Richins* (1946), *Langworthy* und *Murphy* (1939), *Lawrentjew* (1929, 1930), *Lawrentjew* und *Borowskaja (1936), Lawrenjtew* und *Gurwitsch-Lassowskaja* (1930), *Lawrentjew* und *Naiditsch* (1929), *Mitchell* (1950, 1951), *Naosada* (1928), *Nomura* (1930), *Nonidez* (1930 bis 1944), *Okamura* (1929, 1934), *Okkels* und *Sand* (1939, 1940), *Oshima* (1929), *Pines* und *Maimann* (1932), *Pines* und *Narowtschatowa* (1930), *Pines* und *Pinsky* (1932), *Pines* und *Shapiro* (1930), *Pines* und *Toropowa* (1930), *Polikarpowa* (1935), *Rosenstein* (1935), *Rossi* und *Lanti* (1935), *Sabussow* und *Ssuslikow* (1937), *Sato* (1931), *Schimert* (1938), *Shapiro (1933), Takino* (1929), *Takeyama* (1936), *Terni* (1929), *Tcheng* (1949), *Vinós* (1940), *Weber* (1946), *Yamashita* (1939) usw.

Die jüngsten Untersuchungen von *Weber* und seiner Schule müssen besonders erwähnt werden. „Dans les synapses périphériques appartenant aux systèmes de la voie végétative ou celle de relation, on ne rencontre que des terminaisons isolées, indépendantes les unes des autres, et jamais de réseaux syncytiaux, où se fusionneraient les prolongements des divers neurones. La seule différence entre les axons des deux systèmes est la tendance que montrent ceux de la voie autonome à se dissocier fréquemment en fines fibrilles et à donner naissance sur leur trajet, ou bien à leur extrémité, à des formations réticulaires, bien délimitées" (*Baud, Baumann* und *Weber,* 1951, S. 64 bis 65).

Bakay (1938), *Boeke* (1933 bis 1949), *Champy, Coujard* und *Coujard-Champy* (1946), *Harting* (1931 bis 1939), *Landau* (1948), *Stöhr* (1928 bis 1930), *Wein* (1939) usw. beschrieben die individuelle Innervation durch Nervenfäserchen, die einem fibrillären nervösen Netzwerk entstammen. *Feyrter* (1950) meint: „es empfiehlt sich vielleicht zunächst, zwischen einer seitlichen (lateralen) und einer in der Achse gelegenen (axialen) freien Nervenendigung zu unterscheiden. Eine lateral abgehende, ob kurze oder lange, freie Endigung bereitet der These vom Strombogen im vegetativen nervösen Endnetz keine grundsätzlichen Schwierigkeiten, mag die Erregung den Knopf und die Öse als offene Schlinge und dabei abgeändert durchströmen oder aus dem Stiftchen bedingt ins Gewebe verströmen" (l. c., S. 14).

Boeke (1933 bis 1949), *Dijkstra* (1939), *Hagen* (1950), *John* (1940 bis 1942), *Knoche* (1950, 1951), *Koppen* (1950, 1951), *Landau* (1944 bis 1949), *Leeuwe* (1937), *Magnenat* (1949, 1951), *Masaya* (1933), *Meyling* (1936, 1938), *Ottaviani* (1940, 1941), *Ottaviani* und *Bonivento* (1936, 1938), *Ottaviani* und *Cavazzana* (1940), *Pansini* (1950), *Pasqualino* (1947), *Pensa* (1937), *Racine* (1942 bis 1945), *Reiser* (1932 bis 1943), *Riegele* (1932 bis 1939), *Ritter* (1946), *Rossi* (1947), *Rossi* und *Mochi* (1935), *Seto* (1940), *Stöhr* (1932 bis 1951) usw. betrachteten den peripheren Innervationsapparat als ein geschlossenes nervöses Netzwerk.

Schimert (1938) hat die Innervation der Erfolgszellen durch unabhängige Nervenfasern beschrieben, die einem intraprotoplasmatischen, von Axonen gebildeten Plexus entstammen. Eine gewisse Anzahl dieser Neurite endigt aber innerhalb des Leitplasmodiums und *Schimert* denkt, daß „die intraprotoplasmatischen Endgeflechte auch selbst als Reizübertragungsapparat funktionieren können" (1938, S. 110).

Hillarp (1946, 1949) gelang es weder freie Endigungen noch direkte Beziehungen zwischen „Neuriten", welche den Grundplexus bilden, und Erfolgszellen zu beobachten. Er schließt daraus: „All the effector cells are probably in direct contact with this ground plexus" (S. 101). „Within the plexus every axon has a certain extension and innervates in its course a certain number of cells, which react as a functional unit, the neuro-effector unit" (1946, S. 130).

Tusques (1949) weist auf folgendes hin: „Le réseau est fermé et ne forme pas de synapse par des extrémités libres avec les cellules innervées. Si l'on veut parler de synapse, les synapses seraient ici constituées par les espaces interstitiels, entre les énergides du réseau et les cellules effectrices" (S. 38).

Die These *Feyrters* (1951) steht anscheinend den Anschauungen von *Boeke* und von *Dijkstra* sehr nahe, denn er schreibt: „es gibt jedoch im Bereich der vegetativen nervösen Peripherie wirklich und meist sogar reich verästelte kernhaltige Elemente von offenbar besonderer Bedeutung. Sie bilden nicht eigentliche Anteile der Maschen des Endnetzes, sondern liegen zwischen dem Endnetz und den Erfolgszellen: den glatten Muskelfasern" (S. 22). „Der Sinn dieser Einrichtung darf meines Erachtens unmittelbar aus einem Befund abgelesen werden, dem man nicht selten begegnet. Fadenförmige Elemente des Endnetzes in der muscularis propria entsenden nämlich seitlich plasmatische strichförmige Fortsätze zu den Erfolgszellen, also zu den glatten Muskelfasern, und greifen förmlich nach ihnen, um füßchenförmig (auch schlingenförmig und spiralig) an ihrer Oberfläche zu enden. Als eine Art von Verstärkung dieser Einrichtung, freilich von besonderer Bedeutung, ist wohl die Erscheinung zu werten, daß sich das Endnetz zu diesem Zweck nicht bloß plasmatischer Fortsätze, sondern eigener kernhaltiger Elemente bedient, die aus dem Endnetz wie vorgeschoben erscheinen" (S. 23 bis 24).

Stern (1951) veröffentlichte einige sehr schöne Mikrophotographien von „interkalären" Zellen nach *Feyrter*. Diese Abbildungen sind unbedingt demonstrativ und überzeugen davon, daß die interkalären Zellen Bindegewebszellen sind.

Wir haben niemals unabhängige Nervenfasern an oder in glatten Muskelzellen, Drüsen-, Fett- oder Gefäßendothelzellen enden gesehen. Die einzigen derartigen Nervenfasern, die in unseren Präparaten aufscheinen, sind direkte motorische Fasern. Sie bilden die motorischen

Endplatten in der quergestreiften Muskulatur des Ösophagus usw. Die Neurofibrillen des nervösen Synzytiums liegen immer im Neuroplasma, welches seine Stränge bildet. Sie verlassen es niemals, um gegen nicht nervöse Elemente zu ziehen. Das distale nervöse Synzytium kommt in unseren Präparaten als einzige efferente nervöse Formation zur Beobachtung. Seine morphologischen und strukturellen Eigentümlichkeiten wurden in den vorstehenden Abschnitten beschrieben. Es ist nun von Wichtigkeit, die Art der Beziehungen zu bestimmen, die zwischen den Strängen des nervösen Synzytiums und den Gewebselementen bestehen können.

Diese Verhältnisse sind von verschiedenen Autoren auf mannigfache Art dargestellt worden.

Boeke (1934) beschrieb ein sehr zartes periterminales Netzwerk, welches die Fortsetzung der Neurofibrillen des sympathischen Grundplexus sein soll. Dieses Netzwerk liegt entlang den Strängen des Plexus (plexiforme Innervation), am Ende der vom sympathischen Grundplexus abgehenden Nervenfäserchen, die in das Protoplasma der glatten Muskelzellen eindringen (individuelle Innervation), und an der Peripherie der laminären Verbreiterungen von interstitiellen Zellen (1943). Letzteres bildet einen mittleren Innervationstypus zwischen plexiformer und individueller Innervierung. Das periterminale Netzwerk soll das morphologische Substrat der synaptischen Verbindung in der peripheren und in den interneuronalen Synapsen sein.

Wir wollen die Unterschiede der drei von *Boeke* angeführten Innervationsarten beiseite lassen und unsere Aufmerksamkeit zunächst dem periterminalen Netzwerk zuwenden. Nach *Boeke* stellt diese Struktur das Grund- und Zwischenelement aller Synapsen dar. Wir glauben einen geringen, aber auffälligen Unterschied in den Funktionen zu finden, die *Boeke* dem periterminalen Netzwerk in den interneuronalen Synapsen (1942, 1949) und in der peripheren Synapse zuschreibt. Bei ersteren stellt nämlich das periterminale Netzwerk das Substrat für die humorale Übertragung des Nervenimpulses dar; in der peripheren Synapse soll dagegen diese Aufgabe den interstitiellen Zellen zufallen: „The interstitial cells themselves show a marked alveolar structure of their protoplasma and they may therefore be regarded as the elements where the humoral energy is produced, what I called the neurohumoral region of the end-formation" (1949, S. 41).

Wir stimmen mit *Boeke* vollkommen überein, wenn er den interstiellen Zellen diese Aufgabe zuspricht (s. S. 33). Wir konnten zeigen, daß zwischen den interstitiellen Zellen, dem sympathischen Grundplexus oder dem Synzytium aus protoplasmatischen Nervenfasern keinerlei Unterschied besteht. Wir glauben infolgedessen, daß die humorale Übertragung allen Strängen des nervösen Synzytiums obliegt. Anderseits besitzen aber die interstitiellen Zellen, trotz der Ansichten einiger Autoren, keine laminären Verbreiterungen oder Endigungen irgendwelcher Art. Sie können deswegen nicht an den Erfolgszellen enden.

Wir stimmen auch *Champy* und *Coujard* (1945/46) vollständig zu, wenn sie sagen, daß die Anastomosen eines neurofibrillären Netzes mit dem Protoplasma der innervierten Zellen für die Diffusion des chemischen Übertragungsstoffes vom nervösen Element zum innervierten Protoplasma untauglich zu sein scheinen. Ähnliches hat *Tusques* (1949) behauptet und ist auch von *Jabonero* (1946—1952) verfochten worden.

Das distale nervöse Synzytium bildet ein geschlossenes Netz. Es besitzt auch dort keine freien Endigungen, wo es die Form „interstitieller Zellen" annimmt. Das periterminale Netzwerk tritt in unseren Präparaten niemals auf. Die Stränge des nervösen Synzytiums sind immer genau begrenzt. Man kann also nicht an eine Verbindung irgendwelcher Art mit umgebenden nicht nervösen Elementen denken. In gut gefärbten Präparaten finden sich keine Bilder, die in dieser Hinsicht einen Zweifel offen lassen. Selbst in *Boekes* eigenen Abbildungen tritt das periterminale Netzwerk nur an unvollkommen gefärbten Stellen auf (s. die Abb. 3, 5 und 6 seiner Arbeit von 1949). Aus diesem Grund können diese Abbildungen nicht als unbedingt beweiskräftig angesehen werden.

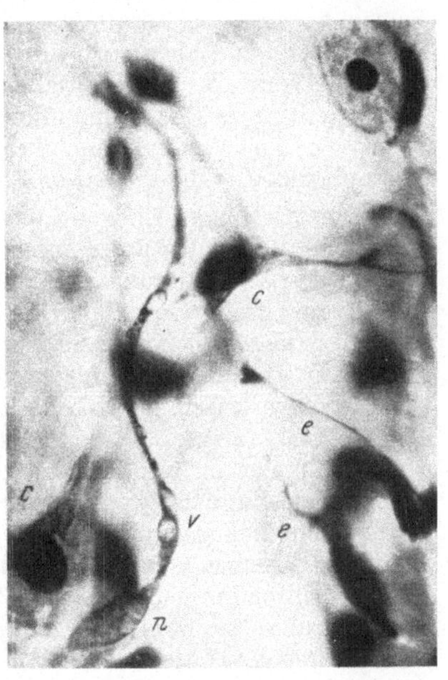

Abb. 17. Struktur eines Stranges des nervösen Synzytiums aus der Milchdrüse und seine Beziehungen zu Bindegewebszellen. *n* Kern, *v* Vakuole, *c* Bindegewebszellen, *e* fadenförmige Ausläufer der Bindegewebszellen. Mensch. Bielschowsky-Silbercarbonatmethode.

Die hervorragenden Bilder von *Stern* (1951) verdienen aufmerksame Prüfung. Auf den ersten Blick scheinen diese Abbildungen für die vom Autor vertretene Meinung vollkommen beweisend zu sein. Doch muß man leider einiges gegen sie einwenden. Das Protoplasma des nervösen Endnetzes ist nicht gut gefärbt. Deswegen kann die Interpretation besonders der interkalären Zellen bestritten werden. Der in Abb. 3 mit „*b*" bezeichnete Kern scheint ein Kern des nervösen Synzytiums (Schwannscher Kern in der Terminologie *Feyrters*) zu sein. Er ist in das neurofibrilläre Netzwerk eingebettet. In der Mikrophotographie 4 *a* sieht der mit „mk" bezeichnete Kern vollständig anders aus als die in der Mikrophotographie gut erkennbaren Kerne von glatten Muskelfasern. Nach unserer Meinung handelt es sich um einen Kern des nervösen Synzytiums; deswegen ist das periterminale Netzwerk, auf welches *Stern* hinweist, nur das Neurofibrillennetz eines Synzytiumstranges, zu dem dieser Kern gehört. Die Abb. 4 *b* zeigt das mit noch größerer Klarheit. Anderseits muß man beachten, daß sich die Myofibrillen der glatten Muskelfasern manchmal sehr gut färben (Abb. 8 *E*) und in unvollständig gefärbten Präparaten irrtümlich gedeutet werden können. Dies ist nach unserer Meinung in der Mikrophotographie 5 *b* von *Stern* geschehen. Die mit „*n*" bezeichnete Formation dürfte also der Protoplasmastreifung glatter Muskelfasern entsprechen. In der Mikrophotographie 6 *b* ähnelt der Kern „*c*" sehr dem von uns oft photographierten Kerntypus des sympathischen Grundplexus oder des distalen nervösen Synzytiums. Diese Mikrophotographie ist vollkommen typisch.

Champy, Coujard und *Coujard-Champy* (1945/46), *Denber* (1944), *Weber* (1946), *Tusques* (1949), *Jabonero* (1946 bis 1952) usw. ist es niemals gelungen ein periterminales Netzwerk zu beobachten.

Das Vorkommen eines periterminalen Netzwerkes ist also vom morphologischen und strukturellen Standpunkt bestreitbar. Die von *Boeke* bis jetzt gezeigten Beispiele können als Gebiete ausgelegt werden, in denen der sympathische Grundplexus unvollständig gefärbt ist. Das Konzept eines periterminalen Netzes (oder eines feinsten Terminalreticulums) kann aber auch vom theoretischen Standpunkt aus bestritten werden. Wenn die „interstitiellen Zellen" den chemischen Übertragungsstoff produzieren, ist es nämlich nicht gut zu verstehen, wie ein feines Netzwerk das Vehikel zum Transport des Übertragungsstoffes in das Protoplasma der innervierten Elemente sein soll.

Der gewichtigste Einwand gegen die Vorstellung eines periterminalen Netzwerkes beruht jedoch auf ganz anderen Überlegungen. Dieses Netz ist eine zarteste Bildung von äußerster Feinheit. Es scheint mit Form- und Lageveränderungen der Elemente, mit deren Protoplasma es sich vereinigt, nicht vereinbar zu sein. So müßte zum Beispiel die Kontraktion einer glatten Muskelfaser jedesmal die zartesten Verbindungen mit dem periterminalen Netzwerke zerstören. Anderseits ist, wie *Jabonero* (1948—1952) zeigte, zu beachten, daß die Stränge des nervösen Synzytiums immer mehr oder weniger wellig verlaufen, um sich den möglichen Form- und Größenveränderungen des Organes oder des Gebietes, in dem sie liegen, anzupassen. Dieser wellige Verlauf erreicht seinen stärksten Ausdruck in den „Schlingentheorien" von *Stöhr*. Die Abb. 20 zeigt „Schlingentheorien" aus der Gebärmutter, die für ihre glatte Muskulatur so typisch sind (*Koppen*, 1949; *Jabonero*, 1952). Bei Volumsvermehrung des Uterus oder bei Wanddehnung von Speiseröhre, Magen usw. strecken sich die Wellen und Schlingen der Synzytiumstränge. Auf diese Weise paßt sich das nervöse Element ohne Schädigung der neuen Situation an. Jede intime Verbindung zwischen den Schlingen des Synzytiums und dem Protoplasma von glatten Muskelfasern würde, wenn sie widerstandsfähig ist, diese Anpassung verhindern; wenn sie so zart wie das periterminale Netzwerk ist, würde sie zerreißen. Das gleiche dürfte auch für die in der Adventitia von Blutgefäßen gelegenen Plexus gelten. Die Idee eines periterminalen Netzwerkes oder eines feinsten Terminalreticulums ist daher mit diesen Beweglichkeitsverhältnissen oder mit dem Form- und Volumswechsel der Organe nicht zu vereinbaren.

Gibt es irgendeine andere morphologische Beziehung zwischen den Strängen des nervösen Synzytiums und den innervierten Zellen? Einige Autoren *(Lawrentjew, Hill, Boeke, Weber)* haben Nervenfäserchen erwähnt, die in das Protoplasma von glatten Muskelfasern, Drüsenzellen usw. eindringen. Diese Beschreibungen sind nur selten zu finden. Selbst wenn sie den Tatsachen wirklich entsprechen, das heißt, wenn es sich nicht um unvollständige Färbungen oder irrtümliche Auslegungen handelt, kann man nicht annehmen, daß in dieser Form die wirksame Verbindung zwischen nervösem Netz und innervierten Elementen erfolgt. *Boeke* selbst gibt drei Innervationsarten (individuelle, plexiforme und Zwischentypus) an, von denen der plexiforme Typus der wichtigste ist.

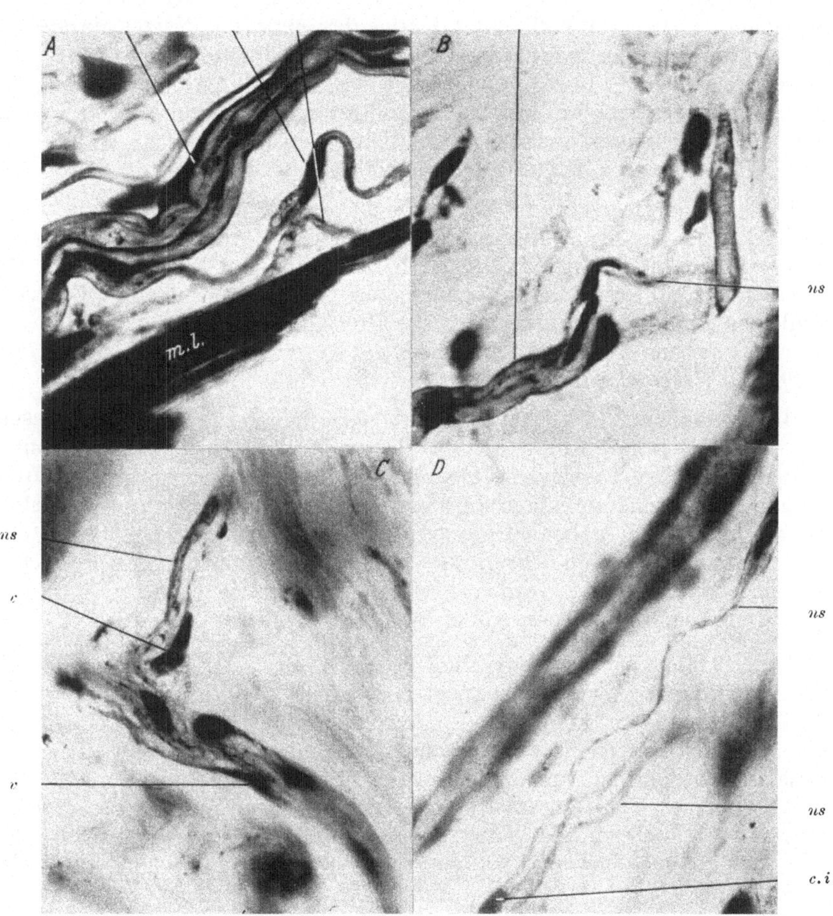

Abb. 18. Die Scheiden um einige Stränge des nervösen Synzytiums. *A*, *B*, *C* Haut der Areola mammae. *D* Larynx. *v* Scheiden. *ns* nervöses Synzytium, *c. i* Bild einer interstitiellen Zelle. *m. l.* glatte Muskulatur. (Erklärung im Text.) Mensch. Bielschowsky-Silbercarbonatmethode.

Die wenigen Fibrillen, die man an oder in innervierten Zellen endigen gesehen hat, können nicht dazu dienen, die von *Stöhr* und von *Boeke* aufgezeigte Ubiquität der vegetativen Wirkungen zu verstehen. Sie könnten aber jedenfalls als Grundlage für die physiologische Theorie der „key cells" von *Cannon* und *Rosenblueth* dienen.

Für einige dieser Beschreibungen zeigte *Jabonero* (1951), daß es sich augenscheinlich um ungenügende Färbungen handelt, die außerdem noch irrtümlich ausgelegt wurden. Das trifft auf die Abbildungen von *Hill* (1927) zu. Man sieht in ihnen eine unvollständige Darstellung des nervösen Netzes. Die Bilder sind überdies falsch gedeutet, da die Kerne der „glatten Muskelfasern", in deren Umgebung die Nervenendigungen gezeichnet sind, in Wirklichkeit Kerne des nervösen Netzes darstellen, dessen Protoplasma ungefärbt geblieben ist. Jedes Präparat, in dem dieses Plasma nicht beobachtet werden kann, sollte zurückgewiesen oder wenigstens mit größter Sorgfalt ausgelegt werden; denn es ist unmöglich, die Beziehungen zwischen zwei Elementen festzustellen, wenn eines von beiden nur unvollständig dargestellt ist.

Die genaue Betrachtung der Abb. 25 von *Stöhr* (1948) zeigt, wenn auch das Protoplasma des nervösen Netzes (Terminalreticulum nach *Stöhr*) nicht gefärbt ist, daß seine Neurofibrillen in keine direkten Beziehungen zum Protoplasma von glatten Muskelfasern treten. Ein sehr ähnliches Bild, in dem man aber das Protoplasma sehr gut erkennt, ist neulich von uns veröffentlicht worden (*Jabonero, Gomez Bosque, Bordallo* und *Perez Casas*, 1951).

Jedenfalls hat *Stöhr* bei vielen Gelegenheiten darauf hingewiesen, daß nur eine sehr geringe Anzahl glatter Muskelfasern — kaum einige wenige auf jedes Tausend — ein eigenes Nervenfäserchen erhält. Offenkundig genügt das nicht, um die nervöse Beeinflussung zu gewährleisten. *Boeke* und *Stöhr* geben deswegen an, daß die wirkungsvollere und wichtigere Innervation durch die plexiforme Synapse oder die „ausgedehnte Synapse" des sympathischen Grundplexus oder des Terminalreticulums dargestellt wird.

Das distale nervöse Synzytium erscheint in unseren Präparaten als ein geschlossenes nervöses Netzwerk ohne freie Endigungen, ohne Neurofibrillen, die zu den innervierten Elementen ziehen, und ohne Anzeichen einer morphologischen Verbindung der Neurofibrillen oder des synzytialen Protoplasmas mit dem Plasma nicht nervöser Elemente. Das alles will besagen, daß in Übereinstimmung mit den Beschreibungen *Jaboneros* (1946—1952) und mit der von *Tusques* (1949) vertretenen Ansicht sich die Stränge des nervösen Synzytiums wohl in der Nachbarschaft der innervierten Gewebe befinden, aber keine anatomische Verbindung mit ihnen haben. Die Übertragung des Nervenimpulses muß im Rahmen dieser Beziehungen verstanden werden; deswegen spricht *Jabonero* (1948—1952) von einer „plexiformen Innervation auf Distanz" (inervación plexiforme a distancia). Wir kommen auf diese Weise zu der Vorstellung, daß von der Gesamtheit der Stränge des nervösen Synzytiums ein Einfluß auf die Gesamtheit aller Gewebselemente ausgeübt wird, zu der Idee einer „ausgedehnten Synapse" im Sinne *Stöhrs*. Eine Synapse ist danach nicht unbedingt eine Verbindung zweier Elemente. Es ist nötig, auch diese Möglichkeit, also die Übertragung ohne morphologisches Substrat, in Betracht zu ziehen.

Wir geben nun einige Beispiele für die Beziehungen der Elemente des nervösen Synzytiums zu innervierten Geweben.

7. Die Innervation der Blutgefäße.

Die efferente Innervation der Blutgefäße ist die Hauptaufgabe des peripheren neurovegetativen Systems, denn die Tätigkeit der Gewebe kann nicht nur unmittelbar, sondern auch (und vielleicht grundsätzlich) durch die Regulierung der Blutzirkulation gesteuert werden.

Die Ergebnisse der Arbeiten von *Woollard* (1926), *Glasser* (1926, 1927, 1928), *Naosada* (1928), *Okamura* (1929), *Plenk* (1930), *Mitsui* (1929), *Leontowitsch* (1930), *Gerneck* (1930), *Pines* und *Shapiro* (1930), *Pines* und *Toropowa* (1930), *Pines* und *Narowtschatowa* (1931), *Dowgallo* (1932), *Reiser* (1933), *Dolgo-Sabouroff* (1936), *Takeyama* (1936), *Pensa* (1937), *Dijkstra* (1939), *John* (1940), *Landau* (1942 bis 1948), *Champy, Coujard* und *Coujard-Champy* (1945/46), *Tsuker* (1947), *Sebruins* (1947), *Millen* (1948), *Nelemans* (1948), *Tusques* (1949), *Magnenat* (1949 bis 1951), *Llombart* und *Fornes* (1949), *Isidor* (1950), *Hagen* (1950), *Knoche* (1950, 1951), *Koppen* (1950, 1951), *Jabonero* (1948 bis 1952) usw. zeigen, daß die Autoren diese wichtigen Probleme leider nicht übereinstimmend lösen konnten.

Die Schilderung von *Boeke* und von *Stöhr* besitzen größte Bedeutung. *Boeke* (1933) beschrieb die Innervation der Blutgefäße durch den sympathischen Grundplexus. „Die langen, schmalen Schwannschen Kerne des Plasmodiums schmiegen sich meistens den Endothelzellen der Kapillarwand so dicht an, daß kaum eine Grenze dazwischen sichtbar bleibt" (S. 293). In Arterien treten die nervösen Züge ebenfalls enge an die Gefäßwände heran. Sie stehen mit den glatten Muskelzellen in so engem Kontakt, daß die Grenze zwischen den nervösen Formationen und den glatten Muskelzellen in vielen Fällen undeutlich wird. Vom sympathischen Grundplexus zweigen Nervenfäserchen ab und verlieren sich im Inneren der glatten Muskelfasern. Das periterminale Netzwerk verbindet enge die Neurofibrillen des sympathischen Grundplexus mit dem Protoplasma der glatten Muskelzellen.

Stöhr (1926 bis 1944) hat die Innervation der Blutgefäße in vielen Arbeiten studiert. „Es ist, wie ich glaube, bis jetzt noch niemand gelungen, die wirkliche Endausbreitung der nervösen Substanz in der Media oder gar in der Intima der Arterien klarzulegen" (1932, S. 143). „Il n'est possible de différencier avec précision les nerfs vasculaires des *nervi proprii* de l'organe innervé par eux. Certains nerfs ne se servent, sans aucun doute, de l'adventice périphérique des vaisseaux que comme d'une voie" (1935, S. 1167). „D'après nos conceptions anatomiques les plus récentes, il est infiniment probable que chaque cellule de toutes les artères de notre corps est réliée au système nerveux" (l. c. S. 1169). „Nach meinen früheren Beobachtungen gibt es im morphologischen Bild keine eigene Nervenfäserchen; vielmehr zeigen sich die auf der Kapillarwand verlaulaufenden Nervenfäserchen stets in engster Verbindung mit dem die Zellen des jeweiligen Erfolgsorganes versorgenden, nervösen Endnetzes" (1944, S. 24).

Die Abb. 2, 6 und 13 zeigen als Beispiele einige Stränge des nervösen Synzytiums, welche Blutkapillaren innervieren. Vergleicht man diese Abbildungen mit den Beschreibungen und Zeichnungen einiger Autoren, könnte man sich natürlich fragen, ob die Stränge des nervösen Synzytiums, die sich in unseren Präparaten finden, genau mit den von *Boeke, Stöhr* usw. beschriebenen nervösen Vorrichtungen übereinstimmen; denn diese Autoren und besonders auch *Boeke* haben bei verschiedenen Gelegenheiten betont, daß die Nervenfasern, welche Arteriolen, präkapillare Gefäße und Blutkapillaren begleiten, in Wirklichkeit nicht Nervenelemente zur Innervation der Gefäßwände sind. Zur Beantwortung dieser Frage genügt es aber, die Abbildungen in den Arbeiten der genannten Autoren (und auch die von *Jabonero* in verschiedenen Arbeiten 1946—1952 veröffentlichten Bilder) genau zu betrachten. Man sieht in ihnen, daß, abgesehen vom Protoplasma der Stränge, der typische Anblick des sympathischen Grundplexus zu erkennen ist. Übrigens erscheinen in Präparaten der Haut, des Kehlkopfes, der Zunge usw. außer den Strängen des nervösen Synzytiums, welche die Blutgefäße begleiten, auch motorische Nervenfasern, cerebrospinale oder vegetative sensible Fasern, Endkörperchen, motorische Endplatten usw. vorzüglich gefärbt. In den beiden zuletzt genannten Elementen sieht man häufig auch ein echtes, dem von *Boeke* beschriebenen ähnliches periterminales Netzwerk. Es liegt im Protoplasma der Nebenelemente oder im granulierten Protoplasma der motorischen Endplatte. Die Darstellung eines solchen periterminalen Netzwerkes beweist genügend die Güte der angewendeten Technik. Es dürfte deswegen nicht eingewendet werden können, daß vielleicht für die Innervation der Blutgefäße wichtige Elemente ungefärbt geblieben seien.

Die von uns schon weiter oben erwähnten Versuchsergebnisse von *Nelemans* (1948) deuten darauf hin, daß man unmöglich eine sensible Funktion der Stränge des nervösen Synzytiums annehmen kann, welche die Blutgefäße begleiten. Das soll nicht sagen, daß nicht auch sensible oder motorische Nervenfasern auf dem Wege zu ihrem Verteilungsgebiet Blutgefäße begleiten können. Diese Nervenfasern sind aber unabhängige Neurite und sind von den Strängen des nervösen Synzytiums morphologisch gut unterscheidbar. Übrigens beobachtet man nur sehr selten einzelne Fasern, da in Begleitung der Blutgefäße meist Nervenstämmchen von einiger Dicke ihr Verteilungsgebiet erreichen. Die motorischen und auch die sensiblen Fasern pflegen in ihren präterminalen Abschnitten von den Gefäßen unabhängig zu werden.

Nur die in den genannten Abbildungen photographierten Stränge des nervösen Synzytiums treten zu den präkapillaren und kapillaren Blutgefäßen in eine wenn auch nur nachbarschaftliche Beziehung. Die Stränge ziehen im allgemeinen mit zahlreichen Windungen parallel zur Richtung des Gefäßes. Manchmal kreuzen sie es und setzen ihren Weg auf dessen anderer Seite fort. Schließlich kann man auch nicht selten sehen, wie die Stränge auf langen Strecken eine Spirale um ein Blutgefäß beschreiben.

Die allgemeinen Beziehungen zwischen nervösem Synzytium und Blutkapillaren müssen von zwei verschiedenen Standpunkten betrachtet werden: es ist zunächst nötig, die „individuellen“ Beziehungen zu erwägen, in die jede Blutkapillare zu dem sie begleitenden Strang des nervösen Synzytiums eintritt. Es handelt sich nur um eine mehr oder weniger unmittelbare Nachbarschaftsbeziehung ohne morphologisch darstellbare Verbindung. Weiters müssen wir die allgemeinen Verhältnisse erwägen, die zwischen der Gesamtheit des nervösen Netzwerkes in einem bestimmten Gebiete des Organismus und dem Blutkapillarnetz des gleichen Gebietes bestehen. Die Abb. 19 *A* zeigt die Reichhaltigkeit des nervösen Synzytiums in der Mucosa des menschlichen Wurmfortsatzes. Es handelt sich um die Überlagerung zweier Netzwerke — eines nervösen und eines Gefäßnetzes. Statt von einer Einzelinnervation jeder Blutkapillare kann man deswegen eher von einer Gesamtbeziehung der

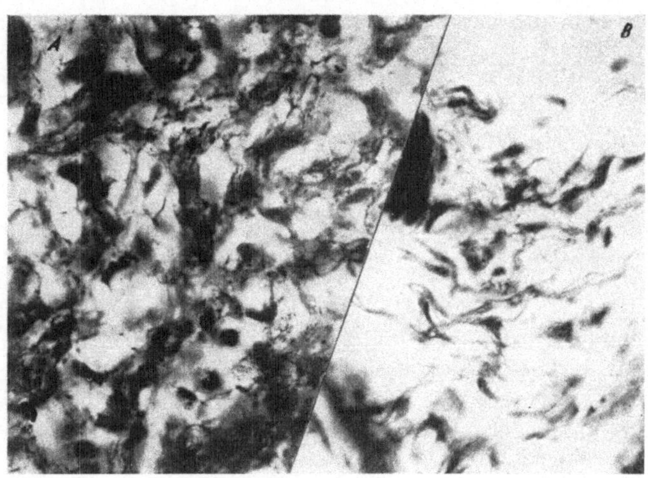

Abb. 19. Allgemeine Verteilung des nervösen Synzytiums in Gebieten mit sehr vielen Blutkapillaren (*A* Mucosa des Wurmfortsatzes) und *B* in der Adventitia einer Kehlkopfarterie. Mensch. Bielschowsky-Silbercarbonatmethode.

Systeme sprechen. Es gibt viele Kapillaren oder Kapillarabschnitte ohne nervöse Begleitung. Manchmal verdichten sich Kapillarnetz und nervöses Synzytium in umschriebenen Gebieten, wie zum Beispiel in der Mucosa des Magens und des Darmes (Abb. 19 *A*). Dadurch entsteht eine auffällige morphologische Verwirrung, ein unregelmäßiges Überkreuzen von Strängen des nervösen Netzwerkes mit den Blutkapillaren. Nur in sehr dünnen Schnitten kann man in solchen Fällen die Beziehungen zwischen den beiden verschiedenen Elementen beobachten.

Die Frage der tatsächlichen Innervation der Blutkapillaren und das Problem des Mechanismus der Erregungsüberleitung wird im entsprechenden Kapitel über die Histophysiologie der plexiformen Synapse auf Distanz behandelt werden.

Die Beziehungen des nervösen Synzytiums zu Kapillaren, Arteriolen und Venolen sind grundsätzlich gleichartig (siehe die Abbildungen der Arbeit *Jaboneros*, 1951). Alle diese Gefäße werden von nervösen Strängen begleitet (bei Arteriolen pflegen es mehrere zu sein), welche dem Gefäß, wie oben gesagt, mehr oder weniger genau folgen. Die Abb. 18 *D* erläutert genügend diese Beziehung. Das nervöse Synzytium überlagert die Arteriolen wie auch die Blutkapillaren nicht genau; doch ist die Überlagerung der Arteriolen gleichmäßiger als die der Kapillaren.

Arterien und Venen zeichnen sich durch eine besonders reichhaltige nervöse Eskorte aus. In der Tunica adventitia dieser Gefäße findet man Stränge des nervösen Synzytiums in großer Zahl. Sie anostomosieren mehr oder weniger stark miteinander und bilden ein Netzwerk mit je nach den Gegebenheiten longitudinalen oder transversalen Maschen. Die Abb. 12 *B, C* zeigt zwei Beispiele für Netze mit, entsprechend dem Gefäßverlauf, vornehmlich longitudinaler Richtung. In der Abb. 10 *B* beschreiben die Stränge des nervösen Synzytiums dagegen eine Spirale um das Gefäß; in Abb. 10 *A* ist die Richtung transversal. Die Bedeutung dieser Maschen oder Spiralen ist recht deutlich und wurde schon weiter oben untersucht: es handelt sich um eine Anordnung, die räumliche Veränderungen des Netzes zulassen soll. Dieses kann sich derart ohne Schädigung der so zarten nervösen Elemente den Durchmesserschwankungen des Gefäßes anpassen.

In Querschnitten (Abb. 12 *D*) ist die Anordnung der vaskulären Nervenplexus sehr deutlich zu sehen. Die nervösen Stränge bilden einen in der Adventitia des Gefäßes liegenden Plexus. Auch in Tangential- und Schrägschnitten (Abb. 12 *C*, 19 *B*) ist diese Anordnung sehr schön zu beobachten. Mit dem Zunehmen des Gefäßdurchmessers wird der nervöse Plexus vielfältiger (Abb. 10 *A*).

Die Plexus innerhalb der Adventitia von Arterien sind verwickelter und reichhaltiger gebaut als bei Venen; bei diesen sind sie lockerer angeordnet. Man kann daher in ihnen leichter typische Bilder von interstitiellen Zellen beobachten (Abb. 8 *A*: Vene des menschlichen Hodens).

In günstigen Schnitten kann man zeigen, daß die Stränge des nervösen Netzwerkes die Grenze zwischen Tunica adventitia und Tunica media oder muscularis nicht überschreiten. Man beobachtet niemals einen nervösen Plexus innerhalb der Gefäßmuskulatur, noch weniger Plexus, welche die Gefäßintima erreichen.

Streng morphologisch und in Übereinstimmung mit den klassischen Ansichten über die „Innervation" könnte man bestätigen, daß die Tunica media oder muscularis der Gefäße nicht innerviert wird. Das will besagen, daß wir keine nervösen Fasern oder Fibrillen gefunden haben, die zu den glatten Muskelfasern der Gefäße auch nur andeutungsweise in Beziehung treten. Ebenso konnten wir keine morphologische Verbindung zwischen nervösen und muskulären Elementen nach Art eines periterminalen Netzwerkes oder eines Terminalreticulums feststellen. Wenn man dem Wort „Innervation" die Bedeutung beimißt, die vom Großteil der Autoren angenommen wird, dann sind die Gefäßwände nicht innerviert, trotzdem sie von zahlreichen nervösen Elementen begleitet werden. Man muß den Einfluß, den diese Elemente auf die Zellen der Gefäßwand ausüben, im Lichte der letzten Angaben über die plexiforme Synapse auf Distanz *(Jabonero)* und über die chemische Übertragung des nervösen Reizes betrachten (s. S. 61 ff.).

8. Die Innervation der glatten Muskulatur.

Das Literaturstudium über dieses Thema kann nur sehr wenig dazu verhelfen, die Beziehungen zwischen nervösen Elementen und glatter Muskulatur zu verstehen; denn es sind wie bei den Blutgefäßen auch hier zahlreiche und sehr verschiedene Ansichten entwickelt worden. Die Arbeiten von *Lawrentjew* (1926), *van Esveld* (1928), *Kolmer* (1928),

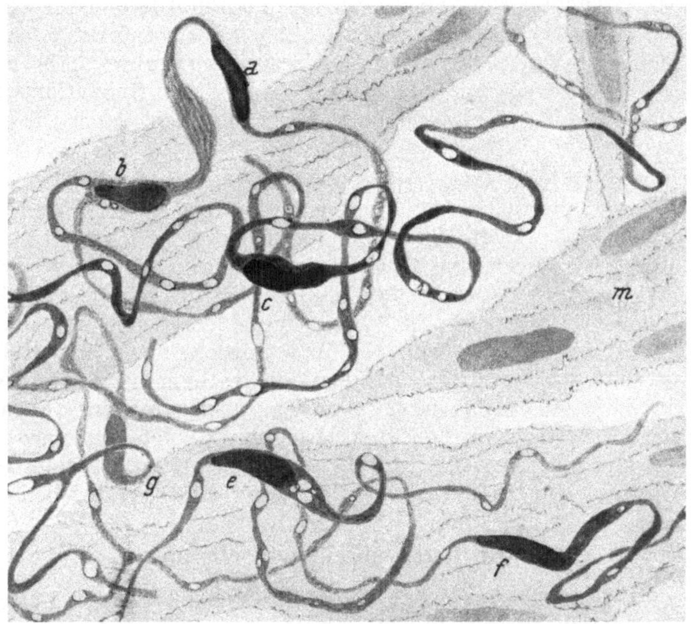

Abb. 20. Schlingenterritorien im Myometrium. *a, b, c, e, f, g* Bilder von fusiformen „interstitiellen Zellen". *m* glatte Muskulatur. Mensch. Bielschowsky-Silbercarbonatmethode.

Harting (1929), *Riegele* (1929), *Oshima* (1929), *Harting* (1932), *Stöhr* (1932), *Reiser* (1932), *Boeke* (1933), *Reiser* (1933), *Okamura* (1934), *Bakay* (1938), *Harting* (1939), *Koppen* (1949, 1950, 1951), *Feyrter* (1950, 1951), *Stern* (1951) usw. zeigen eine Reihe sehr verschiedener, wenn nicht widersprechender Angaben. Auch *Jabonero* hat sich bei verschiedenen Gelegenheiten (1947, 1948, 1949, 1950, 1951, 1952) mit dem Problem der Innervierung glatter Muskelfasern befaßt.

Das Netzwerk, welches die glatten Muskelfaserbündelchen in der Wand des Verdauungstraktes, der Gallenblase, Gebärmutter, des Kehlkopfes und der Luftröhre, aber auch die Bündel von glatten Muskelfasern in der Adventitia der größten elastischen Gefäße (Aorta, Carotissinus) bilden, erscheint immer von einem anderen Netz aus Strängen des nervösen Synzytiums durchflochten. Die nervösen Stränge nehmen je nach der Stelle verschiedene Form und Verteilung an. Das allgemeine

Aussehen dieser Verhältnisse ist gut von *Stöhr* (1948, Abb. 25) und auch von *Jabonero* (1951) gezeigt worden.

Trotz sorgfältigen Suchens konnten wir niemals ein Nervenfäserchen finden, das sich vom nervösen Synzytium trennt, auf die glatten Muskelfasern zuläuft und an oder in ihnen endigt. Die Abb. 1 *C*, 5 *2*, 5 *3*, 8 *B*, 8 *E*, 7 *A*, 7 *B*, 18 *A*, 20 usw. zeigen das typische Aussehen von Strängen des nervösen Synzytiums, die zu den glatten Muskelfasern in Beziehung treten. Man beachte, wie verschieden die neurofibrilläre Differenzierung von Strängen im Myometrium (Abb. 5 *3*, 20), im Wurmfortsatz (Abb. 7 *A*, 8 *B*) oder in anderen Abschnitten des Verdauungstraktes (Abb. 1 *C*, 5 *2*) ist. Die Abb. 7 *B* zeigt das allgemeine Aussehen von Synzytiumsträngen, welche die Bündel der glatten Muskulatur umgeben. Auch die Abb. 20 ist demonstrativ.

In einigen Fällen (Wurmfortsatz) überkreuzt das nervöse Netzwerk mehr oder weniger regelmäßig das Synzytium aus glatten Muskelfasern (Abb. 25 von *Stöhr*, 1948). In der menschlichen Gebärmutter ist dagegen jedes glatte Muskelfaserbündel von einer Reihe von nervösen Synzytiumsträngen umgeben. In diesem Fall häufen sich die nervösen Stränge in den Bindegewebsinterstitien. Die Unterschiede lassen sich leicht erklären, wenn man sich an die vorstehenden Abschnitte erinnert, in welchen wir über Vorrichtungen gesprochen haben, die es dem nervösen Netzwerk gestatten, sich an mehr oder weniger ausgesprochene Form- und Volumensänderungen der von ihm besetzten Gebiete anzupassen. Das häufige Vorkommen von „Schlingenterritorien" im Myometrium ist neulich von *Koppen* (1950) und von *Jabonero* (1952) beschrieben worden.

9. Die Innervation von Fettzellen.

Boeke (1934, 1949) beschrieb einen Plexus im lobulären Fettgewebe, der die Fettzellen umgibt. Von diesem sondern sich feine Neurofibrillen ab und enden schließlich in der Umgebung der Fettzellenkerne. In der Abb. 5 seiner Arbeit von 1949 scheinen die Beziehungen der Neurofibrillenstränge des sympathischen Grundplexus zum Protoplasma der Fettzellen auf. *Magioni* (1942) weist darauf hin, daß marklose Nervenfasern die Fettzellen umgeben und an ihrer Peripherie enden.

Die Abb. 13 *C* ist ein besonders deutliches Beispiel für die Beziehungen zwischen Fettzellen und den Strängen des nervösen Synzytiums, wie sie in allen unseren Präparaten auftreten. Ähnliche andere Abbildungen hat *Jabonero* (1951) in seinen Studien über die Innervation des Magens und der Gallenblase veröffentlicht. Wir konnten in keinem Fall eine anatomische Verbindung zwischen beiden Elementen (Fettzelle, nervöses Synzytium) oder ein periterminales Netzwerk im Sinne *Boekes* feststellen. Es verläßt keine Neurofibrille das Neuroplasmasynzytium, um etwa zum Protoplasma oder Zellkern einer Fettzelle zu ziehen. Es ist auch keine Struktur nach Art eines periterminalen Netzwerkes vorhanden, die Fettzellen und Neuroplasmasynzytium miteinander verbinden könnte.

10. Die Drüseninnervation.

Abb. 7 (*C:* Schweißdrüse) und 13 (*B:* Drüse des menschlichen Kehlkopfes) zeigen die allgemeinen Beziehungen von Strängen des nervösen Synzytiums zu Drüsenelementen. Diese Bilder stimmen im allgemeinen Aussehen mit der Abb. 6 von *Boeke* (1949) überein. Sie machen deutlich, daß auch im Falle der Drüseninnervation die in den vorstehenden Abschnitten beschriebenen Beziehungen aufrecht erhalten werden. Es gelingt niemals eine individuelle Verbindung von Protoplasma oder Neurofibrillen des nervösen Netzes zum Protoplasma der Drüsenzellen aufzufinden.

11. Die Histophysiologie der plexiformen Synapse auf Distanz.

Das distale nervöse Netzwerk (sympathischer Grundplexus, System der interstitiellen Zellen, Synzytium aus protoplasmatischen Fasern usw.) bildet den nervösen Pol einer Synapse, deren zweiter Pol von der Gesamtheit der Gewebselemente dargestellt wird.

Im neuronal gebauten Territorium des peripheren neurovegetativen Systems ist in allen Synapsen (interneuronale Synapsen, motorische Endplatte, sensible Endkörperchen) immer ein zelliges Element (gliöses Synzytium) vorhanden, das ihr Grundelement darstellt und sich morphologisch zwischen die beiden Synapsenpole einschiebt (s. S. 81). In der Synapse, die das nervöse Synzytium mit den Geweben bildet, fehlt dagegen, wie wir oben zeigten, jedes zellige oder retikuläre Element. Es handelt sich überdies um eine plexiforme Synapse, da es im nervösen Synzytium keine freien Endigungen und auch keine Beziehungen individueller Art zu nicht nervösen Elementen gibt. *Jabonero* (1948) schlug deswegen die Bezeichnung „plexiforme Synapse auf Distanz" (sinapsis plexiforme a distancia) vor.

Es läßt sich, abgesehen von den Ansichten ihrer Verfechter, doch auch ein Einfluß der Neuronenlehre und ihrer Folgerung, der Lehre von den synaptischen Kontakten, auf die Kontinuitätstheorien beobachten; denn bei fast allen von ihnen hält man es für nötig, eine morphologisch darstellbare Verbindung aus Fäserchen oder kleinen Netzen anzunehmen, welche die Neurofibrillen des nervösen Elementes mit dem Protoplasma der innervierten Gewebsbestandteile verbindet. Das beruht im allgemeinen darauf, daß die Autoren bis jetzt sich nicht vom Ballast der Neuronentheorie zu befreien vermochten. Alle Arten von Kontinuitätslehren bekehren sich so, wenn es sich um den Fragenkreis der Synapsen handelt, zu einer Abänderung neuronaler Vorstellungen, die dann auf ein nervöses Reticulum angewendet werden. Ein nervöses Synzytium ist aber etwas ganz Anderes als ein unabhängiges Neuron. Vorstellungen, die für das Eine Gültigkeit haben, können nicht ohne weiteres auch auf das Andere übertragen werden. *Tusques* (1949) hat recht, wenn er sagt, daß man, wenn hier von Synapse gesprochen werden soll, darunter die Bindegewebsräume verstehen müsse.

Man muß Verschiedenes beachten, um den Mechanismus der plexiformen Synapse auf Distanz verstehen zu können; an erster Stelle die

Eigentümlichkeiten des nervösen Synzytiums. *Boeke* (1933—1949) gibt an, daß der sympathische Grundplexus (unser nervöses Synzytium) keine morphologischen und funktionellen Differenzierungen in leitende Gebiete und in wirksame, den Nervenimpuls in Freiheit setzende Abschnitte zeigt. Diese Meinung erscheint uns vollkommen richtig. Wir glauben nicht, daß die Neurofibrillen das Leitelement für die nervösen Reize darstellt, um so weniger, als sie in den rein protoplasmatischen Gebieten des nervösen Synzytiums fehlen. Im allgemeinen geben die Autoren zu, daß die Neurofibrillen nicht „ausschließlich" das Leitelement sind. Doch wird gemeinhin weder etwas Anderes erwähnt, noch etwas Anderes als Neurofibrillen gezeigt, wenn von nervösen Elementen gesprochen wird. Besonders die Verfechter eines „neurofibrillären vegetativen Systems" scheinen den Neurofibrillen eine außergewöhnliche Bedeutung zuzugestehen. *Boeke* selbst (1935) schreibt die Leitfähigkeit der Hülle aus nervösem, argyrophilem Protoplasma zu, welche die Neurofibrillen umgibt.

Wir glauben, daß die Neurofibrillen eine einfache Neuroplasmadifferenzierung ähnlich den Fasern sind, die man in Epithel-, Bindegewebs-, Neurogliaelementen usw. findet. Sie sind offenbar eine spezifische Differenzierung. Vor allem sind sie aber ein Strukturmerkmal, das im allgemeinen nervöse Elemente, besonders bei Darstellungsmethoden, die das Neuroplasma nicht mitfärben, von den übrigen zu unterscheiden gestattet. Als spezifische Protoplasmadifferenzierung können die Neurofibrillen durch ihre Unterschiede in Morphologie und Verteilung funktionelle Momente des Protoplasmas sichtbar machen, in dem sie liegen. Man gewinnt auf diese Weise den Eindruck, daß die Neurofibrillen ein Exponent der polaren Differenzierung des nervösen Protoplasmas sind, und daß in den Abschnitten des nervösen Synzytiums, in welchen die Fibrillen mit nur wenigen Anastomosen untereinander hauptsächlich parallel verlaufen, die Weiterleitung des nervösen Impulses seine Freisetzung überwiegen wird. Dagegen werden die Gebiete, in denen sie retikulär angeordnet sind, in der Hauptsache den nervösen Impuls freisetzen. Um deutlich zu sein: diese Eigenschaften sind in jedem Abschnitt vorwiegend und nicht ausschließlich, denn wie wir schon erwähnten, stimmen wir vollkommen mit *Boeke* überein, wenn er feststellt, daß das nervöse Synzytium zu gleicher Zeit Nervenfaser (Leitelement) und Nervenendigung (wirksamer Abschnitt) ist. Dieser grundsätzliche Unterschied in den funktionellen Eigenarten zwischen nervösem Synzytium und den unabhängigen Nervenfasern (s. Abschn. B) zeigt deutlich den fundamentalen Gegensatz auf, welcher im Bereich der efferenten vegetativen Bahnen zwischen dem Territorium mit Neuronenarchitektur und dem Territorium mit synzytialem Aufbau besteht.

Darüber hinaus schreibt *Boeke* den interstitiellen Zellen eine spezielle Aufgabe zu: sie sollen den chemischen Übertragungsstoff erzeugen und freisetzen. Auch *Stöhr* (1944) und *Jabonero* (1946—1952) nehmen für die interstitiellen Zellen die gleiche Funktion an; *Feyrter* (1951) schreibt diese seinen interkalären Zellen zu und schließlich *Sunder-Plassmann*

(1943) den von ihm so genannten neurohumoralen Zellen. Es gibt für diese These zahlreiche Argumente. An erster Stelle können wir die Strukturmerkmale des Protoplasmas des nervösen Synzytiums (System der interstitiellen Zellen) aufzählen: das Überwiegen des Protoplasmas (Neuroplasma) über die Neurofibrillen, die manchmal sogar fehlen können; das Vorkommen von argyrophilen Granula, von Vakuolen usw. An zweiter Stelle müssen wir die Ergebnisse spezifischer Färbungen *(Champy* und Mitarbeiter, *Sebruins)* in Rechnung stellen, welche die adrenergischen Eigenschaften des nervösen Synzytiums beweisen. Schließlich haben wir als besonders wichtigen Umstand noch die von *Jabonero* (1946—1952) aufgezeigte Tatsache zu berücksichtigen, daß das nervöse Synzytium jeder freien Endigung und jeder Verbindung individueller Art zu den innervierten Elementen entbehrt.

Angesichts der beschriebenen Verhältnisse zwischen dem nervösen Synzytium und den Gewebsbestandteilen wird man zur Annahme genötigt, daß das Wort „Innervation" eine andere Bedeutung besitzt, als von den Autoren gemeinhin angenommen wird, wenn es sich auf ein nervöses Synzytium bezieht. Das Fehlen von Kontakten oder Verbindungen zwischen dem nervösen Netzwerk und den Erfolgszellen macht, wenn man an einen elektrischen Ablauf der nervösen Erscheinungen denkt, die Annahme eines „Induktions"-Mechanismus zur Vollziehung der Erregungsübertragung nötig; oder man muß anerkennen, worauf *Jabonero* (1948) hinwies, daß die Struktur des Synzytiums und der Aufbau der plexiformen Synapse notwendigerweise die chemische Übertragung der nervösen Reize erfordern.

Das nervöse Synzytium setzt als Ganzes einen chemischen Übertragungsstoff frei, der durch keinen Mechanismus zelliger oder retikulärer Art zu den Erfolgszellen geleitet wird. Er diffundiert vielmehr in die interstitiellen Spalträume und löst sich in den Gewebsflüssigkeiten, die alle Zellen umspülen. Derart kann der Übertragungsstoff auf alle nicht nervösen Elemente einwirken.

Dieses Schema für den Mechanismus der plexiformen Synapse auf Distanz ist nicht mit den klassischen, von den Autoren allgemein anerkannten Vorstellungen zu vereinbaren, die sich aus der Neuronenlehre ableiten. **Man muß außerdem aber noch bedenken, daß das nervöse Synzytium ein Element mit besonderer Eigenart ist.** *La Villa* (1897), *Cajal* (1904, 1911), *Boeke* (1943), *Jabonero* (1951) und andere Autoren schreiben ihm primitive Natur zu. Man dürfte es treffender eher als ein „neuroides" Organ statt als ein nervöses nach Art der übrigen Elemente, die das Nervensystem zusammensetzen, zu bezeichnen haben.

Es ergibt sich also, daß unmittelbare Kontakte oder enge Verbindungen zwischen nervösem Synzytium oder Erfolgszellen unnötig sind. Wenn diese Verhältnisse in mehr oder weniger ausgeprägtem Grad bestehen, wird der Einfluß des Übertragungsstoffes intensiver oder länger andauernd sein. Es ist zum Beispiel im Falle der Blutkapillaren unnötig zu denken, daß einige Kapillaren, die nicht von nervösen Elementen begleitet sind, nicht innerviert werden, wie das einige Autoren meinten.

Wir können auch begründet vermuten, daß solche Stränge des nervösen Synzytiums Kapillaren beeinflussen, die sie, ohne sie zu begleiten, nur überkreuzen. Da der Übertragungsstoff in die Gewebsspatien diffundiert. ist er fähig, alle anwesenden Elemente zu stimulieren, ohne daß andere. engere Beziehungen nötig wären, als wir sie in den vorstehenden Abschnitten beschrieben.

Jabonero (1948, 1951) hat zu wiederholten Malen darauf hingewiesen. daß eine größere oder geringere Zahl von Blutkapillaren jeder nervösen Begleitung entbehrt. *Nelemans* (1948) beobachtete die gleiche Tatsache, hat sie aber darauf zurückgeführt, daß echte Blutkapillaren nicht innerviert werden. Das Problem der Kapillarinnervation muß unter Beachtung verschiedener Umstände beurteilt werden, von denen einige schon erwähnt wurden. Gemeinhin hält man die Wandkontraktion für ein glaubwürdiges Sichtbarwerden des nervösen Einflusses auf Blutgefäße. Bei Arterien, Venen und kleinen Gefäßen, die glatte Muskelzellen besitzen, ist das offenbar sicher. Bei allen diesen Gefäßen wird die Freisetzung des Übertragungsstoffes (wenn es nicht andere Umstände verhindern) die Kontraktion der glatten Muskulatur und die Verkleinerung des Gefäßdurchmessers bewirken. Bei den Blutkapillaren ist die Kontraktilität jedoch nicht die Hauptfunktion ihrer Wände; diese sollen vielmehr als hauptsächliche Aufgabe den Durchtritt verschiedener Substanzen durch das Endothel ermöglichen. Auch die Permeabilität wird durch die Wirkung des Übertragungsstoffes auf die Gefäßendothelien beeinflußt werden können.

Man kann nicht annehmen, daß die innervierten Abschnitte des Gefäßbaumes mit der Verteilung der glatten Muskelfasern zusammenfallen. Es ist aber nötig. *Nelemans* Beobachtung (1948) über die Strömungsregulierung in Kapillaren in Erwägung zu ziehen. In diesen Gefäßen, die nicht wirklich kontraktionsfähig sind, wird die Regulation der Blutströmung von den glatten Muskelzellen übernommen, die an den Übergangsstellen von Arteriolen zu echten Kapillaren bestehen.

Wir können tatsächlich nicht von der Innervation einer einzelnen Blutkapillare sprechen, wie wir das auch nicht von einer isolierten glatten Muskelfaser usw. sagen können. Man darf berechtigterweise denken, daß die efferente vegetative Innervation gleichsam pauschal derart erfolgt, daß alle Elemente in einem Gebiete durch Freisetzung des Übertragungsstoffes in einem größeren oder kleineren Abschnitt des nervösen Synzytiums gereizt werden. Es gibt keine individuelle Innervierung, sondern nur die Gesamtinnervation eines Territoriums.

Dagegen können wir bei Arterien und Venen mit einigem Durchmesser von einer individuellen Innervation sprechen, denn in ihnen liegt der nervöse Plexus innerhalb der Adventitia. Diese wirkt wie ein Schwamm, kann so den Übertragungsstoff zurückhalten und auf diese Weise seine nachhaltige Wirkung auf die Tunica media muscularis mehr oder weniger unterstützen.

Die Folgerungen, die sich aus dem Begriff der plexiformen Synapse auf Distanz ergeben, lassen sich in gleicher Weise aus anderen Theorien über den Aufbau der peripheren Synapse ableiten; zum Beispiel aus der Vorstellung einer plexiformen Innervation durch den sympathischen Grundplexus nach *Boeke* oder der von *Stöhr* beschriebenen „ausgedehnten Synapse". Sie ergeben sich aber auch aus den Theorien von *Schimert* (1938) und *Hillarp* (1946, 1949), trotzdem diese Autoren bekannte Vertreter der Neuronenlehre sind. Nur so kann man die Ubiquität der vegetativen Wirkungen verstehen, welche von *Boeke* und *Stöhr* erkannt wurde und mit den tatsächlichen Erscheinungen vollkommen im Einklang steht.

Die Funktion des nervösen Synzytiums ist also keine im engen Sinn nervöse, da dieses nicht unmittelbar auf die Gewebselemente einwirkt. Doch gestattet die Vorstellung einer chemischen Übertragung in der von uns beschriebenen Art einige wichtige Probleme aufzuwerfen und zu lösen, die in einem anderen Ideenkreis keine befriedigende Lösung finden.

Sind im nervösen Synzytium lokalisierte Wirkungen möglich? Die Vertreter der Neuronenlehre erhoben diesen Einwand zu einem ihrer Argumente gegen die Theorien vom nervösen Synzytium. Wenn wir die Phänomene genau verstehen wollen, ist es nötig zu erwägen, was man unter lokalisierten Wirkungen im peripheren vegetativen System zu verstehen hat; jede Einwirkung ähnlich der Innervation einer quergestreiften Muskelfaser muß ja außer Betracht bleiben. Die vegetativen Wirkungen sind Aktionen oder Reaktionen von Zell- oder Elementmassen, ohne daß man von individuellen Reaktionen sprechen kann. Unter diesen Bedingungen erhält die vorstehende Frage eine zufriedenstellende Erklärung. *Fischer* (1944) hat angegeben, daß in einem nervösen Netzwerk die Impulse bei ihrer Ausbreitung an Stärke abnehmen. Die gleiche Theorie wurde auch von *Jabonero* (1951) aufgestellt. Die Erscheinungen erfolgen tatsächlich so, als ob diese Erklärung richtig wäre; doch glauben wir, daß diese auf Grund anderer Überlegungen erklärt werden müssen. Das nervöse Synzytium stellt das letzte Glied der efferenten vegetativen Bahnen dar. Es ist ein besonderes, zwischen die postganglionären Fasern und die innervierten Gewebe eingeschaltetes Organ. Die von den postganglionären Fasern kommenden Impulse wirken auf das nervöse Synzytium ein und rufen in ihm eine Antwort, eine Reaktion hervor, die in der Freisetzung des chemischen Übertragungsstoffes im gereizten Gebiet besteht. Die Konzentration des chemischen Übertragungsstoffes in diesem Territorium wird ausreichen, um auf alle oder einige der hier anwesenden Elemente einzuwirken. Beim Diffundieren durch die Gewebszwischenräume wird seine Konzentration bis unter die nötige, wirksame Grenze abnehmen. Außerdem wird der Übertragungsstoff durch gewisse Substanzen inaktiviert werden, die zum Teil schon bekannt sind (*Bacq*, 1939). Unter diesen Bedingungen wird er sich nur in einem mehr oder minder umschriebenen Gebiet auswirken und seine Aktionen werden deswegen, je nach der Größe des Gebietes, das im nervösen Synzytium gereizt worden war, mehr oder weniger lokalisiert sein.

Der Wirkungsmechanismus des nervösen Synzytiums ist also von dem einer unabhängigen Nervenfaser grundsätzlich verschieden. Hier erzeugen im Falle der motorischen Fasern die Bewegungsimpulse eine stereotype, immer gleiche Reaktion und als Folge sind beim Ablauf die Auswirkungen immer gleich und von gleicher Größenordnung. Im nervösen Synzytium oder, besser ausgedrückt, in der plexiformen Synapse auf Distanz sind die Erscheinungen dem Ergebnis des Zusatzes einer Substanz (Adrenalin) zur Perfusionsflüssigkeit eines Explantates oder eines physiologischen Präparates vergleichbar. Einige der hier anwesenden Elemente sind fähig, auf die zugesetzte Substanz zu reagieren, andere können das nicht; sie können schlagartig oder längerdauernd ansprechen. Auch die Reaktionen sind verschiedener Art, wie wir das an Hand der Physiologie der Blutgefäße gezeigt haben: einige Zellen werden auf diese Art ansprechen, andere werden das auf ganz andere Weise tun. Wir könnten sagen, daß jedes Element auf den empfangenen Befehl (der durch die Freisetzung des Übertragungsstoffes dargestellt wird) gemäß seinen dauernden oder augenblicklichen Möglichkeiten reagiert. Das sind die so bedeutenden Unterschiede zwischen einer individuellen Synapse und einer plexiformen Synapse der von uns beschriebenen Art.

Die Reizbarkeit ist eine der Protoplasmaeigenschaften. Sie muß auch dem Protoplasma des nervösen Synzytiums zuerkannt werden. Derart sind wir imstande zu verstehen, daß chemische oder physiko-chemische Veränderungen der Gewebsflüssigkeit oder mechanische Reizungen, die auf das Verteilgebiet des nervösen Synzytiums einwirken, Reaktionen seitens des nervösen Protoplasmas hervorrufen können: dies ist die Grundlage für gewisse periphere Regulationserscheinungen. Dagegen darf man dem nervösen Synzytium keine Fähigkeit zu spontanem Automatismus zuschreiben, welcher, wie wir weiter unten zu beschreiben haben werden, anderen Gliedern der efferenten vegetativen Bahnen zukommt.

Zum genauen Verständnis der Überleitungsphänomene und ihrer Auswirkungen in der plexiformen Synapse auf Distanz ist es also nötig, drei Faktoren zu erwägen: das nervöse Synzytium, welches den chemischen Übertragungsstoff freisetzt; die Gewebszwischenräume, in die dieser hineindiffundiert und in welchen manchmal Substanzen vorhanden sind, die die Wirkung des Übertragungsstoffes modifizieren; und schließlich die Gewebselemente, die auf den freigesetzten Übertragungsstoff verschiedenartig reagieren. Ohne genaue Abschätzung dieser drei Faktoren, von denen der zweite und dritte sehr variabel sein können, ist es nicht möglich, die Phänomene der efferenten vegetativen Innervation zu verstehen. Die einfache Aufzählung der Möglichkeiten zeigt schon, daß wir noch sehr weit davon entfernt sind, über genügendes Wissen von all diesen Faktoren und deren zahlreichen Varianten zu verfügen. In vielen Fällen übersteigt das Studium dieser Erscheinungen die Möglichkeiten anatomischer Forschung.

Die Vorstellung einer chemischen Übertragung des nervösen Impulses und das Bestehen eines distalen nervösen Synzytiums haben einige Autoren dazu geführt, sehr überzeugende Hypothesen zu ersinnen, welche die morphologischen Angaben mit den physiologischen Theorien in Einklang bringen wollen. So nahmen zum Beispiel *Nelemans* und *Nauta* (1946) an, daß es zwei Systeme von interstitiellen Zellen, ein adrenergisches und ein anderes cholinergisches gibt. Diese interessante Theorie würde die von *Langley* aufgestellte Dualität der vegetativen Innervation aufrecht erhalten und verdient einige Beachtung. Sie ermöglicht, die beiden Reaktionsarten nicht nervöser Elemente (Vasokonstriktion und Vasodilatation, Kontraktion und Erschlaffung usw.) zu erklären. Doch entbehrt die These von *Nelemans* und *Nauta* leider der anatomischen Grundlage. Das nervöse Synzytium erscheint immer einheitlich und homogen. Es gibt keinen Grund, der das Bestehen zweier verschiedener nervöser Synzytien anzunehmen erlaubt.

Nelemans denkt (persönliche Mitteilung), daß die Silberimprägnationsmethoden nicht imstande sind, die Unterschiede zwischen adrenergischem und cholinergischem Synzytium aufzuzeigen. Das ist offenbar richtig. Doch hat es bis jetzt keine der verwendeten Methoden vermocht, die Dualität des nervösen Synzytiums darzustellen. *Stöhr* (1950) meint, daß die sympathischen und parasympathischen Elemente in der Peripherie verschmelzen: „Durch die untrennbare Verbindung von Vagus und Sympathicus entsteht in der peripheren Ausbreitung offenbar morphologisch und physiologisch etwas Neues, wie wenn man Rot und Blau zu Violett mischen wollte" (S. 82). *Stöhr, Boeke, Pensa, Ottaviani, Feyrter* usw. geben an, daß es in der Peripherie nicht zwei oder mehr Elemente gibt, sondern nur die Resultante ihrer Verschmelzung. Das zeigt deutlich an, daß es bis jetzt niemals gelungen ist, eine Dualität im distalen nervösen Synzytium nachzuweisen.

Das nervöse Synzytium ist morphologisch und strukturell einheitlich. Wir stimmen hinsichtlich der Verschmelzung von zwei oder noch mehr verschiedenen nervösen Elementen in der Peripherie nicht mit den oben genannten Autoren überein. Wir glauben vielmehr, daß das distale nervöse Synzytium einheitlich, ein gemeinsames Organ für sympathische und parasympathische Bahnen ist.

12. Das distale nervöse Synzytium, das letzte Glied der efferenten Bahnen des peripheren neurovegetativen Systems.

Das nervöse Synzytium ist eine anatomische und physiologische Einheit; es zeigt einheitliche pathologische Reaktionen. Diese Einheit ist etwas ganz anderes als die klassischen Neurone.

Da man, abgesehen von wenigen Ausnahmen, die Physiologie des neurovegetativen Systems auf der Grundlage der Neuronentheorie aufgebaut hat, liegt es auf der Hand, daß wir noch keine angemessene Terminologie besitzen, um die physiologischen Erscheinungen eines nervösen Netzwerkes auszudrücken. Das Studium des nervösen Synzytiums befindet sich noch am Anfang. Der Großteil der Arbeiten über dieses

Thema ist dem Nachweis seines Bestehens gewidmet und diskutiert die Einwände von Verfechtern der Neuronenlehre.

Die Lehre vom nervösen Synzytium darf keine angewandte Neuronentheorie sein; doch wird diese Einstellung leider allgemein eingenommen. Die Begriffe, die sich aus der Neuronenlehre ableiten, können hier nicht angewendet werden. Sie hindern eher das Verständnis für Morphologie und Bedeutung des nervösen Netzwerkes und für die ihm eigenen Phänomene.

Einige Autoren gaben an, daß das distale nervöse Synzytium aus der Verschmelzung verschiedener, postganglionärer, sympathischer und parasympathischer, sensibler usw. Nervenfasern hervorgehe. Das ist die Ansicht von *Stöhr, Pensa, Knoche, Feyrter* usw. *Knoche* (1951) beschreibt ein afferentes Terminalreticulum in plasmatischer Kontinuität mit dem efferenten. *Boeke* (1943) nennt ebenfalls im sympathischen Grundplexus zwei verschiedene Systeme: „einen sensiblen und einen motorischen, efferenten Plexus" (S. 160). *Kiss* (1951) beschrieb die experimentelle Degeneration der sensiblen Komponenten im sympathischen Grundplexus.

Jabonero (1946—1952) hat darauf hingewiesen, daß man die Axone der intramuralen Ganglienzellen im Verdauungstrakt entlang einer gewissen Strecke (in seltenen Fällen manchmal bis zu ihrer Endigung) verfolgen kann. Es gelingt dabei niemals, einen Zusammenhang mit dem nervösen Synzytium festzustellen. Das gleiche kann auch in der Wand der Trachea und der Bronchien, in der Gallenblase usw. beobachtet werden.

Cajal (1904) dachte, daß die interstitiellen Zellen ein an das letzte Glied der efferenten Neuronenkette angeschlossenes nervöses Element darstellen. *Tinel* (1937) gibt an, daß die Systeme der interstitiellen Zellen das letzte Glied der efferenten Bahnen und den beiden — sympathischen und parasympathischen — Neuronenketten gemeinsam sind. Die gleiche Ansicht wird von *Jabonero* (1946—1952) vertreten. Die Ergebnisse von *Nelemans* (1948) sind in dieser Hinsicht sehr beweisend. Wir glauben, daß dieser Autor recht hat, wenn er sagt: „It is clear that the apparent independence of the interstitial network from outside sources of nervous supply offers a strong support for *Cajal*'s original conception that the plexus is composed of small nerve cells, which is amplified by *Tinel*'s theory that these nerve cells are true autonomic elements on which the postganglionic fibres play" (1948, S. 56).

Studiert man das Verhalten des distalen nervösen Synzytiums bei akuten und chronischen Entzündungen (*Jabonero*, 1951), so sieht man, daß seine Stränge Veränderungen erleiden, die alle ihre Bestandteile „in toto" betreffen. Es gibt kein Anzeichen für die Degeneration intraprotoplasmatischer, argyrophiler Fibrillen, das den Degenerationserscheinungen an unabhängigen Neuriten vergleichbar wäre.

Wir können das distale nervöse Synzytium wegen seiner Struktur, Architektur und Physiologie als ein besonderes nervöses Organ betrachten. Dieses nimmt die nervösen Impulse auf, die von den sympathischen und parasympathischen postganglionären Nervenfasern kommen. Die Endigung dieser Fasern stellt den ersten Pol einer Synapse dar, deren zweiter Pol von den Körpern der Ganglienzellen vom Typus II nach *Dogiel* gebildet wird (*Jabonero*, 1948, 1951). Das nervöse Synzytium besitzt also spezifische, morphologisch differenzierte Punkte, um die von den postganglionären Nervenfasern kommenden Reize aufzunehmen.

Die Synapsen zwischen den postganglionären Fasern und den rezeptorischen Zentren des nervösen Synzytiums sind noch nicht nachgewiesen worden. Ihr Bestehen ergibt sich aber indirekt aus den Gründen, die wir in diesem und in den vorstehenden Abschnitten angeführt haben. Trotzdem wird man aber auch andere Verbindungsarten zwischen dem Territorium mit Neuronenarchitektur des neurovegetativen Systems und dem distalen nervösen Synzytium als möglich zugeben müssen.

13. Lemmoblasten und nervöses Synzytium.

Die Stränge des nervösen Synzytiums verlaufen frei in den Bindegewebsräumen. *Boeke* (1943) zeigte, daß sie jeder umhüllenden oder isolierenden Scheide entbehren. Die Vorstellung einer plexiformen Synapse auf Distanz, eines periterminalen Netzwerkes oder eines Terminalreticulums erfordert ebenso, daß die nervösen Elemente nicht mit einer Hülle versehen sind, die sie von den nicht nervösen Elementen trennt.

Einige vereinzelte Stränge des nervösen Synzytiums besitzen aber doch isolierende Scheiden, wie *Jabonero* schon 1947 andeutete und erst neulich (1951) beschrieben hat. Diese in trennende Hüllen eingeschlossenen Stränge finden sich in der Wand des Verdauungstraktes besonders im Bereiche des Afterkanals; sonst in der Haut, im Kehlkopf, Uterus usw. Die Mikrophotographien der Abb. 18 zeigen vier sehr deutliche Beispiele.

Manchmal verschwinden die Scheiden plötzlich (Abb. 18 *D*) und entlassen den Strang oder die Stränge des Synzytiums, die sie eingeschlossen hatten. Diese gliedern sich in das allgemeine Netzwerk ein und anastomosieren mit den frei durch die Gewebe laufenden Strängen. In anderen Fällen zeigen die Scheiden seitliche Öffnungen, durch welche die Züge des nervösen Synzytiums heraustreten (Abb. 18 *A*).

Die Scheiden besitzen im allgemeinen die Form von Röhren und werden von miteinander anastomosierten Zellen oder von einem Synzytium gebildet, in dem ovale Kerne zu erkennen sind. Wir glauben, daß man diesem Synzytium die Natur oder wenigstens die Bedeutung von Lemmoblasten (*Schwann*schen Zellen) zusprechen kann. Es dürfte zur Umhüllung oder Isolierung gewisser Stränge des nervösen Synzytiums dienen.

Wenn man in Betracht zieht, daß sich im Innern solcher Scheiden nicht nur Stränge des nervösen Synzytiums, sondern manchmal auch sensible Nervenfasern finden, kann man annehmen, daß die proximale Grenze der Lemmoblastenscheiden sehr weit vom Verbreitungsgebiet des nervösen Synzytiums entfernt ist, vielleicht in Höhe der regionalen sympathischen oder vertebralen Ganglien liegt. Diese Tatsache gestattet es, eine Theorie über die tatsächliche Bedeutung der genannten isolierenden Scheiden zu wagen.

Das nervöse Synzytium reagiert örtlich auf die von den postganglionären Fasern kommenden Impulse. Wenn die Synapse zwischen postganglionären Fasern und Synzytium sehr nahe dem Ausbreitungsgebiet des nervösen Netzes liegt, wird jeder genügend starke Reiz wirksam sein, das heißt, die Freisetzung des chemischen Übertragungsstoffes im Ausbreitungsgebiet des nervösen Netzwerkes hervorrufen können.

Wenn aber die genannte Synapse vom Verteilungsgebiet des nervösen Synzytiums sehr weit entfernt liegt, wird die von diesem aufgenommene Reizung in seinen periphersten Gebieten unwirksam sein. Das Vorkommen von isolierenden Scheiden kann erklären, daß als Folge der von den postganglionären Fasern kommenden Impulse der chemische Übertragungsstoff innerhalb der Scheiden freigesetzt wird. Da der Übertragungsstoff in ihnen eingeschlossen bleibt, wird er dazu dienen, die am weitesten außen liegenden Gebiete des Synzytiums zu stimulieren. Durch eine Art Selbsterregung werden derart die Impulse in wirksamer Stärke die Ausbreitungsgebiete des nervösen Synzytiums erreichen.

Die von *Jabonero* (1951) gegebene Erklärung bietet gewisse Schwierigkeiten. Nicht die geringste ist, daß die Selbsterregung des nervösen Synzytiums für die Ausbreitung des Impulses ein viel zu langsamer Vorgang ist. Doch kennen wir im Augenblick keine andere Möglichkeit, um die Bedeutung der beschriebenen Scheiden zu erklären.

B. Das Territorium mit Neuronenarchitektur.

Das aus Neuronen aufgebaute Territorium der efferenten vegetativen Bahnen wird von Ganglien und Nervenstämmen gebildet, die sich vom cerebrospinalen Zentrum bis zu den letzten intramuralen oder juxtamuralen, peripheren Ganglien erstrecken. Das distale Ende dieses Territoriums, das heißt das Ende der sogenannten sympathischen und parasympathischen Neuronenketten, liegt innerhalb der Wand des Verdauungstraktes.

Tinel (1937) gibt an, daß die intramuralen Ganglien des Magen-Darmkanals einen Teil der parasympathischen Bahnen bilden. Das ist nicht ganz richtig, doch liegt in den erwähnten Ganglien das letzte Element der parasympathischen Neuronenketten, das heißt die sogenannten Ganglienzellen vom Typus I nach *Dogiel*.

In den klassischen Schemata *(Langley)* wird angegeben, daß die Neurite der letzten Neurone die postganglionären Nervenfasern darstellen, die in unmittelbarer Verbindung mit den innervierten Elementen enden. Es ergibt sich aus unserer Darstellung in den vorstehenden Seiten, daß diese Anschauung nicht mehr zulässig ist. Die postganglionären Nervenfasern treten zu nichtnervösen Elementen nicht in unmittelbare Beziehung. Zwischen diese und jene schiebt sich das distale nervöse Synzytium ein.

Dieses Schema der efferenten vegetativen Bahnen wird, wie wir schon weiter oben zeigten, in einigen Organen durch die Beifügung anderer

Bahnen verwickelter. Sie verlaufen parallel zu jenen und werden von unabhängigen Nervenfasern gebildet. Der typischeste Vertreter dieser zusätzlichen Anordnung ist die direkte motorische Bahn für die quergestreiften Muskelfasern der Speiseröhre, die ohne Unterbrechung die intramuralen Ganglien durchzieht (*Lawrentjew*, 1929, 1930; *Kolossow*, 1933 usw.) und freie Endigungen in Form von motorischen Endplatten besitzt.

Ebenso bilden Neurone die afferenten vegetativen Bahnen; zwischen ihnen liegt kein nervöses Synzytium von der Art, wie wir es im ersten Teil dieser Monographie beschrieben. Wir können also sagen, daß mit Ausnahme des distalen nervösen Synzytiums im Bereiche der efferenten vegetativen Bahnen das ganze periphere neurovegetative System Neuronenarchitektur besitzt.

Wenn wir es auch erst später begründen werden, muß schon jetzt festgelegt werden, daß wir das Wort „Neuron" in einem anderen Sinn verwenden, als ihm die Vertreter der Neuronenlehre gewöhnlich beimessen. Die Neurone sind funktionell voneinander unabhängig; sie hängen aber vom intermediären gliösen Synzytium der Synapsen ab.

1. Der anatomische Aufbau der interneuronalen Synapsen.

Die Struktur der interneuronalen Synapsen (interneuronalen Verbindungen) war besonders nach den grundlegenden Feststellungen von *Lawrentjew* (1925—1934) und von *Cajal* (1934) Gegenstand zahlreicher Untersuchungen. Die Arbeiten von *Boeke* (1942—1949), *De Castro* (1942 bis 1946), *Hillarp* (1946), *Stöhr* (1941—1949), *Nonidez* (1944) und *Weber* (1946—1949) müssen besonders erwähnt werden.

Die Untersuchungen von *Noël* (1942—1950) über die motorische Endplatte des quergestreiften Muskels, wie auch die Arbeiten von *Iwanaga* (1925), *Coutteaux* (1941—1949), *Tello* (1944) und *Boeke* (1943, 1944) über das gleiche Thema zeigten, daß sich zwischen die nervöse Endaufzweigung und das Sarkoplasma der quergestreiften Muskelfasern eine Protoplasmamasse einschiebt. In gleicher Weise wiesen die Untersuchungen von *De Castro* (1930—1946), *Boeke* (1929—1949), *Noël* (1945, 1950), *Stöhr* (1941—1948) und *Jabonero* (1949—1952) das Bestehen einer intermediären Protoplasmamasse in interneuronalen und peripheren Synapsen nach. Trotz der Unterschiede in den Ansichten über Natur und Bedeutung dieses Protoplasmas kann die funktionelle Wichtigkeit dieses Synapsenelementes nicht übersehen werden. Dennoch ziehen die physiologischen Theorien über die synaptische Übertragung des Nervenimpulses die moderneren Angaben über den anatomischen Aufbau der Synapsen noch nicht in Betracht.

Die interneuronalen Synapsen werden von drei Elementen gebildet: von den Endigungen der präsynaptischen Nervenfasern, vom intermediären Element und von der rezeptorischen Oberfläche der Ganglienzellen. Die Synapse zwischen den postganglionären Fasern und den rezeptorischen Zentren des distalen nervösen Synzytiums (Ganglienzellen des Typus II nach *Dogiel*) ist wahrscheinlich gleich gebaut.

Wir beziehen uns in den folgenden Beschreibungen auf interneuronale Synapsen in den intramuralen Ganglien des Verdauungstraktes, der Gallenblase und der Luftröhre. Unsere Beobachtungen in letzter Zeit berechtigen uns aber zur Annahme, daß dieses Struktur- und Organisationsschema ohne weiteres auf alle interneuronalen Synapsen des neurovegetativen Systems und auch auf die Synapsen des Cerebrospinalsystems angewendet werden kann.

a) Das erste Element der interneuronalen Synapsen (die Endigung der präsynaptischen Nervenfasern).

Zahlreiche Autoren haben die intraganglionäre Endigung von Nervenfasern in Gestalt von Perizellulärapparaten um Körper und Dendriten von Ganglienzellen beschrieben.

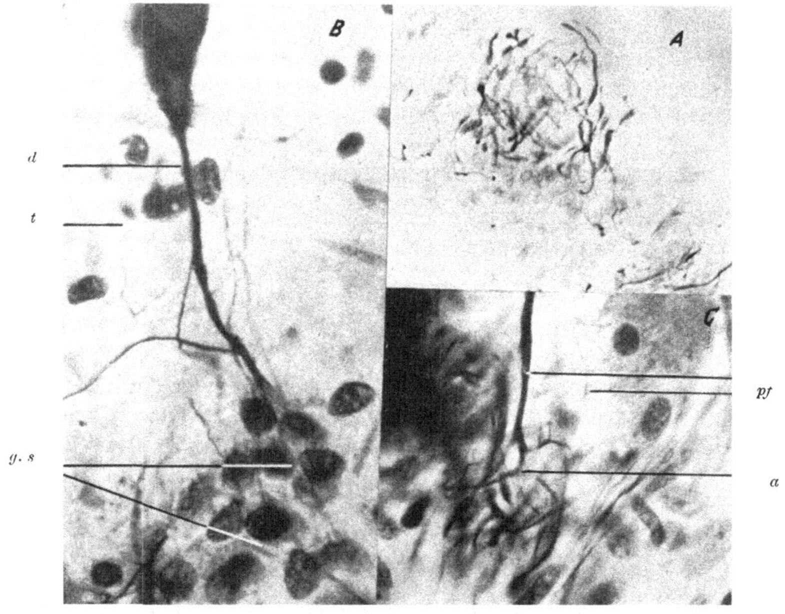

Abb. 21. Intramurale Ganglien der Speiseröhre (*A*, *B*) und des Kehlkopfes (*C*). *A* Pericellular-knäuel. *B* Endigung eines dicken Dendriten (*d*) innerhalb einer Masse aus gliösem Synzytium (Hüllplasmodium). *g. s* gliöses Synzytium. *t* Endigung einer feinen präsynaptischen Faser in der Umgebung eines Kernes des gliösen Synzytiums. *C* Endaufzweigung (*a*) einer dicken präsynaptischen Faser in der Nähe der Dendritverzweigung einer Ganglienzelle vom Typus 1 nach *Dogiel*. Eine weitere feine Nervenfaser endet in der Umgebung einer anderen Ganglienzelle (*pf*). Mensch. Bielschowsky-Silbercarbonatmethode.

Wir übergehen die Literatur vor 1923 (die in der Monographie von *De Castro*, 1923, zusammengestellt ist) und nennen folgende Untersuchungen über Vertebral- und Paravertebralganglien: *De Castro* (1930 bis 1942), *Greving* (1937), *Herzog* und *Günther* (1938, 1941), *Hillarp* (1946), *Lawrentjew* (1925 bis 1934), *Nonidez* (1937), *Schimert* (1938) usw.; über die intramuralen Ganglien des Verdauungstraktes: *Bullon* (1945, 1947), *Bullon* und *Lamas* (1949), *Iljina* (1931), *Iljina* und *Lawrentjew* (1932 bis 1933), *Iwanow* und *Radostina* (1933), *Jabonero* (1951 bis 1952), *Jabonero, Bordallo* und *Perez Casas* (1949), *Jabonero, Gomez Bosque, Bordallo* und *Perez Casas* (1951), *Johnson* (1925), *Kolossow* (1933), *Kolossow* und *Sabussow* (1932), *Kolossow, Sabussow* und *Iwanow* (1932), *Lawrentjew* (1929 bis 1931) und *Sokolowa* (1930); über das Ganglion ciliare: *Pines* (1927); über Vagusganglien: *Melo* (1945) und *Emhart* (1942); über das Ganglion coeliacum: *Herzog* (1945); über die Ganglien des weiblichen Genitalapparates: *Naiditsch* (1929) und *Lawrentjew* und *Naiditsch* (1933); über Herzganglien: *Herzog* und *Martinez* (1944, 1946), *Lawrentjew* (1929), *Woollard* (1926), *Tcheng* (1951) usw.; über die intramuralen Ganglien der Gallenblase: *Sabussow* und *Ssuslikow* (1937) und *Jabonero* (1951); über die Ganglien der Harnblase: *Greving* (1937), *Iljina* und *Lawrentjew* (1932) usw.; über Schilddrüsenganglien: *Nonidez* (1931); über die Ganglien der Nebenniere: *Denber* (1944) und *Danon* (1951); und schließlich über perirenale Ganglien: *Barbey-Gampert* (1947).

In normalen Ganglien sind die von Nervenfasern gebildeten perizellulären Körbe (Perizellularknäuel) entgegen der Ansicht vieler Autoren nicht zahlreich und stellen auch nicht die typische Form von Nervenendigungen in vegetativen Ganglien dar. *De Castro* (1923) und *Jabonero* (1951, 1952) haben nachgewiesen, daß diese Strukturen nur selten zu finden sind. Man versteht leicht, daß sie sich nur um Ganglienzellen ohne lange Ausläufer (Abb. 27 *D, E*) bilden können; denn diese sind die einzigen Zellen, die in einem Perizellularkorb der von den Autoren beschriebenen Art eingeschlossen sein können.

Wir glauben auf Grund unserer letzten Untersuchungen, daß alle perizellulären Faserkörbe vielleicht echte pathologische Bildungen sind, auch wenn sie in normalen Ganglien liegen. Bekanntlich fand *Hermann* (1951) in den Ganglien normaler Individuen aller Altersstufen immer Zellen in größerer oder geringerer Zahl, die mehr oder minder starke Anzeichen von Entartung erkennen ließen. Das seltene Vorkommen der Perizellularkörbe berechtigt, sie den pathologischen Formen zuzuzählen.

Hillarp (1946) beschrieb einen eher interstitiellen als perizellulären Plexus, der sich durch alle „freien" Spalträume der Ganglien erstreckt. Das Bestehen dieses Plexus kann nicht geleugnet werden (Abb. 30 *B*), doch besitzt er für die synaptische Übertragung kaum eine Bedeutung. Er wird von vielen Fasern gebildet, die im Ganglion enden, von anderen, die es durchqueren, um zu benachbarten Ganglien zu ziehen und von den Axonen und Kollateralen der Neurone des Ganglions. Von jedem Bestandteil des interstitiellen Plexus können Kollateralen abzweigen und dann synaptische Endungen bilden. Die Elemente selbst laufen dagegen in den Interzellularspalten und haben keine solche Bedeutung.

Der größte Teil der Endigungen präsynaptischer Nervenfasern zeigt die Form kleiner Ösen (Abb. 22 *A*), kleiner Keulen (Abb. 22 *C* und 25), Knöpfe oder „clubs" (*De Castro*, 1923—1942; *Bullon*, 1945, 1947; *Herzog*, 1945, 1948). Doch haben *Kolossow* und *Sabussow* (1932), *Bullon* (1945) und *Jabonero, Gomez Bosque, Bordallo* und *Perez Casas* (1951) nachgewiesen, daß es auch andere, größere Nervenendigungen in Gestalt von neurofibrillären Netzen oder Reticula gibt (Abb. 25). *Bullon* (1945) beschrieb ebenfalls weit ausgedehnte retikuläre Endigungen verschiedener Form.

De Castro (1930) wies nach, daß die axodendritischen Verbindungen die wichtigsten und zahlreichsten interneuronalen Konnexe sind. *Hillarp* (1946) hat dagegen als solche die perisomatischen Endigungen betrachtet. *Weber* (1946—1949), *Denber* (1944), *Barbey-Gampert* (1947), *Danon* (1951) und *Tcheng* (1951) beschrieben den metaterminalen Apparat, eine sehr zarte und verletzliche Form nervöser Endigungen, die in zweifacher Gestalt — fadenförmig und netzförmig — auftritt. Dieser Apparat erfährt zyklische Veränderungen. *Boeke* (1942) denkt, daß die terminalen

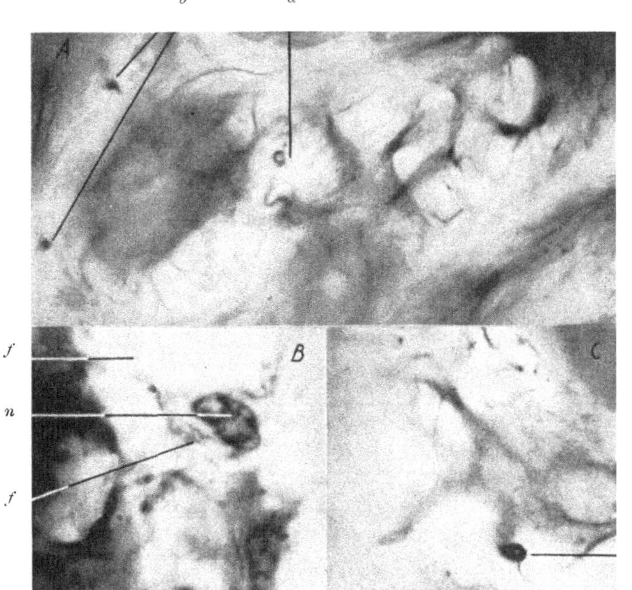

Abb. 22   Intramurale Ganglien des Ösophagus. *a* Endöse, aus der eine kurze, sehr feine Fibrille entspringt, welche mit einem sehr kleinen Ring endet (Metaterminaler Apparat). *b* kleine Endknöpfe. *b'* hypertropher Endknopf (geschädigte Öse?). *B* ein Abschnitt des gliösen Synzytiums, in welchem deutlich ein Kern (*n*) und Nervenfäserchen (*f*) in das Protoplasma eingebettet zu sehen sind. Mensch. Bielschowsky-Silbercarbonatmethode.

Nervenfasern über das periterminale Netzwerk mit dem Neurofibrillengerüst der Ganglienzellen in Verbindung stehen. Das periterminale Netzwerk soll eine intermediäre Struktur darstellen, die wirksame Substanz der synaptischen Region von nervöser Natur, die jedoch durch ein gliöses Netzwerk verstärkt wird. *Stöhr* (1928—1951) und seine Schüler haben das Bestehen freier Nervenendigungen geleugnet. Nach ihrer Theorie soll die physiologische Synapse als ein „Mikrosystem" aufgefaßt werden, das von drei über das Terminalreticulum in plasmatischem Zusammenhang stehenden Elementen (Ganglienzellen, Hüllplasmodium, Nervenfasern) gebildet wird.

Alle Autoren stimmen darin überein, daß sich die Endigungen der präsynaptischen Fasern nur schwer mit Silberimprägnationsmethoden darstellen lassen. In den ersten Stunden nach experimenteller Durchschneidung von präsynaptischen Fasern werden ihre Endigungen stärker argyrophil (*Lawrentjew, De Castro* usw.). Dies gestattet, sie besser zu beobachten. Auch während ihrer Entwicklung lassen sich diese Endigungen leichter beobachten. Bei menschlichem Material ist es schwer, gleichwertige Bedingungen wie bei experimenteller Degeneration anzutreffen, denn die pathologischen Schädigungen der Nervenendigungen müssen notwendigerweise nicht mit den Veränderungen der experimentellen Entartung übereinstimmen. Das bedeutet, daß jede Angabe über die Zahl von Nervenendigungen, die sich normalerweise um eine Ganglienzelle herum finden, sehr gewagt ist. Die Verwendung pathologischen Materials kann bei dieser Schätzung immer nur innerhalb gewisser Grenzen helfen. Die allgemeine Form und Struktur der Endungen kann aber, wenn man über genügend Präparate verfügt, auch an normalem Material studiert werden.

Wir stellten in unseren Präparaten fest, daß der Großteil von angeblichen „Endigungen" in Form von Ringen, Keulen usw. nur artifiziell durchschnittene Nervenfasern sind. In vielen Fällen sieht man (Abb. 24 und 25), daß solche Anschwellungen oder Ringe im Verlaufe feiner Nervenfasern auftreten, deren Endigung man nicht erkennen kann. Man beobachtet tatsächlich, daß echte Nervenendigungen viel weniger zahlreich sind, als man nach Lesen der Beschreibungen und Betrachten der Zeichnungen mancher Autoren erwarten würde. (In der Abb. 25 *1* wurden Einzelheiten aus verschiedenen Gesichtsfeldern zusammengetragen.) Untersucht man sehr dünne Schnitte, so werden die „freien" Endigungen viel leichter sichtbar, da man in diesen Präparaten den Verlauf senkrecht oder schräg geschnittener Nervenfäserchen nicht weiter verfolgen kann.

Es kann sich ergeben, daß das Verhalten der präsynaptischen Nervenfasern in vegetativen Ganglien und im Zentralnervensystem verschieden ist. Dessenungeachtet glauben wir, daß auf Golgi-Präparaten beruhende Beschreibungen zurückgewiesen werden müssen, da diese nur wenig Möglichkeiten zum Studium der feinsten terminalen Nervenfäserchen bieten.

Die Abbildungen von *Lawrentjew* (1929) sind das Resultat mangelhaft gefärbter Schnitte, die mit vielen Vorurteilen gedeutet wurden. Eine solche Fülle freier Endigungen ist (auch nach experimenteller Durchtrennung der Nervenstämme) nur das Ergebnis einer unzureichenden Technik. Die Abbildungen *De Castros* (1930—1942) von freien Endigungen, die sich im Laufe der Regeneration durchschnittener Nervenfasern bilden, entsprechen den Tatsachen. Man muß aber bedenken, daß ein solcher Reichtum an Endigungen in Keulen- oder Ösenform ein gegenüber dem Verhalten der Fasern in normalen Ganglien beträchtlich vergröbertes Bild ist. Die meisten von *De Castro* gezeichneten freien Endigungen stellen nur gescheiterte Versuche zur Wiederaufnahme der synaptischen Verbindung, eine überschüssige Sprossung von Seitenzweigen dar, welche großteils zum Verschwinden bestimmt sind.

Trotzdem haben wir in den intramuralen Ganglien des Verdauungstraktes, der Luftröhre und auch der Gallenblase usw. echte Nervenendigungen in Form von Ösen oder Keulen beobachtet. Unsere Abb. 21
bis 25 stellen wirkliche Endigungen dar, die zur Vermeidung einer
irrtümlichen Deutung sorgsam geprüft wurden. Wir fanden niemals mehr
als drei oder vier echte Endigungen in der Umgebung einer Ganglienzelle (innerhalb der Schnitt-
dicke). Beispiele für diese Endigungen finden sich auch in unseren früheren Arbeiten: *Jabonero, Bordallo* und *Perez Casas*
(1949, Abb. 7), *Jabonero, Gomez Bosque, Bordallo* und *Perez
Casas* (1951, Abb. 1 bis 4, 8 bis
11, 15 usw.).

Die Endigungen der präsynaptischen Fasern in den Ganglien
des Verdauungstraktes der Luftröhre, der Gallenblase usw. zeigen zahlreiche morphologische
Verschiedenheiten, ohne daß
man von typischen und immer
wiederkehrenden Formen sprechen könnte. Man beobachtet
Ösen und Endkolben sehr verschiedener Gestalt und Größe;
sie können auch verschiedene
Struktur zeigen. Man sieht Fasern, die mit einem kleinen
Knöpfchen oder mit einem zarten Filament enden, das nur
durch die Anwesenheit verschiedener kleinster Granula auf-
fällt, die an dem Fäserchen wie
aufgereiht erscheinen. Schließlich findet man retikuläre Endigungen sehr verschiedener
Form und Ausdehnung. Die
von *Bullon* (1945) im Ösopha-

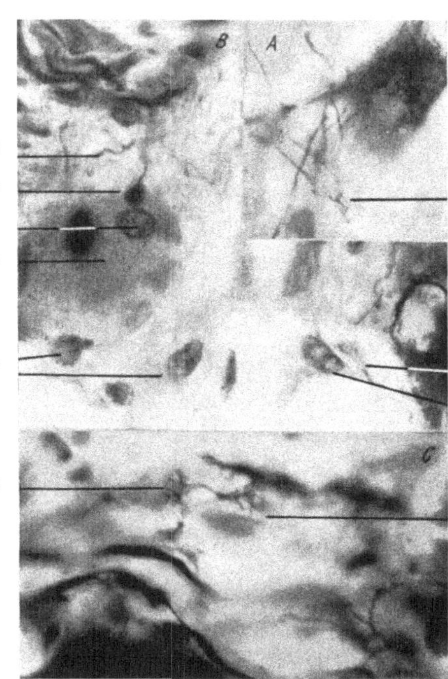

Abb. 23. Intramurale Ganglien der Speiseröhre.
A kleine retikuläre Endigung einer präsynaptischen
Nervenfaser (*kr*). *B* typisches Beispiel für eine tri-
polare Synapse nach *De Castro*. *k* kleine Endkeule
nahe einem Kern des gliösen Nebensynzytiums (*g. s*).
c Neuron. *t* Endigung einer feinen Nervenfaser.
r retikuläre Endigung. *g. s* intermediäres gliöses
Nebensynzytium der Synapse. *C* Dendritlamellen
mit retikulärer Struktur (*d*). Mensch. Bielschowsky-
Silbercarbonatmethode.

gus des Hundes beschriebenen ausgedehnten retikulären Endigungen
konnten wir nicht beobachten.

Auch in unseren Präparaten tritt ein echter metaterminaler Apparat
auf. Ebenso gelang es *Coronini* (persönliche Mitteilung), ihn mit der von
uns angegebenen Technik darzustellen.

Die Vielgestaltigkeit der echten Endigungen präsynaptischer Nervenfasern wirft ein wichtiges Problem auf: handelt es sich um starre Formationen mit beständiger und unveränderlicher Form? Oder erfahren

die Endigungen im Gegenteil zyklische oder unregelmäßige Veränderungen ihrer Größe und Form *(Weber)*? Als erste haben *Barbey-Gampert* (1947), *Weber* (1946—1949) und *Danon* (1951) die morphologische Instabilität von Endigungen präsynaptischer Fasern nachgewiesen.

Anderseits zeigten *Kuntz* und *Sulkin* (1947) die Veränderungen, welche die gliösen Nebenzellen in sympathischen Ganglien nach elektrischer Nervenreizung erleiden. *De Castro* (1930—1942) wies darauf hin (und *Jabonero, Bordallo* und *Perez Casas* [1949], *Jabonero* [1952] und *Jabonero, Gomez Bosque, Bordallo* und *Perez Casas* [1951] haben es bestätigt), daß die Nervenfaserendigungen in vegetativen Ganglien immer in das Protoplasma von gliösen Nebenelementen eingebettet sind (Abb. 21 bis 25). Wie soll man da annehmen können, daß die so zarten Nervenfaserendigungen unter diesen Bedingungen unverändert bleiben? Daraus ergibt sich, daß die morphologische Unbeständigkeit der synaptischen Endigungen als sicher angenommen werden muß. Die Bilder der Abb. 21 bis 25 sind daher als aufeinanderfolgende Stadien dieser Veränderung zu betrachten.

Manchmal findet man an den Nervenendigungen sehr deutliche Veränderungen, Überreste feiner Endungen neben anderen, schon wieder regenerierten (Abb. 25 *1*). Es handelt sich dabei nicht um künstliche Anschnitte einer Nervenfaser, sondern um Reste des metaterminalen Apparates, der zunächst entartet und dann wieder hergestellt wird. Wir glauben, daß *Weber* und seine Schüler recht haben, wenn sie die De- und Regeneration der feinen Fibrillen des metaterminalen Apparates behaupten, wir glauben aber auch, daß dies nicht immer der Fall ist; das heißt, der metaterminale Apparat von *Weber* tritt nur an den feinen, nicht aber an den retikulären Endigungen von präsynaptischen Fasern auf.

Da die Zahl der anatomischen Endigungen von präsynaptischen Fasern gering ist und viele von ihnen morphologisch unbeständig sind, müssen wir denken, daß die allgemein anerkannte These von der funktionellen Bedeutung der anatomischen Endigung nicht zutreffend ist. Wir glauben, daß diese Endigung nicht die einzige Region der Nervenfaser ist, die auf wirksame Art die nervösen Impulse freisetzen kann. Anatomische Endigung ist nicht gleichbedeutend mit physiologischer Endigung. Einige gut bekannte anatomische Tatsachen unterstützen unsere Ansicht, zum Beispiel die Kletterfasern des Kleinhirns, die Axone von Körnerzellen in der Molekularschicht des Kleinhirns usw. Im gleichen Sinn sprechen auch die von *Bullon* (1945) in intramuralen Ganglien der Speiseröhre des Hundes beschriebenen Endigungen.

Die präterminalen Abschnitte der Nervenfasern zeigen andere Morphologie und Struktur als deren übrige Gebiete. Dieses Aussehen ist in Abb. 24 *B* dargestellt. Variköse Verbreiterungen, neurofibrilläre Ausbreitungen, ein mehr unregelmäßiger, gewundener Verlauf und zahlreiche Krümmungen usw. kennzeichnen den anatomisch präterminalen Abschnitt. Wir sind der Ansicht, daß diesen Form- und Strukturabwandlungen auch funktionelle Unterschiede entsprechen müssen. Wir denken, daß die präterminale Strecke von Nervenfasern den nervösen Impuls eher freisetzen als weiterleiten soll. Da die Zahl echter anatomischer Endigungen verhältnismäßig gering ist, scheint diese Annahme gut begründet; denn die perineuronalen Abschnitte der synaptischen Nervenfasern würden zusammen mit den anatomischen Endigungen und wirkungsvoller als diese der Übertragung des nervösen Impulses dienen. Unsere Ansicht scheint mit *De Castros* These von den diffusen Synapsen in vegetativen Ganglien übereinzustimmen.

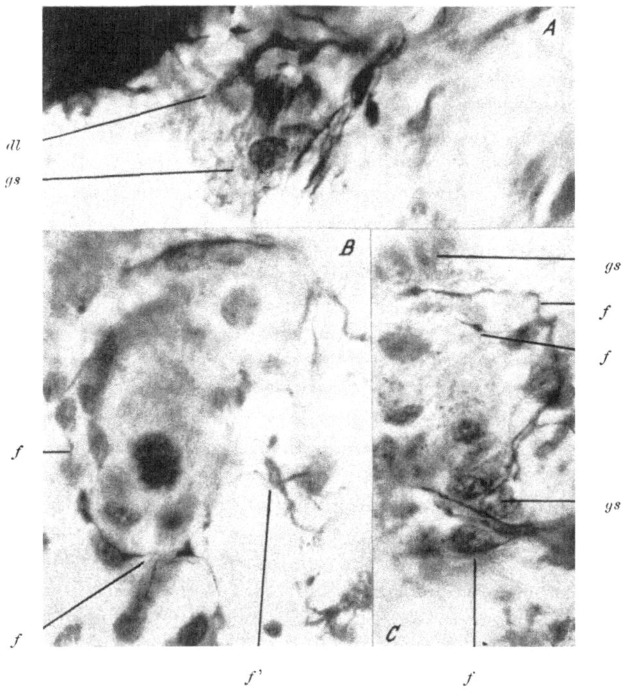

Abb. 24. Intramurale Ganglien. Ösophagus. *A* eine Dendritlamelle (*dl*) liegt unmittelbar neben einer Protoplasmamasse des Hüllplasmodiums (*gs*). (Erklärung im Text.) *B* präterminale Nervenfasern (*f*) und eine kleine Endkeule (*f'*) innerhalb des gliösen Synzytiums. *C* intraprotoplasmatischer Verlauf von präterminalen Nervenfasern (*f*). *gs* gliöses Synzytium. Mensch. Bielschowsky-Silbercarbonatmethode.

Wir können morphologisch (und wahrscheinlich auch funktionell) an den Nervenfasern zwei Abschnitte unterscheiden: einer entspricht der „echten" Nervenfaser und muß funktionell ausschließlich leitende Funktion haben; der diesem Gebiet von manchen Autoren verliehene Name „leitende Strecke" (conductor) scheint uns deswegen sehr angemessen. Der zweite Abschnitt wird vom präterminalen Gebiet und von der anatomischen Endigung gebildet. Beide zusammen stellen die physiologische Endigung dar, das Gebiet, in dem der nervöse Impuls freigesetzt wird.

Wir können fragen, welche Bedeutung die zyklischen oder unregelmäßigen Veränderungen des periterminalen Apparates haben. Es könnte sich herausstellen, daß die anatomische Unversehrtheit der ganzen Endigung einer Nervenfaser eine unerläßliche Voraussetzung für die richtige Freisetzung des Nervenimpulses ist. In diesem Fall würde diese

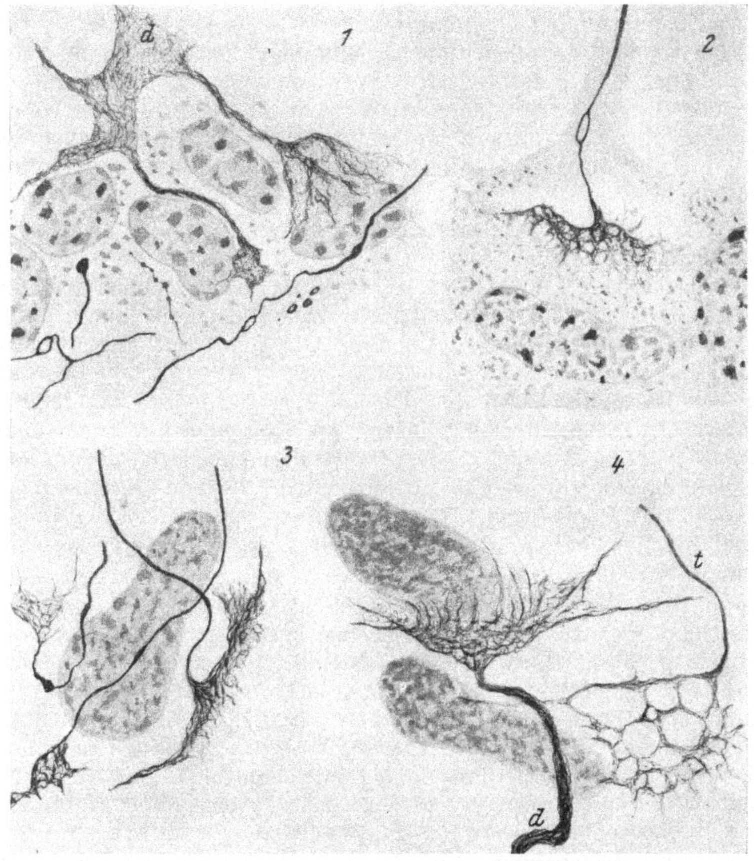

Abb. 25. Verschiedene Beispiele für Endigungen präsynaptischer Nervenfasern. Metaterminaler Apparat (*1*) und seine Abwandlungen (*2, 3* und *4*). *d* Dendriten, *t* retikuläre Endigung. (Erklärung im Text.) Mensch. Bielschowsky-Silbercarbonatmethode.

während der Entartungserscheinungen behindert oder verändert sein. Wenn wir aber bedenken, daß entsprechend den Versuchsergebnissen von *Kuntz* und *Sulkin* (1947) die gliösen Nebenelemente (in deren Protoplasma die Endigungen präsynaptischer Fasern eingebettet sind) tiefgreifende Veränderungen, manchmal bis zu Mitosen, erfahren, müssen wir zur Ansicht kommen, daß die Degenerationen des metaterminalen Apparates eine Folge der genannten Gliaveränderungen sind. Sie sind deswegen auch Folgen der Reizung, welche die Freisetzung des nervösen Impulses im intermediären gliösen Protoplasma hervorruft. Daraus würde sich ergeben, daß die Refraktärperiode, das unerregbare Stadium der Synapsen zum Teil auf dieser Entartung beruht, die als Reaktion auf den Durchtritt des Nervenimpulses entsteht. Diese Periode dürfte infolgedessen nur so lange dauern, bis durch die ganze oder teilweise Regeneration des metaterminalen Apparates die Unversehrtheit der anatomischen Endigung wieder hergestellt ist. Man muß aber beachten, daß nicht alle terminalen Nervenfasern mit einem metaterminalen Apparat versehen sind. Diese Erscheinung gewinnt so nicht die Bedeutung, die sie hätte, wenn alle Nervenfasern ein metaterminales Gebiet besäßen. Wir konnten nicht beobachten, daß sich an retikulären Endigungen ähnliches abspielt.

Die Neurofibrillen der retikulären Endigungen sind oftmals nur ungenau begrenzt. Ihre Färbbarkeit nimmt vorschreitend ab, bis sie sich im Protoplasma des gliösen Nebensynzytiums verlieren. Die Abb. 25 2 zeigt dieses Verhalten. Es handelt sich, unserer Meinung nach, um ein echtes periterminales Netzwerk *(Boeke)*. Die Neurofibrillen setzen sich in das Spongioplasma des gliösen Synzytiums fort. Die Struktur des gliösen Protoplasmas ist deutlich auf der Mikrophotographie *A* der Abb. 24 zu ersehen. Leider sind unsere Mikroaufnahmen von der neurofibrillären Kontinuität der Nervenfaserendigungen mit dem gliösen Nebenprotoplasma nur wenig überzeugend. Die von *Kolossow* und *Sabussow* (1932) und von *Bullon* (1945) beschriebenen retikulären Nervenendigungen halten wir ebenfalls für typische Beispiele von periterminalen Netzen.

Man beobachtet, wie schon gesagt, nicht immer ein echtes periterminales Netzwerk, also einen anatomischen Zusammenhang zwischen den Neurofibrillen von Endigungen präsynaptischer Fasern und dem Spongioplasma der Nebenelemente. Die Endungen in Form von Keulen, Ösen usw. erscheinen und liegen auch tatsächlich frei im Schoße des gliösen Protoplasmas. Dennoch kann die alte These von *De Castro* (1930) nicht mehr länger aufrechterhalten werden. Beim Eindringen der präterminalen und terminalen Abschnitte der Nervenfasern in das gliöse Nebenprotoplasma tritt, da die Neurofibrillen nur eine Plasmadifferenzierung sind, mit ihnen auch ihr Neuroplasma über. Wir können nicht annehmen, daß sich die Endigungen dem Nebenprotoplasma gegenüber etwa so wie ein in Flüssigkeit getauchter Glasstab verhalten. Wir glauben vielmehr, daß das Neuroplasma, welches die Nervenendigungen begleitet (und, obwohl man es nicht morphologisch darstellen kann, ihr Grundelement ist) mit dem Lemmoplasma verschmilzt und eine Einheit, ein gemischtes Protoplasma (Mixoplasma) bildet. Zugunsten unserer Ansicht spricht das Verhalten der Neurofibrillen in großen Endkeulen oder Riesenkugeln, die in den Präparaten über die scheinbare Peripherie der Keule hinaus verfolgt werden können. Man sieht, wie die genannten Fibrillen weiter ziehen, bis sie im Protoplasma des gliösen Synzytiums oder Hüllplasmodiums unsichtbar werden. Wahrscheinlich bilden sich die Keulen durch einen

Demaskierungsprozeß aus periterminalen Netzwerken. die in einem morphologischen Latenzzustand in allen Nervenendigungen vorhanden sind.

Derart kommen wir zur Schlußfolgerung, daß die anatomische „Endigung" nur eine scheinbare ist und daß man in allen Fällen ein Verschmelzen des Neuroplasmas (und oftmals auch der Neurofibrillen) mit dem Protoplasma des Hüllplasmodiums anzunehmen hat. Gleichzeitig müssen wir aber darauf hinweisen, daß wir bis jetzt noch niemals einen wirklichen Zusammenhang der Neurofibrillen von Nervenendungen mit den intraprotoplasmatischen Fibrillen von Ganglienzellen beobachten konnten, die den zweiten Synapsenpol bilden.

Das erste Element interneuronaler Synapsen wird also von der physiologischen Endigung der präsynaptischen Nervenfasern dargestellt, das heißt von dem Gebiet der Fasern, in welchem die Impulse freigesetzt werden und auf das intermediäre Element der Synapsen einwirken. Die physiologischen Endigung entspricht nicht nur den sogenannten anatomischen Endigungen, sondern auch noch einem mehr oder minder langen Abschnitt der Nervenfasern, dessen morphologische und strukturelle Merkmale es erlauben, ihm eine andere Funktion als den rein leitenden Abschnitten zuzuschreiben. Die physiologische Endigung ist enge mit dem Hüllplasmodium verbunden.

b) Das intermediäre Element der interneuronalen Synapsen.

Trotz der Meinung einiger Autoren (*Nonidez*, 1944; *Hillarp*, 1946) kann das Bestehen eines intermediären Synapsenelementes protoplasmatischer Natur nicht bestritten werden. Wenn wir die Unterschiede in ihren Ansichten beiseite lassen, beschrieben dieses *De Castro* (1930 bis 1946), *Boeke* (1929—1949), *Stöhr* (1941—1951), *Jabonero* (1949—1952), *Feyrter* (1951) usw. auf eine Art, die keinen Zweifel offen läßt. Wir konnten bestätigen, daß diese Vorstellung richtig ist (Abb. 21 bis 26). Der Fortschritt der anatomischen Untersuchungen erfordert, daß wir die synaptische Region, das heißt den Raum zwischen den beiden Synapsenpolen als ein physiologisch sehr wichtiges Gebiet betrachten (*Boeke*, 1942). Diese Region ist hoch organisiert und besitzt eine verwickelte Struktur. Man kann annehmen, daß die synaptische Übertragung ein komplexer Vorgang und andersartig als die „Weiterleitung" des nervösen Impulses entlang den Nervenfasern ist.

Hillarp (1946) beschrieb die Synapsen vegetativer Ganglien als einfache Kontakte zwischen den Endapparaten präganglionärer Nervenfasern und den Körpern von Ganglienzellen. Er leugnet das Bestehen einer intermediären Struktur oder Formation. *Nonidez* (1944) schrieb: „that assumption that it (die Synapse) is a highly organized intermediary formation with specific characteristics, does not rest on a histological basis" (S. 33).

Boeke (1942) hat darauf hingewiesen, daß „la synapse doit être une barrière de matière vivante, variable, étant à même de changer sa perméabilité. son pouvoir de laisser passer le courant électrique, le stimulus nerveux, étant à même de polariser le courant d'excitation, de l'affaiblir ou de le renforcer, d'exciter la sécretion des liquides stimulants, etc., comme on peut s'y attendre de toute matière vivante, du protoplasme" (S. 13). Diese Meinung wird auch von *Levi* (1947) geteilt.

Morphologie und Natur des intermediären Synapsenelementes waren Gegenstand zahlreicher Untersuchungen. *Boeke* (1942) gibt an, daß das Protoplasma der synaptischen Region ein Netz (periterminales Netzwerk) bildet, das wohl nervöser Natur, aber anderer Art als das Neuroplasma der beiden durch die Synapse verbundenen Elemente ist. Das genannte Netzwerk verbindet die Neurofibrillen der beiden nervösen Elemente. Die Weiterleitung des Impulses ist irgendwie an die lineare Anordnung der Mizellen des nervösen Protoplasmas gebunden. Das periterminale Netzwerk soll durch ein neurogliöses Netz verstärkt sein. In dieser Verstärkung sieht *Boeke* den unbestreitbaren Beweis für ein neurogliöses Zusammenwirken bei der Bildung einer echten Synapse. Trotzdem erscheint die Funktion der Neuroglia nicht sehr klar, da „with regard to the function of the neuroglia and its influence upon the nervous structures we must always bear in mind that we are here still standing on the threshold of an all but unknown territory, and it will take us years before we have definite results in this field of research" (1949, S. 29).

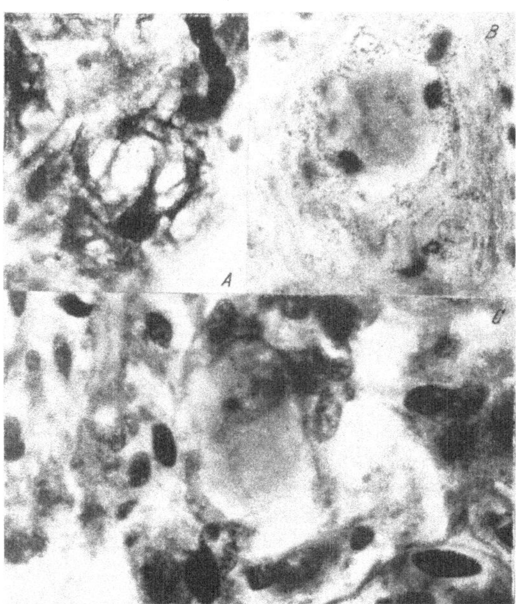

Abb. 26. Das gliöse Synzytium der Synapsen. *A* in spezifischer Färbung (menschlicher Magen). *B* Färbung des Chondrioms (Magen des Kaninchens). *C* unspezifische Färbung (menschliche Speiseröhre). Bielschowsky-Silbercarbonatmethode.

De Castro (1930 bis 1946) kommt zu ganz anderen Schlüssen: die terminalen Nervenfasern sind immer in das Protoplasma von Nebenzellen gliöser Natur eingebettet. Die Nervenendigungen sind von der Oberfläche des anderen Synapsenelementes immer durch einen kleinen Zwischenraum getrennt, der dem Protoplasma der Nebenzellen entspricht. Diese Theorie stimmt mit den Ansichten von *Noël, Coutteaux, Iwanaga* usw. über den Aufbau der motorischen Endplatten in der quergestreiften Muskulatur überein. Auch *De Castro* stellt sich ein funktionelles Mitwirken der Neuroglia an der Synapse vor. Er denkt aber, entgegen der Ansicht *Boekes*, daß die Leitfähigkeit nicht ausschließlich dem nervösen Protoplasma zukommt.

In der Theorie von *Boeke* stellt die Synapse ein Gebiet dar, in dem sich die beiden nervösen Pole vereinigen, während *De Castro* nur an eine Artikulation, an eine Verbindung zwischen zwei unabhängigen Elementen denkt. Die beiden einander widersprechenden Ausdrücke der

Synapsenlehre sind: Netzwerk, das verbindet *(Boeke)* und Barriere, die morphologisch trennt, aber physiologisch vereinigt *(De Castro).*

Kornmüller (1948) wies darauf hin, daß das gliöse Nebensynzytium eine besondere zyklische und spontane Aktivität zeigt. Dieses Synzytium soll für den automatischen Rhythmus verantwortlich sein, der aus den Kurven des Elektro-Encephalogrammes ersichtlich ist. Der Autor unterscheidet in den interneuronalen Verbindungen zwei Systeme: einerseits die „Innervation des gliösen Synzytiums", das sich wie eine Drüse verhält und deswegen rhythmische Tätigkeit zeigt; anderseits die echte Synapse, die durch das Eindringen nervöser Fibrillen in den Ganglienzellkörper dargestellt wird. Diese geistvolle Hypothese verdient besondere Beachtung, da sie erstmalig den Begriff der „Innervation" des gliösen Synzytiums einführt, eine Vorstellung, die unabhängig davon auch von *Jabonero* (1952) entwickelt wurde.

Feyrter (1951) schreibt: „Bei Anwendung besonderer Plasmafärbungen werden die ganglionären Synapsen vielmehr ebenso wie die peripheren Synapsen verkörpert durch ein kernhaltiges, plasmatisches, netzförmiges Synzytium, mit fadenförmigen und verästelten Elementen, und erst dieses kernhaltige plasmatische netzförmige Synzytium ist ein wahrhaft plastisches Erscheinungsbild. Die bisher geschilderten neurofibrillären Strukturen liegen in ihm wie eine Seele" (S. 124).

Rio Hortega (1942) beschrieb eine anatomische und funktionelle Einheit (das Neuro-Glion), deren Bestehen zugestimmt werden kann, wie immer man zur Neuronenlehre steht.

Als erstes müssen wir die Morphologie des intermediären Synapsenelementes behandeln. Es ist nur mit einer geeigneten Technik darzustellen. *Feyrter* (1951) gelang es, das Protoplasma des gliösen Synzytiums, ohne vorher zu fixieren, mit seiner Hämatoxylin-Einschlußmethode zu färben. Die Abb. 41 und 43 seiner Monographie (1951) sind besonders deutlich. Eine gute Darstellung dieser Elemente erreicht man aber nur mit den Methoden von *Rio Hortega* zur Imprägnation der Oligodendroglia oder der protoplasmatischen Neuroglia. Mit dieser Technik — wir haben sie beschrieben — erzielt man schöne Färbungen (Abb. 26); man muß aber im Auge behalten, daß diese Imprägnationsart sehr ungleichmäßige Resultate gibt.

Unsere Präparate zeigen die gleichen Neben„zellen", die schon von *Rio Hortega* und *Prado* (1941, 1942) und von *De Castro* und *Sala* (1941) beschrieben wurden. Auch *Kuntz* und *Sulkin* (1947) haben sie, aber unvollständiger, gefärbt. Letztere Autoren zeigten, daß die Ganglienzellen ganz von einem gliösen Mantel umgeben sind, der nur von den Ausläufern der Nervenzellen durchzogen wird.

Die Abb. 26 *A* zeigt das Aussehen der gliösen Nebenelemente in den intramuralen Ganglien des menschlichen Magens. Wenn man überhaupt von Zellen sprechen will, wird man notwendigerweise zugeben müssen, daß diese durch Anastomosen stark untereinander zusammenhängen. Sie stellen tatsächlich ein Synzytium dar, wie *Stöhr* sehr treffend gezeigt hat, und bilden um jede Ganglienzelle ein Netzwerk oder einen Korb. Manchmal sieht man, daß die dickeren Protoplasmazüge des Synzytiums durch zarte Lamellen miteinander verbunden sind. Diese werden bei den

6*

Manipulationen der Färbung leicht zerrissen. Es lassen sich keine Zell-grenzen darstellen. An Hand gut gefärbter Präparate kommt man zu dem Schluß, daß alle freien Räume der Ganglien vom Nebensynzytium eingenommen werden. Seine reichliche Ausbildung zeigen die Abb. 21, 23 und 26.

Es gibt in den Ganglien zwei Arten von Gliazellen: das gliöse Neben-synzytium im engeren Sinne, das einen „gliösen Mantel" *(De Castro)* um die Körper der Ganglienzellen bildet (und deswegen dem „Hüll-plasmodium" von *Stöhr* entspricht); es findet sich auch in den Ab-schnitten der Ganglien, in welchen präsynaptische Nervenfasern und Dendriten von Ganglienzellen liegen, also in Gebieten, die manchmal von den Ganglienzellkörpern sehr weit entfernt sind (Abb. 21 *B*). Die anderen Elemente finden sich in den interstitiellen Räumen der Ganglien. sind mit langen Ausläufern versehen und treten zu den Nervenfasern in Beziehung (Schwann-ähnliche Elemente, „elementos schwanoides"). Wir halten die Meinung von *Ortiz Picon* (1949) für nicht richtig. Er versichert, daß die beiden Gliazellarten einfach morphologische Anpas-sungen an die gleiche Funktion sind. Wir glauben im Gegenteil, daß das gliöse Nebensynzytium, das heißt das intermediäre Element der Synapsen aktiv an Vorgängen der nervösen Erregungsüberleitung teil-nimmt; den Schwann-ähnlichen Elementen kommt dagegen eine isolie-rende Aufgabe, ähnlich der Funktion der Schwannschen Zellen oder des Schwannschen Synzytiums zu.

Die spezifische Färbung des gliösen Nebensynzytiums kann nicht zum Studium der Beziehungen zwischen den drei Synapsenelementen dienen. Dazu können nur Präparate verwendet werden, in denen die nervösen Elemente gut gefärbt sind.

In der Abb. 23 *B* sieht man die Endkeule einer präsynaptischen Ner-venfaser in das Nebenprotoplasma eingebettet. Ein Kern dieses Syn-zytiums liegt in unmittelbarer Nähe der Keule. Dieses Bild könnte als Beweis für die These *De Castros* über die Tripolarität der interneuro-nalen Synapsen dienen, das heißt für die Einschaltung einer gliösen Barriere zwischen die beiden nervösen Pole.

Die Abb. 24 *B* zeigt die Anordnung des gliösen Synzytiums um eine Ganglienzelle. Aus Abb. 26 *C* sind die gleichen Verhältnisse vollstän-diger zu ersehen. Man erkennt, daß zwei verschiedene Kernarten vor-kommen, die wahrscheinlich den beiden oben gezeigten Abarten der Nebenelemente entsprechen.

Die Abb. 24 stellt das Aussehen von Kernen und Protoplasma des gliösen Synzytiums und dessen Beziehungen zu den präterminalen Ner-venfasern dar. Aus Abb. 21 *B* ist die Anhäufung zahlreicher Kerne des Nebensynzytiums in einem Gebiete, in dem sich auch zahlreiche Elemente der beiden Synapsenpole ansammeln, ersichtlich.

Das Problem der anatomischen Beziehungen präganglionärer Nerven-fasern zu dem Protoplasma der Nebengliazellen und die sich daraus ergebenden histophysiologischen Ableitungen haben grundsätzliche Be-deutung. Die strukturelle Verwickeltheit der interneuronalen Synapsen gestattet jedoch nicht, zu zufriedenstellenden Schlußfolgerungen zu kommen, denn je nach der Meinung des einzelnen Autors kann Verschiedenes aus den Präparaten abgelesen werden. Es ist daher günstig, das Problem an einfacher gebauten Synapsen zu studieren, die eventuell Schlußfolgerungen erlauben, welche nicht von theoretischen Vorurteilen beeinflußt werden. Aus diesem Grund werden wir den Aufbau der sensiblen Synapsen ausführlicher behandeln.

Wir müssen noch ein anderes Problem aufwerfen: Welcher Art sind die Beziehungen des gliösen Synzytiums zu den Ganglienzellen, die den zweiten Pol der interneuronalen Synapsen bilden? Müssen wir eine Kontinuität zwischen beiden Protoplasmen oder eine Vereinigung der Neurofibrillen der beiden nervösen Pole durch das Synzytium hindurch annehmen? Oder dürfen wir schließlich der Vorstellung einer anatomischen Unabhängigkeit des gliösen Synzytiums von den Ganglienzellen zustimmen?

De Castro (1946) hat darauf verwiesen, daß die Dendritlamellen von intramuralen Ganglienzellen im Hundeösophagus sich nach Art von Kondensatorplatten zwischen zwei Lamellen aus gliösem Protoplasma einschieben. Doch ist die Abb. 13 seiner Arbeit (1946) in dieser Hinsicht nicht sehr beweiskräftig. Die Neurofibrillen der Dendritlamellen enden nicht innerhalb eines vollständig umgrenzten Gebietes. Sie ziehen vielmehr weiter und werden immer blasser, bis sie verschwinden. Dieses Bild stimmt mit den von *Stöhr* (1948) gezeigten vollkommen überein. In der genannten Abbildung *De Castros* kann man das Bestehen eines Zusammenhanges nach Art eines periterminalen Netzwerkes *(Boeke)* nicht ausschließen; denn der mutmaßliche Höhenunterschied von 1,5 μ beim Wechseln der Scharfeinstellung von den Dendriten auf das gliöse Protoplasma scheint uns kein genügender Grund zu sein, um die vollständige Unabhängigkeit dieser beiden Bildungen voneinander nachzuweisen. Es ist möglich, daß *De Castro* mit dieser Abbildung einen Beweis erbracht hat, den wir bis jetzt in *Boekes* eigenen Abbildungen nicht fanden.

Die Abb. 21 *B* zeigt eine Ganglienzelle mit einem langen Stiel oder Ausläufer, der mit einer großen Dendritlamelle endet. Es war nicht möglich, die Beziehungen zwischen der Dendritlamelle und dem gliösen Synzytium in der Mikrophotographie deutlich abzubilden. Bei der Durchmusterung des **Präparates konnten** wir uns aber nicht davon überzeugen, daß beide Elemente vollkommen unabhängig voneinander sind. Die Abb. 24 *A* stellt ein anderes Beispiel für diese Schwierigkeit dar. Ein Abschnitt des Nebensynzytiums scheint mit einem Dendriten verbunden zu sein und trotz sorgfältigen Studiums gelingt es nicht, darüber zu einem endgültigen Schluß zu kommen. Es kann sich um eine einfache Überlagerung zweier verschiedener Elemente, aber auch um eine Verschmelzung handeln, wie sie bei retikulären Endigungen präganglionärer Fasern unbestreitbar nachzuweisen ist.

Die Auslegung dieser Bilder bietet die größten Schwierigkeiten. Jede Ansicht über dieses Problem ist stark mit theoretischen Vorurteilen beladen. Wir glauben trotz der angedeuteten Schwierigkeiten, daß echte anatomische Unabhängigkeit besteht. Aber wir sind nicht in der Lage, dies sachlich zu beweisen.

Die Mikrophotographien *C* und *D* scheinen beweiskräftiger zu sein. Man muß aber bedenken, daß es sich in diesem Fall um eine mehr „selektive", das heißt unzureichende Färbung handelt, da das Protoplasma der Nebenelemente nur angedeutet ist. Wie es schon einige Autoren bei anderen Gelegenheiten getan haben, müssen auch wir die Gefahr solcher „selektiver" Färbungen betonen. Wenn sie auch ausreichend sein mögen, um schematische Vorstellungen zu erwerben, können sie doch die tatsächlichen Verhältnisse gänzlich verfälschen. Aus diesem Grund muß die wirkliche Lösung des angeschnittenen Problemes noch in Schwebe bleiben.

Imprägnationen zur Darstellung des Chondrioms des Nebensynzytiums können zeigen, daß zwischen diesem Synzytium und den Ganglienzellen, die den zweiten Synapsenpol bilden, kein Zusammenhang besteht (Abb. 26 *B*). Gleichzeitig weist das reich entwickelte Chondriom darauf hin, daß das gliöse Nebenprotoplasma aktiv in die Vorgänge der synaptischen Erregungsübertragung eingreift; denn wie *Boeke* (1942) und *Noël* (1945, 1950) zeigten, ist ein stark ausgebildetes Chondriom ein Hinweis auf bedeutenden Stoffwechsel.

Es mag widersinnig scheinen, daß wir wohl die Verschmelzung des Protoplasmas des gliösen Synzytiums mit dem Neuroplasma präsynaptischer Nervenfasern zugeben, dagegen aber die Unabhängigkeit des Synzytiums von den Ganglienzellen des zweiten Synapsenpoles verfechten. Wir wollen jedoch darauf hinweisen, daß im ersten Fall die Vereinigung durch das Eindringen der Fasern in das Synzytium entsteht. Diese Beziehungen ergeben sich aber im zweiten Falle nicht. Auch Kollateraläste der Neurite intramuraler Ganglienzellen dringen in das Synzytium ein und vereinigen sich mit ihm.

c) Das dritte Element der interneuronalen Synapsen: das zweite nervöse Element.

Die Dendriten von Ganglienzellen stellen die zahlreichsten und beständigsten Bestandteile vegetativer Ganglien dar, die zum ersten nervösen Synapsenpol in Beziehung treten. Wie *De Castro* (1923—1942) nachwies, kommen in intramuralen und auch in extramuralen vegetativen Ganglien hauptsächlich axo-dendritische Verbindungen vor. *Hillarp* (1946) gelang es nicht, diesen wichtigen Beziehungstypus zu beobachten. Es gibt aber scheinbar auch axo-somatische Verbindungen.

Erwägt man die Schlußfolgerungen, zu denen wir weiter unten bei der Analyse der Histophysiologie der Synapsen kommen werden, wird man diese einfachen Vorstellungen verlassen müssen. Man kann nicht sensu strictu von axo-somatischen oder axo-dendritischen Verbindungen sprechen, wenn jeder direkte Konnex zwischen beiden nervösen Elementen fehlt. Die präsynaptischen Fasern verbinden sich morphologisch (und auch funktionell) und ausschließlich mit dem gliösen Synzytium. Es findet keine direkte Übertragung der nervösen Erregung vom ersten zum zweiten Pol statt. Deswegen sind alle Synapsen in den Ganglien diffuse Synapsen. Vorstellungen „lokalisierter“ Art müssen vollständig aufgegeben werden.

Stöhr (1948) zeigte, daß sich an den Dendritlamellen die Neurofibrillen in das Terminalreticulum fortsetzen. Wir haben im vorstehenden Abschnitt darauf hingewiesen, daß manche Bilder zugunsten der Ansicht *Boekes*, das heißt für einen Zusammenhang der Neurofibrillen von Ganglienzellen mit einem sehr zarten periterminalen Netzwerk sprechen, das im Protoplasma der Nebenelemente liegt. Wir fanden aber keinen schlüssigen Beweis für das Bestehen eines Terminalreticulums der von *Stöhr* definierten Art. Nach dem Aussehen unserer Präparate scheint es uns sehr schwierig, einen neurofibrillären Zusammenhang zwischen den verschiedenen Elementen zuzugeben, welche die vegetativen Ganglien aufbauen.

Wir können anderseits auch die These von einem neurofibrillären vegetativen System nicht verteidigen. Wir geben das Bestehen von Vereinigungen verschiedener Bestandteile zu, glauben aber, daß man die virtuelle oder potentielle Unabhängigkeit der Nervenzellen in den Ganglien noch immer vertreten kann. Auch wenn wir hauptsächlich „selektiv“ gefärbte Präparate beiseite lassen, müssen wir annehmen. daß die Ganglienzellen wenigstens in gewisser Hinsicht Grundeinheiten des anatomischen und physiologischen Aufbaues vegetativer Ganglien darstellen. Wir sind von einer starr ausgelegten Neuronenlehre ebenso weit wie von einer nicht weniger dogmatischen Kontinuitätstheorie entfernt.

2. Die Arten der interneuronalen Synapsen.

De Castro (1930) beschrieb drei Synapsentypen: die rein somatischen, die von den präsynaptischen Nervenfasern und dem Ganglienzellkörper gebildet werden; die somato-dendritischen, also Synapsen, bei welchen das Neuron von den Endaufzweigungen eines oder mehrerer Dendriten einer anderen oder mehrerer anderer Nervenzellen umhüllt wird (perizelluläre Dendritkörbe von *Cajal*); schließlich die rein dendritischen Synapsen, bei welchen die präsynaptischen Fasern nur zu den Dendriten einer oder mehrerer Ganglienzellen in Beziehung treten. Die erste Abart (die seltenste) soll von den perizellulären Fibrillenknäueln dargestellt werden. Der zweite Typus ist dynamischer Art, da sich die Nervenfaser zu zwei oder mehr Neuronen in Beziehung setzt, von denen eines durch den Zellkörper, die anderen durch Dendriten repräsentiert werden. Die dritte Synapsenart findet sich in den Dendritgestrüppen oder in den sogenannten „Rezeptorenplatten“ (placas receptoras) von *De Castro*.

Bullon und *Lamas* (1949) beschreiben beim Hunde zwei Synapsentypen in den intramuralen Ganglien der Speiseröhre und des Magens: die zentralen Synapsen, die von den anatomischen Endstrecken der Nervenfasern und von den im Mittelteil der Ganglien liegenden Nervenzellen aufgebaut werden und die peripheren Synapsen, welche die präterminalen Abschnitte der Nervenfasern mit den Nervenzellen bilden.

die in der Peripherie der Ganglien gelegen sind. Die erste Art soll als eine sehr enge Vereinigung der beiden Pole ohne Zwischenschaltung von gliösem Protoplasma zu betrachten sein; dagegen beobachtet man in den peripheren Synapsen eine außergewöhnliche Fülle von Nebenelementen. Trotz der Einengung der zentralen Synapsen, in denen eine Nervenfaser mit einer einzigen oder nur mit wenigen Ganglienzellen in Beziehung tritt, sollen nach Ansicht von *Bullon* und *Lamas* alle Synapsen in vegetativen Ganglien immer diffuse Synapsen in dem von *De Castro* angegebenen Sinne sein.

Bei analytischer Betrachtung dürfen wir denken, daß dort, wo die anatomische Endigung einer präganglionären Nervenfaser liegt, die nervöse Erregung freigesetzt werden kann. Wir sind also zur Annahme berechtigt, daß in normalen Ganglien das Vorhandensein einer dieser Endigungen genügt, um das Bestehen einer Synapse anzuzeigen. Da eine einzelne dieser Verbindungen für sich allein aber zur Aufrechterhaltung der Funktion nicht genügt, nennen wir sie „synaptisches Element" oder „Elementarsynapse" (elemento sináptico, sinapsis elemental). Tatsächlich wird eine echte Synapse von einer Anzahl synaptischer Elemente aufgebaut, von einer „Synapsenreihe" (escala sináptica) im Sinne von *Lorente de No*.

Eine Elementarsynapse wird also von einem oder von mehreren Ästen präganglionärer Nervenfasern, von einem Segment oder Abschnitt des Zellkörpers oder der Dendrite einer Nervenzelle und von einem größeren oder kleineren Gebiet des Nebensynzytiums gebildet. Die Abb. 23 *B* zeigt deutlich die drei Bestandteile einer Elementarsynapse: eine Endkeule, die sehr nahe der Oberfläche eines Ganglienzellkörpers in das gliöse Synzytium eingebettet ist. In diesem Fall erscheint, um das Bild noch eindrucksvoller zu machen, der Kern des Nebensynzytiums zwischen die beiden nervösen Pole eingeschoben. Die Abb. 25 gibt ein anderes Beispiel für diese Art synaptischer Elemente. Die Elementarsynapsen des Typus „A" sind also durch die Endigung präsynaptischer Fasern in unmittelbarer Nähe des Körpers oder der Dendrite einer Ganglienzelle gekennzeichnet. Sie entsprechen im Aufbau den „zentralen Synapsen" von *Bullon* und *Lamas*, doch müssen wir betonen, daß sie nicht nur in der Mitte, sondern auch in der Peripherie der Ganglien vorkommen.

Die Elementarsynapsen des Typus „B" zeichnen sich durch die Vereinigung verschiedener, langer oder mittellanger Dendriten mit den Endungen präsynaptischer Nervenfasern in Gebieten aus, die mehr oder weniger weit vom Zellkörper entfernt sind. Eine Synapse dieser Art erscheint in der Abb. 21 *B* dargestellt. Die gliösen Elemente bilden dabei nicht die unmittelbare Hülle der Ganglienzellen; sie liegen vom gliösen Mantel der an der Synapse teilnehmenden Zellen weit entfernt.

Die Elementarsynapsen vom Typus „C" werden durch perizelluläre Fibrillenkörbe dargestellt. Die Abb. 21 *A* zeigt dafür ein Beispiel. Diese Synapsen — sie werden von vielen Autoren zugegeben — scheinen uns keine physiologische Bedeutung zu besitzen. Wie wir weiter oben zeigten, haben uns unsere jüngsten Beobachtungen davon überzeugt, daß die Perizellularknäuel pathologische Bildungen sind.

Es erweist sich in den intramuralen Ganglien des Verdauungstraktes als sehr schwer zu bestimmen, ob die Fasern, die zur Bildung verschiedener „synaptischer Elemente" beitragen, präganglionäre Fasern oder im Gegenteil Neurite oder Neuritkollateralen von Nervenzellen des gleichen oder anderer benachbarter Ganglien sind. *Jabonero* (1952) gelang es, einige Bilder zu beobachten, in denen die Teilnahme solcher Neurite unbestreitbar war.

Es muß außerdem noch eine andere Abart von Elementarsynapsen beachtet werden, die von dem präterminalen Abschnitt einer in unmittelbarer Nähe einer Ganglienzelle vorbeiziehenden Nervenfaser gebildet wird. Die Abb. 24 und 25 zeigen zwei demonstrative Beispiele. Eine einzige Faser kann in ihrem präterminalen Gebiet zur Bildung eines oder mehrerer synaptischer Elemente des Typus „D" und mit ihrer Endigung oder mit den Endungen ihrer Kollateraläste zur Errichtung einer oder mehrerer verschiedener Elementarsynapsen der Typen „A" und „B" beitragen.

Derart gehören trotz der wenigen anatomischen Endungen, die in intramuralen vegetativen Ganglien bestehen, zu jeder Ganglienzelle zahlreiche synaptische Elemente (vornehmlich des Typus „D"). Es entsteht so eine verwickelte Vorrichtung, die zur wirkungsvollen Erregungsübertragung vielleicht als Ganzes nötig ist. Alles in allem gehört zu jeder Ganglienzelle eine verschieden zusammengesetzte „Synapsenreihe".

Das Merkmal der oben beschriebenen synaptischen Elemente ist, daß in allen Fällen die terminalen oder präterminalen Nervenfasern in der Nähe des Zellkörpers oder nahe bei Dendriten liegen. Darüber hinaus gibt es auch noch andere, viel kompliziertere Synapsentypen, in denen die präterminalen Abschnitte (und manchmal auch die anatomischen Endigungen) der Nervenfasern nicht zu einer bestimmten Ganglienzelle in Beziehung treten. Diese Synapsen werden von Nervenfasern gebildet, die in das gliöse Synzytium eingebettet sind. Die Impulse dieser Fasern können sich auf eine große Zahl von Ganglienzellen übertragen, da ihre Einwirkung auf das gliöse Synzytium und dessen darauf folgende Reaktion, wie wir weiter unten noch zu besprechen haben, weite Gebiete des **Ganglions erregen können. Das sind die echten „diffusen Synapsen".** Sie haben ein anatomisch nur wenig bestimmbares Substrat.

In vielen Fällen zeigt sich, daß im gleichen Abschnitt des Ganglions verschiedene Nervenfasern unterschiedlicher Natur (präganglionäre Fasern, Axone von Nervenzellen des Ganglions, Kollateralen beider Faserarten) und auch Dendrite sehr verschiedener Ganglienzellen zusammentreffen. Diese beiden komplexen Synapsenpole vermischen sich regellos im gliösen Synzytium. Man kann also nicht von einer Einschaltung des gliösen Elementes zwischen die beiden Pole der Elementarsynapsen sprechen. Man muß eher an ein Treffen aller dieser Synapsenelemente zu funktioneller Zusammenarbeit denken.

In Übereinstimmung mit den Ideen von *Kornmüller* (1948) und von *Jabonero* (1952) können wir annehmen, daß die Freisetzung der nervösen Erregung an einer anatomischen Endigung präganglionärer Fasern eine Reaktion des gliösen Synzytiums auf ähnliche Weise hervorruft, wie wir sie beim distalen nervösen Synzytium zeigten. Diese Reaktion wird ein mehr oder minder großes Gebiet des gliösen Synzytiums betreffen. Auf diese Weise werden auch Ganglienzellen, die von einer anatomischen Endung oder vom präterminalen Abschnitt präsynaptischer Fasern vielleicht weit entfernt sind, erregt. Diese Verhältnisse wollen wir mit dem Worte „diffuse Synapse" ausdrücken.

3. Allgemeine Betrachtungen über die interneuronalen Synapsen.

Die interneuronale Synapse ist, wie wir zeigten, eine sehr verwickelte Vorrichtung. Sie wird von zwei nervösen Polen und von einem intermediären Element gebildet. Die Untersuchungen von *Trostanetzky* (1929), *Ortiz Picon* (1932), *Rio Hortega* und *Prado* (1941, 1942), *Rio Hortega, Polak* und *Prado* (1942), *De Castro* und *Sala* (1941), *De Castro* (1942, 1946), *De Castro* und *Herreros* (1945), *Kuntz* und *Sulkin* (1947), *Jabonero* (1949—1952) und *Feyrter* (1951) scheinen die Natur des intermediären Elementes geklärt zu haben. Es handelt sich in vegetativen Ganglien um ein Synzytium gliöser Elemente und in den nervösen Zentren um ein Synzytium aus Oligodendroglia (*De Castro*, 1942, 1946).

Wenn sich die Theorie von *De Castro* über den anatomischen Aufbau der Synapsen auch als sehr treffend erwiesen hat, unterlief dem Autor doch ein schwerer Fehler, denn er beschreibt die gliösen Nebenelemente in vegetativen Ganglien als „interstitielle Zellen". Bekanntlich kommen auch in intramuralen Ganglien „interstitielle Zellen" vor. *Cajal* (1904) hat dies nachgewiesen und *Tinel* (1937) und *Jabonero* (1951, 1952) konnten es bestätigen. Diese Gebiete des distalen nervösen Synzytiums haben aber nichts mit dem gliösen Nebensynzytium in intramuralen Ganglien gemein. Ein Schüler von *De Castro* (*Bullon*, 1952) gibt an, daß sich das gliöse Synzytium oder die gliösen Zellen nicht mit der Methylenblaumethode färben, die *De Castro* (1942) zur Darstellung der Morphologie von „Nebengliazellen" in Ganglien verwendete. *De Castro* hat, vielleicht von seinem Entschluß geleitet, den Begriff eines nervösen Synzytiums ganz auszumerzen, zwei ganz verschiedene Elemente zusammengeworfen (das nervöse und das gliöse Synzytium der Ganglien). Tatsächlich gelang es *De Castro* (1942 bis 1946) nicht, das Protoplasma des gliösen Synzytiums — außer Bruchstücken um die Kerne herum — zu färben. Es ist aber trotzdem interessant, wie es ihm gelang, auf Grund einiger unvollständiger und irrtümlich gedeuteter Bilder eine treffende Hypothese auszuarbeiten.

Wenn es auch gewisse zweifelhafte Bilder gibt, konnten wir uns doch vom Bestehen eines Reticulums nicht überzeugen, das die Neurofibrillengeflechte der beiden Synapsenpole verbindet. Da alle Spalträume der Ganglien von einer gliösen Protoplasmamasse erfüllt sind, in der auch die präsynaptischen Nervenfasern eingebettet liegen, müßte jedes derartige Netzwerk das Protoplasma des Nebensynzytiums durchsetzen. Wir konnten davon in unseren Präparaten nichts sehen, geben es aber als möglich zu. Wie wir schon feststellten, könnten nämlich die von

De Castro gezeigten Bilder (Zeichnungen nach Präparaten seines Schülers *Bullon*) ein Argument zugunsten der Ideen *Boekes* liefern. Vorläufig halten wir uns an die Vorstellung einer anatomischen Unabhängigkeit der beiden Synapsenpole, obschon wir davon überzeugt sind, daß der erste (Endigung der präsynaptischen Fasern) durch ein echtes periterminales Netzwerk enge mit dem gliösen Synzytium verbunden ist. In den interneuronalen Synapsen findet man — wie *Boeke* zeigte — den unbestreitbaren Beweis für ein anatomisches und funktionelles Mitwirken der Neuroglia an den Funktionen des Nervensystems.

Der von den präsynaptischen Nervenfasern freigesetzte nervöse Impuls wird nicht unmittelbar auf die Neurone des zweiten Synapsenpoles übertragen. *De Castro* (1942) denkt, daß nicht nur das nervöse Protoplasma zur Weiterleitung nervöser Erregungen fähig ist; diese Eigenschaft soll auch dem gliösen Protoplasma zukommen. Wir stimmen *Boeke* vollkommen zu, wenn er feststellt, daß nur das Neuroplasma leitfähig ist und halten die Ansicht *De Castros* für eine Idee ohne Grundlage. Da, auf Grund vergleichender Untersuchungen an verschiedenen Synapsenarten (s. S. 133 ff.), das gliöse Nebenprotoplasma als das einzige Element betrachtet werden muß, das den spezifischen Anreiz zur Erregung neuer Aktionsströme in nervösen Zellen und Fasern bewirken kann, glauben wir an eine ganz andere Aufgabe des gliösen Synzytiums. Das nervöse Protoplasma würde danach die Impulse, welcher Art sie auch sein mögen (siehe die sensiblen Synapsen), nicht direkt aufnehmen können. Es bedarf immer der Zwischenschaltung eines intermediären Elementes. Diese These wurde von *De Castro* (1949) für die Chemorezeptoren des Karotidenknötchens und von *Jabonero* (1952) für alle Synapsen im Bereiche des Territoriums mit Neuronenarchitektur des Nervensystems aufgestellt.

Der Anfangsprozeß des synaptischen Überleitungsmechanismus spielt sich an der physiologischen Endigung der Nervenfasern ab und wird durch einen Vorgang repräsentiert, den wir, ohne zu wissen worin er besteht, „Freisetzung" der nervösen Erregung nennen. Man kann aus den morphologischen und strukturellen Merkmalen dieser Gebiete unmittelbar ablesen, daß diese Freisetzung sich nicht nur an der anatomischen Endigung, sondern auch im präterminalen Abschnitt der Nervenfaser vollzieht.

Die nervösen Fasern sind im Bereich ihrer physiologischen Endigungen enge mit dem gliösen Nebenprotoplasma auf diese Weise verbunden, daß beide Elemente sich gegenseitig beeinflussen. Die elektrische Reizung der präsynaptischen Nervenfasern ruft starke Veränderungen des intermediären gliösen Protoplasmas hervor (*Kuntz* und *Sulkin*, 1947) und diese Veränderungen bewirken ihrerseits wieder, dort, wo er besteht, andere, gut bekannte Störungen des metaterminalen Apparates.

Der freigesetzte nervöse Impuls wirkt also unmittelbar auf das gliöse Nebenprotoplasma der Synapsen ein. In diesem Sinne können wir, wie es *Kornmüller* (1948) tat, von einer „Innervation" des Hüllplasmodiums sprechen. Die nervöse Erregung durchsetzt nicht einfach das gliöse

Protoplasma. Die synaptische Überleitung ist etwas verwickelter als das von *De Castro* ersonnene einfache Schema.

Der nervöse Impuls übt auf das Protoplasma des intermediären gliösen Synzytiums einen ähnlichen Einfluß aus wie auf das granulierte Protoplasma der motorischen Endplatte bei der Innervation des quergestreiften Muskels. Die synaptische Überleitung erweist sich also als ein sehr komplexer Vorgang: Freisetzung der nervösen Erregung und ihre Aufnahme durch das Protoplasma des gliösen Nebensynzytiums; in diesem werden dadurch Reaktionen hervorgerufen; schließlich entsteht ein spezifischer Reiz, der eine Reaktion seitens des Neuroplasmas des zweiten Synapsenpoles zu entfesseln vermag.

Das alles sind einfach Worte, die wir benützen, weil wir das Wesen der Vorgänge nicht kennen. Wir wissen nicht, worin der durch die Reaktionen des gliösen Synzytiums hervorgerufene Reiz besteht. Wir dürfen aber, da das Chondriom des Synzytiums reich entwickelt ist *(Noël, Boeke, Jabonero)*, denken, daß es sich um einen „bereitenden" (im weiten Sinne drüsenartigen) Vorgang handelt. Vielleicht ist seine unmittelbare Folge die Bildung oder Freisetzung des Azetylcholins. Wie *Noël* (1949) und *Jabonero* (1952) feststellten, ist jedenfalls der vom gliösen Synzytium erzeugte und vom zweiten Synapsenpol aufgenommene Impuls ein anderer (vielleicht sogar andersartiger Natur) als die von der physiologischen Endung präsynaptischer Fasern freigesetzte Erregung. *Noël* (1949) drückte sehr gut diese Vorstellung aus. Er sagte, daß der nervöse Impuls bei jeder synaptischen Unterbrechung erneuert und verändert wird.

Man kann den Nervenfaserendigungen nicht länger die Fähigkeit zur Bildung gewisser Stoffe zuschreiben. Wie *Tusques* (1949) sehr treffend zeigte, scheint das auf Leitfunktionen spezialisierte nervöse Protoplasma für Sekretionsaufgaben untauglich zu sein.

Eccles (1936), *Lorente de No* (1938) und *Chauchard* (1947) gaben an, daß das Azetylcholin nicht als der chemische Übertragungsstoff in interneuronalen Synapsen betrachtet werden kann. *Duensing* (1947) nimmt dagegen an, daß die Aufgabe dieser Substanz die Überleitung der nervösen Erregung an der motorischen Endplatte ist. Das Problem wird noch verwickelter, wenn wir die chronaxiometrischen Untersuchungen an Ganglienzellen von *Chauchard* (1947) in Rechnung stellen. Der Autor spricht dem Azetylcholin die Rolle des chemischen Übertragungsstoffes ab und schreibt ihm in diesen Synapsen eine grundsätzliche Aufgabe, ähnlich der eines nikotinartig wirkenden Stoffes zu.

Wir wollen die Diskussionen der Physiologen über den Mechanismus der Synapsenüberleitung (elektrisch, chemisch oder gemischt) beiseite lassen, da diese Frage mit den Untersuchungsmethoden der Anatomie nicht beleuchtet werden kann. Doch kann man annehmen, daß die Anwesenheit von Azetylcholin während oder nach experimenteller synaptischer Überleitung eine gewisse Anzahl von Synapsen auszeichnet. Sie gehören alle zum Territorium mit Neuronenarchitektur des Nervensystems. In interneuronalen Synapsen, in der motorischen Endplatte, in sensiblen Endkörperchen usw. stellt das Azetylcholin zusammen mit ihrem anatomischen Aufbau ein spezifisches Merkmal dar. Aus den oben

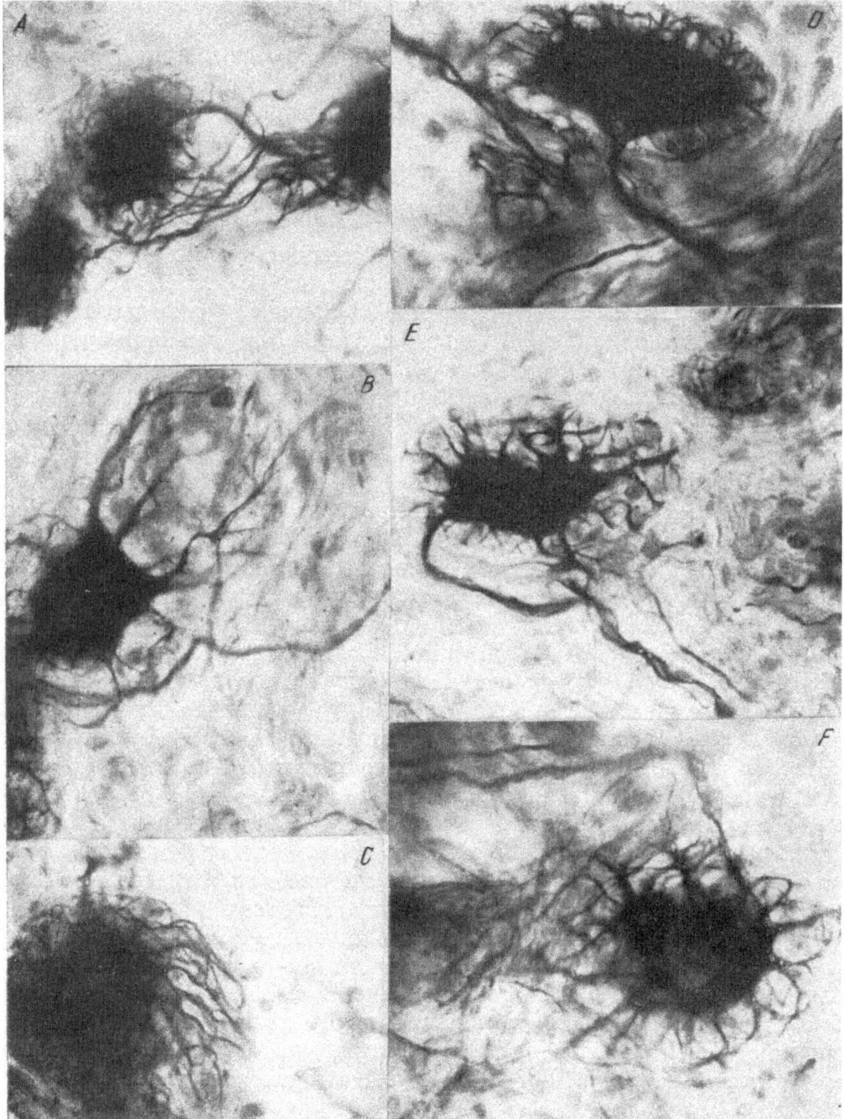

Abb. 27. Beispiele für Ganglienzellen vom Typus I nach *Dogiel* aus der Speiseröhre. *A* Dendrito-Dendrit-Verbindungen. *B* Somato-Dendrit-Verbindungen. (Erklärung im Text.) Mensch. Bielschowsky-Silbercarbonatmethode.

angedeuteten Gründen müssen wir trotz der Meinung von *Lorente de No*, die Lemmoblasten seien zur Bildung des Azetylcholins unfähig, annehmen, daß das gliöse Synzytium das geeignetste Element zur Produktion dieser Substanz ist, gleichgültig, was seine Rolle bei den Vorgängen der Erregungsübertragung ist.

Die Methoden der mikroskopischen Anatomie des Nervensystems gestatten es nicht, weiter in der Analyse des anatomisch-physiologischen Aufbaues der Synapsen vorzudringen. Wir wollen schließlich noch darauf hinweisen, daß das Konzept der „Synapse" ein physiologisches und vom anatomischen Aufbau unabhängig ist. Das Bestehen von physiologischen Unterbrechungen bei der Weiterleitung der nervösen Erregung scheint nicht bestritten werden zu können; das anatomische Substrat dieser Unterbrechung kann dagegen verschiedenartig aufgefaßt werden.

Manche Autoren, Vertreter der Neuronenlehre, bedienen sich offenkundig unzureichender Darstellungsmethoden. Es ist nicht daran zu zweifeln, daß ihre Beschreibungen und Abbildungen genau ihren Präparaten entsprechen, doch zeigt schon die Anwendung von Imprägnationstechniken mit reduziertem Silber, der Golgi- und Methylenblaumethode, bei voller Kenntnis ihrer Unzulänglichkeit, den Wunsch der Autoren, im Irrtum zu beharren. Das Bestehen einer sehr zarten Struktur, heiße es nun periterminales Netzwerk oder Terminalreticulum, kann nicht bestritten werden. Die Diskussion muß sich auf die Beziehungen dieser zarten Struktur zu den übrigen Elementen beschränken. Dieses Problem kann verschieden ausgelegt werden. Es ist mit den heute verwendeten Methoden kein objektiver Nachweis möglich, ob das periterminale Netzwerk auf das Protoplasma des Nebensynzytiums begrenzt ist, oder ob es mit den Neurofibrillen des zweiten Synapsenpoles anastomosiert. Die von *Boeke* angenommene Kontinuität geht zum Beispiel aus den Illustrationen seiner Arbeiten nicht mit unwiderlegbarer Sicherheit hervor. Es handelt sich nur um *eine* Auslegung sehr schwer zu beurteilender Bilder. Wenn wir uns nicht unbedingt der Ansicht *Boekes* anschließen, so beruht das auf Beobachtungen und Ausdeutungen einer Reihe von Bildern, die uns, unserer Meinung nach, zum Festhalten an der oben dargelegten These berechtigen. Wir glauben aber nicht im entferntesten, daß unsere Auslegung irgendeine andere ausschließt. Wir sind überzeugt, daß die Vorstellungen von *Boeke* und *Stöhr* ebenfalls zu den von uns formulierten Schlußfolgerungen führen.

Wir sind von einer zufriedenstellenden Lösung der Frage nach dem anatomischen und physiologischen Aufbau der Synapsen noch immer sehr weit entfernt. So lange die Probleme nicht ganz geklärt sind, müssen wir an der wohlbegründeten Vorstellung einer anatomischen und physiologischen Mitwirkung der Neuroglia am Aufbau der Synapsen und an den Vorgängen der Erregungsübertragung festhalten.

4. Die Ganglienzellen vom Typus I nach Dogiel, das letzte Glied des Territoriums mit Neuronenarchitektur im Bereiche der efferenten vegetativen Bahnen.

Seit *Dogiel* (1895), *Cajal* (1895) und *La Villa* (1897) werden in den intramuralen Ganglien des Verdauungstraktes, der Gallenblase usw. zwei verschiedene Grundtypen von Ganglienzellen beschrieben. Sie werden heute mit „Typus I und II nach *Dogiel*" bezeichnet. Wie *Leeuwe* (1937), *Li-Pei-Lin* (1940) und *Jabonero* (1946—1952) zeigten, bilden die Zellen des Typus II einen Teil des distalen nervösen Synzytiums. Dagegen sind die Ganglienzellen vom Typus I die einzigen „Neurone" in intramuralen Ganglien.

Die Ganglienzellen vom Typus I waren schon Gegenstand zahlreicher Arbeiten; auch wir studierten sie bei vielen Gelegenheiten (*Jabonero*, *Bordallo* und *Perez Casas*, 1949; *Jabonero*, 1951, 1952; *Jabonero*, *Gomez Bosque*, *Bordallo* und *Perez Casas*, 1951). Es handelt sich um Nervenzellen mit je nach Zahl, Länge und Anordnung ihrer Dendrite wechselnder Form. Morphologie und Struktur dieser Elemente sind gut bekannt.

E. Müller (1922) betrachtete die Zellen des Typus *Dogiel* I als Neurone des Vagus. *Lawrentjew* (1929), *Sokolowa* (1930), *Kolossow* (1932), *Kolossow* und *Sabussow* (1932), *Kolossow*, *Sabussow* und *Iwanow* (1932), *Murat* (1933), *Bullon* (1945) usw. studierten die Cytoarchitektur der intramuralen Plexus des Verdauungstraktes und entwickelten die Ansicht *Müllers* weiter. Sie beschrieben eine besondere Anordnung der Zellen des I. Typus; diese sollen die einzigen Nervenzellen des *Auerbach*schen Plexus im Ösophagus und Rectum sein. Ihre Zahl soll sich von den Enden des Verdauungstraktes gegen seine mittleren Gebiete zu vermindern. Dieses Schema ist zu starr (*Jabonero*, 1951). Die Ansicht von *Cavazzana* und *Borsetto* (1948) steht nicht mit den tiefgreifenden Unterschieden in Übereinstimmung, die wir an den beiden Ganglienzellarten nach *Dogiel* feststellen konnten. Dessenungeachtet muß man aber bedenken, daß in mit klassischen Techniken gefärbten Präparaten die Zuordnung einer Nervenzelle zur einen oder anderen Abart sehr schwer sein kann. Deswegen können manche Elemente, die offenkundig zum Typus I gehören, als Zellen des II. Typus gedeutet werden (Abb. 29 A).

In allen Abschnitten des menschlichen Verdauungstraktes findet man in verschiedener Zahl Zellen mit langen Ausläufern. Sie sind den von *Murat* (1933) im Rectum und von *Bullon* (1945) im Hundeösophagus beschriebenen Zellen ähnlich. Außerdem gibt es noch einige andere, sehr kleine Elemente, die von *De Castro* (1923) nachgewiesen und von *Stöhr* (1948) näher analysiert wurden. Die Dendrite sind kurz und lang (Zellen vom gemischten Typ nach *Cajal*), doch herrscht in vielen Zellen eine Dimension vor. Nach *Bullon* (1945) sehen die langen Dendrite manchmal wie Neurite aus und enden weit vom Zellkörper entfernt. Sie verzweigen sich dabei und lassen feine Fasern entspringen oder bilden Endbüsche aus kurzen Ästen mit retikulären Verbreiterungen. Manchmal erreichen sie auch die Körper anderer Ganglienzellen und formen perizelluläre Dendritkörbe. Nach unseren Erfahrungen an menschlichem Material beobachtet man keine Dendrite, die mit Axonen verwechselt werden könnten.

Sehr viele Dendrite sind kurz und enden nahe ihrem Ursprung mit kleinen Verdickungen (Abb. 33 D) oder mit laminären Verbreiterungen (*Lawrentjew*, 1929, 1930; *Bullon*, 1945; *Stöhr*, 1948; *Jabonero*, 1951). Die Dendritlamellen entstehen durch radiäre Ausbreitung der Neurofibrillen und zeigen manchmal deutliche Grenzen (Abb. 33 D und 30 D). Sehr oft werden aber die Neurofibrillen immer blasser (*Bullon*, 1945;

Stöhr, 1948), bis sie unsichtbar werden (Abb. 30 *C*). *Stöhr* (1948) betrachtet diese Bilder als Beweis zugunsten der These vom Terminalreticulum. Auch in unseren Präparaten tritt dieses Erscheinungsbild sehr häufig auf.

An einigen Stellen läßt das Zusammenfließen von Dendritlamellen, die verschiedenen Ganglienzellen angehören, verwirrende Bilder entstehen. Aus diesen haben *Lawrentjew* (1929) und *Bullon* (1945) abgeleitet, daß alle interstitiellen Räume der Ganglien von derartigen Dendriten besetzt sind. Ein ähnliches Gebiet ist in Abb. 30 *C* abgebildet.

Manche Autoren (*Stöhr*, 1948; *Feyrter*, 1951) beschrieben Beziehungen von Dendritlamellen zu einigen nicht nervösen Zellen (glatten oder quergestreiften Muskelfasern). Wir konnten bis jetzt niemals etwas Ähnliches beobachten. *Bullon* (1945) beschrieb das Übertreten von Neurofibrillen zwischen Dendritlamellen verschiedener Nervenzellen. *Stöhr* (1941) wies auf Anastomosen zwischen Ganglienzellen vom Typ I nach *Dogiel* hin. Ohne die Möglichkeit dieser Erscheinungen leugnen zu wollen, müssen wir betonen, daß wir in unseren Präparaten bis jetzt nie dergleichen gesehen haben.

Kolossow und *Sabussow* (1932) gelang es nicht, Dendritlamellen an den Ganglienzellen der menschlichen Speiseröhre aufzufinden. Dagegen haben *Jabonero* (1952) und auch *Jabonero, Bordallo* und *Perez Casas* (1949) diese ständig gesehen. Wir zeigen in den Abbildungen einige besonders schöne Beispiele.

In den meisten Fällen ist es möglich, einen deutlich gekennzeichneten Neurit zu beobachten. Er fällt durch seine gleichmäßige Dicke auf. Die meisten Autoren sind der Meinung, daß das Fehlen von Kollateralästen ein wichtiges Merkmal dieser Nervenfasern ist. Es gibt Ganglienzellen, offenkundig vom Typus I, deren Axon in den Präparaten nicht zu sehen ist. Sie sind sehr oft zu finden und wir dürfen denken, daß es sich um Zellen handelt, deren Neurit durch die zufällige Schnittführung abgetrennt wurde.

Das Axon pflanzt sich im allgemeinen mit einem kräftigen Fuß konischer Form in den Zelleib ein (Abb. 27, 32) und zeigt bald charakteristische morphologische Merkmale. *Bullon* (1947) beschrieb im menschlichem Rectum kleine Kollateralen am Implantationskegel und am Ursprung des Neurites und nannte sie „Neuritbärte" (barbas del cilindroeje). Die Abb. 33 *H* zeigt ein Beispiel aus dem menschlichen Dünndarm. Manchmal entspringt das Axon im rechten Winkel aus einem Dendrit.

Trotzdem einige Autoren meinen, daß Kollateralen an den Neuriten vegetativer Ganglienzellen fehlen, finden sich am Anfangsteil des Axones häufig Kollateraläste. In einigen Fällen sieht man diese auch an Abschnitten eines Neurites, die von der Ganglienzelle weit entfernt sind. Doch ist es in diesen Fällen schwer mit Sicherheit zu sagen, ob es sich um Axone des gleichen Ganglions oder eher um eine aus einem anderen Ganglion stammende Nervenfaser handelt. Die Bedeutung dieser Kollateralen wird weiter unten studiert werden.

Die Länge des Neurits, seine zahlreichen Biegungen und Richtungswechsel usw. hindern, ihn bis zu seiner Endigung zu verfolgen. Nur in gewissen, seltenen Fällen (*Jabonero*, 1952) kann man gelegentlich ein kürzeres Axon finden, das im eigenen Ganglion endet. Gemeinhin ist es

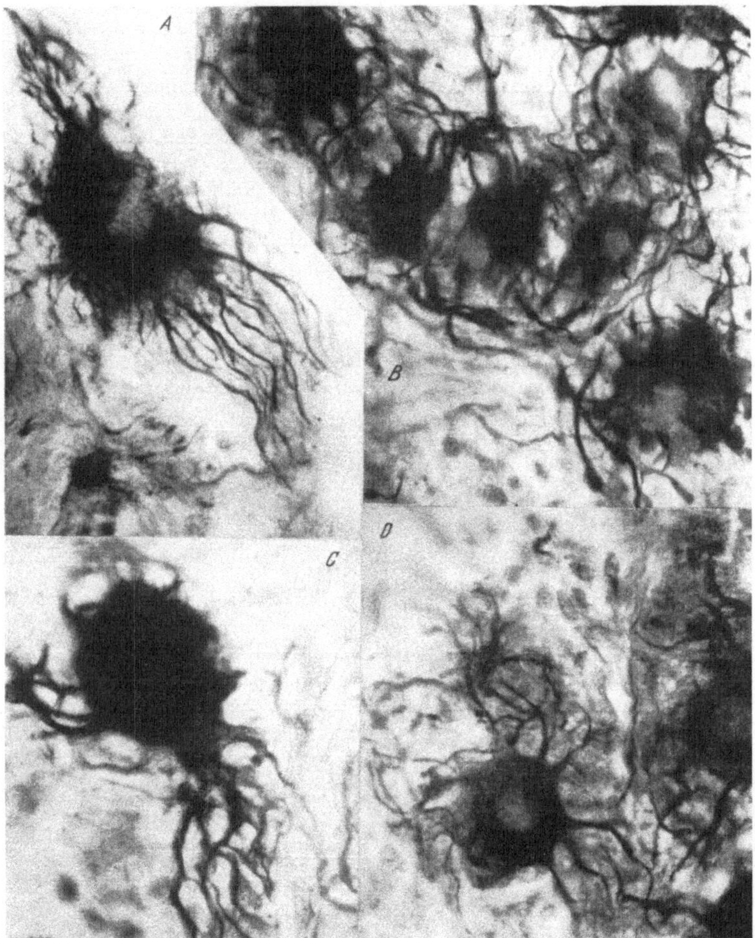

Abb. 28. Beispiele für Ganglienzellen vom Typus I nach *Dogiel* aus der Speiseröhre. *A* Zelle mit zwei Dendritbüschen. *B* Teilbild einer Zellkonstellation. (Erklärung im Text.) Mensch. Bielschowsky-Silbercarbonatmethode.

in den günstigsten Fällen nur möglich, sie bis zu ihrem Austritt aus dem Ganglion zu verfolgen.

Durchschneidungs- und Degenerationsversuche verlaufen in intramuralen Ganglien praktisch ergebnislos. Wenn sich auch ein sehr begrenztes Gebiet zerstören läßt, so bewirken doch die verschiedenen

Nervenfaserarten, die in allen Ganglien und in den Verbindungssträngen des intramuralen Plexus liegen, daß die Deutung der Ergebnisse immer sehr anfechtbar ist. Die Frage nach dem Schicksal der Neurite intramuraler Ganglienzellen vom Typus I nach *Dogiel* kann einstweilen daher nur indirekt beantwortet werden.

Cajal (1904) zeigte, daß die genannten Axone sich in die Nervenstränge eingliedern, die die Ganglien des intramuralen Plexus verbinden, und dann in die faszikulären und interstitiellen nervösen Endplexus vordringen. Nach *Lawrentjew* (1926) können die Neurite vom Typus I nach *Dogiel* bis zum motorischen Endplexus (Plexus muscularis profundus) verfolgt werden. *C. Hill* (1927) beschrieb den Verlauf der Axone dieser Zellen und ihren Weg durch die Ganglien, ohne eine direkte Beziehung zu glatten Muskelzellen beobachten zu können. Die Autorin kam zu der Schlußfolgerung, daß die genannten Neurite niemals den Plexus aus Ganglien und den sie verbindenden Nervenstämmen verlassen; deswegen seien die Ganglienzellen vom Typus *Dogiel* I als intramurale Assoziationszellen zu betrachten. *Jabonero* (1947) stimmte diesem Schluß zu. *Iwanow* und *Radostina* (1933) wiesen darauf hin, daß verschiedene Autoren mehr oder weniger überzeugend Beziehungen der Neurite von Ganglienzellen des I. Typ zu glatten Muskelzellen beschrieben haben. *Kolossow* (1932) gab an, daß ein Teil dieser Zellen Assoziationselemente sind. *Bullon* (1945) gelang es in der Speiseröhre des Hundes nicht, das Schicksal dieser Neurite zu beobachten; er nahm, obwohl er auf die Degeneration der motorischen Endplatten nach Vagusdurchschneidung hinweist, an, daß sie vielleicht unter Bildung motorischer Endplatten an quergestreiften Muskelfasern enden.

Die Durchschneidung und Degeneration der Vagusnervenfasern im Halse beweist, daß die quergestreifte Muskulatur der Speiseröhre durch direkte Vagusfasern innerviert wird, die in den intramuralen Ganglien nicht unterbrochen werden. Sie können also keine Neurite intramuraler Ganglienzellen sein. Anderseits sind die intramuralen Ganglien in den tieferen Abschnitten der Speiseröhre, in denen die quergestreifte Muskulatur fast oder ganz fehlt, häufiger zu finden. Auch beim Hunde, dessen Ösophagus in seiner ganzen Ausdehnung mit quergestreifter Muskulatur versehen ist, sind die Ganglienzellen im unteren Drittel der Speiseröhre zahlreicher und größer; dagegen sind die motorischen Endplatten in dieser Gegend seltener (*Bullon*, 1945).

Beim Hunde stimmt anderseits die Ausbildung der muscularis mucosae mit der Zahl an intramuralen Ganglien überein. Beim Menschen, der vom Anfang der Speiseröhre an eine muscularis mucosae besitzt, sind die Ganglien regelmäßiger verteilt. Dies weist darauf hin, daß die Ganglien zu der glatten und nicht zu der quergestreiften Muskulatur in irgendeinem Verhältnis stehen. Wir haben aber schon gezeigt, daß kein Neurit zu den glatten Muskelzellen in der Wand des Verdauungstraktes in Beziehung tritt. Man kann auch nicht nachweisen, daß die Axone in der Wand des Verdauungstraktes, der Gallenblase, der Luftröhre usw. allmählich in das Fibrillenwerk des sympathischen Grundplexus oder des Synzytiums aus interstitiellen Zellen übergehen.

Die Neurite der Ganglienzellen vom Typus I nach *Dogiel* sind in den genannten Organen sehr gut im Inneren der Ganglien und in den Nervenfaserbündeln zu beobachten, die den Auerbachschen Plexus bilden. Sie liegen immer im genannten Plexus eingeschlossen und treten nie in der Nachbarschaft nicht nervöser Zellen auf. Sie stehen in keinerlei Beziehung zu ihnen. Daraus müssen wir notwendigerweise ableiten, daß diese Axone im Inneren des genannten Plexus enden und sich mit anderen Ganglienzellen in Verbindung setzen. Deswegen stimmte *Jabonero* (1947—1951) der Vorstellung von *C. Hill* (1927) zu, die die Ganglienzellen vom Typus I für Nervenzellen der intramuralen Assoziation hält.

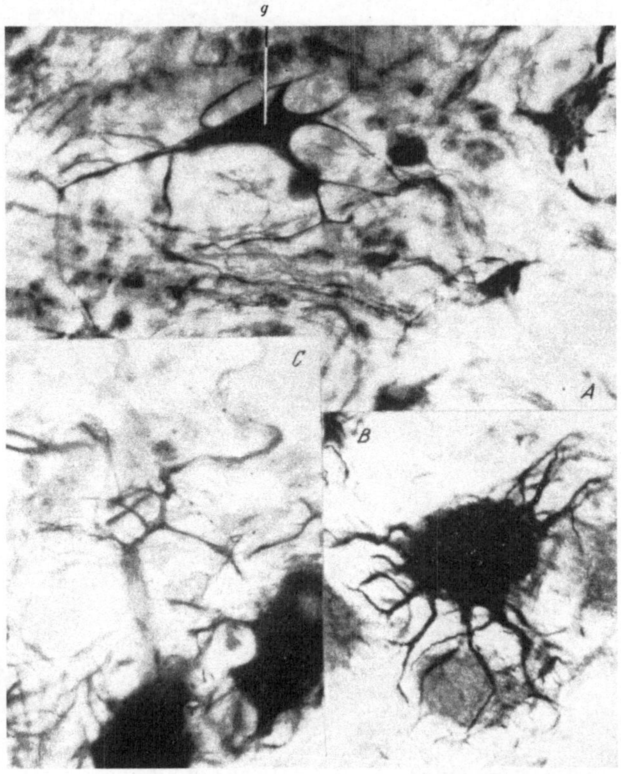

Abb. 29. Ganglienzellen vom Typus I nach *Dogiel*. Ösophagus. Mensch. *A, g* Ganglienzelle vom Typus I. Sie sieht scheinbar wie eine Zelle vom Typus II aus. *C* Neuritkollateralen. *B* Dendritosomatische Verbindungen. Bielschowsky-Silbercarbonatmethode.

Feyrter (1951) schrieb: „Die Ganglienzellen vom Typus I können von vornherein nicht gut rein assoziative Elemente sein (welche Nervenzellen anderer Art zu geordneter Leistung nur verbinden) wie *Hill* meint; denn sie stellen in den Ganglien des Plexus Auerbachi der Speiseröhre die allein vorkommenden Ganglienzellen dar" (S. 121). Dieser Einwand *Feyrters* ist vollkommen gerechtfertigt. Auch *Jabonero* wies darauf hin, daß diese Zellen eher als mit Assoziationszellen im engeren Sinne mit den Nervenzellen in den nervösen Zentren als identisch betrachtet werden müssen, die kurze Neurite besitzen (1952). *Feyrter* (1951) hat auch Recht, wenn er die Zellen vom Typ I für postganglionäre para-

    Die efferenten Bahnen des peripheren neurovegetativen Systems.

sympathische Elemente hält (s. darüber: *Jabonero*, 1951, 1952; *Jabonero, Gomez Bosque, Bordallo* und *Perez Casas,* 1951). Wir stimmen mit *Feyrter* aber nicht überein, wenn er sagt: „Ihr Neurit läßt sich in das feinere Nervennetz der muscularis propria verfolgen" (S. 122), da diese Ansicht — sie wurde auch von

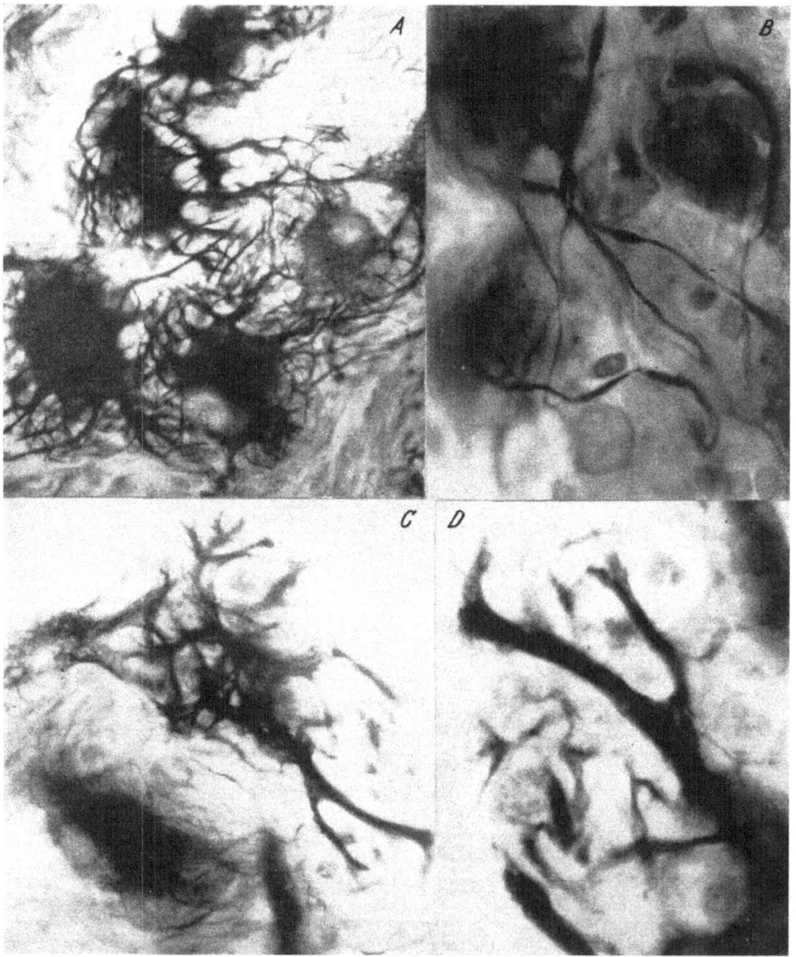

Abb. 30. *A* Teilbild einer Zellkonstellation. *B* eine präsynaptische Faser bildet Schlingen um verschiedene Ganglienzellen. *C* Dendritlamellen verschiedener Ganglienzellen. *D* Beziehungen der Dendritlamellen zum gliösen Synzytium. (Erklärung im Text.) Mensch. Bielschowsky-Silbercarbonatmethode.

Lawrentjew und anderen Autoren vertreten — bis jetzt noch nicht bewiesen werden konnte.

Zwischen die Ganglienzellen vom Typus I und die nichtnervösen Elemente schiebt sich immer das von uns weiter oben beschriebene distale nervöse Synzytium ein. Wir können diese Nervenzellen also als ein zwischen das erste parasympathische Neuron und das nervöse Synzytium eingeschaltetes Glied betrachten. Ihre Neurite sind daher die postganglionären parasympathischen Fasern. Entgegen der allgemeinen Meinung der Verteidiger von *Langleys* These innervieren aber diese Fasern nicht unmittelbar die nicht nervösen Zellen. Die Durchschneidung der postganglionären Fasern an günstigen Stellen (*Nelemans*, 1948) bewirkt ihre Degeneration; das nervöse Synzytium bleibt aber unverändert erhalten.

Darüber hinaus haben die Ganglienzellen vom Typus I noch eine andere, sehr wichtige Bedeutung. Sie ergibt sich aus dem Verhalten der Kollateraläste ihrer Neurite und wird weiter unten genauer analysiert werden.

5. Der anatomische Aufbau der intramuralen Ganglien im menschlichen Verdauungstrakt.

Die Ganglienzellen vom Typus I nach *Dogiel* sind die einzigen „Neurone", die sich in den intramuralen Ganglien finden. Die sogenannten „Ganglienzellen vom Typus II" sind nur Teile des nervösen Synzytiums, die auch aber nicht immer in den Ganglien liegen. Wir werden in diesem Kapitel nur die wechselseitigen Beziehungen der Ganglienzellen vom Typus I und ihr Verhalten zu den präganglionären Fasern behandeln.

Die Beziehungen der Ganglienzellen vom Typus I zueinander sind in Gebieten deutlich zu erkennen, in denen sie zahlreich vertreten sind, zum Beispiel im Ösophagus und Rectum. In der Speiseröhre sind die Verhältnisse besonders auffällig, da die Ganglien hier größer und reicher an Nervenzellen sind.

a) Speiseröhre.

Die Ganglienzellen vom Typus I liegen im Ösophagus manchmal isoliert oder bilden kleine Ganglien im Verlauf von Nervensträngen; gemeinhin gruppieren sie sich aber zu kleineren oder größeren Ganglien. Einige Zellen besitzen lange Ausläufer. Meist sind diese aber mittlerer Größe und mehr oder minder einheitlich. Oft ist es nicht leicht, die wirkliche Größe einer Zelle zu bestimmen, denn es bereitet beträchtliche Schwierigkeit, die Masse ihrer Ausläufer, besonders wenn sie lang sind, richtig zu bewerten.

Die unregelmäßige, gesetzlose Form der intramuralen Ganglienzellen wurde oft beschrieben. Das trifft offenkundig die Wahrheit, doch zeigt systematisches und sorgfältiges Studium, daß die Form jeder Zelle gesetzmäßig mit ihrer Lage im Nervenzellhaufen zusammenhängt. In einigen Fällen entspringen die kurzen oder langen Dendrite aus der ganzen Zelloberfläche. Die Zelle zeigt dadurch ein harmonisches Aussehen. Die Dendrite können auch nur in zwei oder drei Arealen der Zelloberfläche in Form mehr oder weniger gut begrenzter Büsche auftreten. Wir dürfen deswegen aber nicht von Disharmonie sprechen, noch weniger können wir dieses Merkmal als Ausdruck einer pathologischen Veränderung ansehen.

Beobachten wir genau ein kleines Ganglion oder eine Zellgruppe in einem größeren Ganglion, können wir sehen, wie verschiedene Zellen sich über ihre Dendrite miteinander in Verbindung setzen. Die Zellen, die an der Peripherie des Ganglions oder der Neuronengruppe liegen, besitzen an der Seite ihres Leibes, die sich nach außen richtet, kurze oder überhaupt keine Dendrite; an der ins Innere des Zellhaufens weisenden Oberfläche tragen sie dagegen kurze oder lange Dendrite. Diese Dendrit-

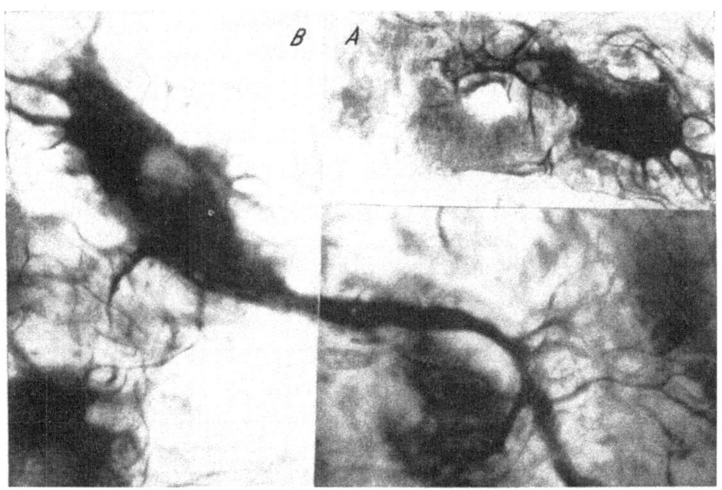

Abb. 31. Ganglienzellen vom Typus I nach *Dogiel*. Ösophagus. Mensch. (Erklärung im Text.) Bielschowsky-Silbercarbonatmethode.

anordnung führt zu dem Gedanken, jede Zellgruppe als eine „Zellkonstellation" zu betrachten, die von den übrigen mehr oder weniger unabhängig ist. Wir können nicht sagen, ob das Fehlen oder die Seltenheit von Dendriten an der äußeren Oberfläche der peripheren oder marginalen Nervenzellen einer „Zellkonstellation" auf Entwicklungsschwierigkeiten wegen der größeren Dichte des interstitiellen Gewebes beruht oder ob sich diese aus anderen unbekannten Gründen nicht gebildet haben. Betrachten wir die Verhältnisse im Innern der Zellkonstellation, könnten wir ebenfalls denken, daß die Entwicklung von Dendriten an der Oberfläche einer Ganglienzelle durch die Anwesenheit anderer ähnlicher Elemente in der nächsten Umgebung bedingt oder hervorgerufen wird, mit denen die Dendrite in Verbindung treten können. Vielleicht ist letzteres die Ursache für die auffällige Disharmonie der Ausläufer. Es zeigt sich jedenfalls, daß die Dendrite zweier nahe aneinander liegender Ganglienzellen offenkundig je zu der anderen Zelle ziehen, um sich unregelmäßig mit deren Ausläufern zu vermischen oder um Dendritapparate um den Körper der benachbarten Ganglienzelle zu bilden.

An den marginalen Zellen der Konstellationen läßt sich erkennen, daß die Dendritbüsche in das Innere der Zellgruppe eintauchen (Abb. 28, 30). Sie können sich aber auch gegen die nächsten Grenzzellen richten.

Die Dendrite an Zellen im Innern der Konstellationen können regelmäßig über den ganzen Umfang des Zellkörpers angeordnet sein und gegen benachbarte Zellen ziehen. Sie können aber auch auf verschiedene Areale der Zelloberfläche verteilte Büsche bilden, von denen sich jeder gegen eine oder auch gegen mehrere Ganglienzellen der Umgebung richtet.

Manchmal beobachtet man, daß eine Ganglienzelle, die zu keiner Zellgruppe gehört, sich über zwei Dendritbüsche mit zwei verschiedenen Gruppen vergesellschaftet. Jeder Dendritbusch vermischt sich dabei mit den Dendriten einer Zellgruppe.

Die Zellform läßt unmittelbar erkennen, ob eine Zelle an einer Konstellation beteiligt ist oder ob sie isoliert liegt. Die Abb. 27 *E* ist ein typisches Beispiel für eine isolierte Ganglienzelle. Diese Zellen zeigen eine Kapsel, die nur vom Neurit durchbrochen wird. Die immer kurzen Dendrite biegen um, da sie an der Kapsel ein unüberwindliches Hindernis finden.

Diese regelmäßige Anordnung der Ganglienzellen in den Konstellationen und die nicht weniger regelmäßige Verteilung ihrer Dendrite besitzt große Bedeutung; denn sie weist auf eine anatomische und funktionelle Vergesellschaftung der Ganglienzellen vom Typus I hin. Man kennt seit langer Zeit die dendrito-dendritischen und die somato-dendritischen Verbindungen der vegetativen Ganglienzellen. *Cajal* (1906) beschrieb sie in den sympathischen Ganglien und ebenso *De Castro* (1923), nachdem verschiedene andere Autoren die Schilderungen *Cajals* bestätigt hatten. Man weiß, daß sie in intramuralen Ganglien vorkommen, doch scheint ihre Bedeutung oft gering eingeschätzt worden zu sein.

b) Der übrige Teil des Verdauungstraktes.

Die Verteilung der Ganglienzellen vom Typus I wechselt mehr oder weniger. Wenn man auch auf Grund der von *Lawrentjew* und von anderen Autoren gezeigten Analogie zwischen den Ganglien des Plexus Auerbachi im Ösophagus und im Rectum ein im wesentlichen gleichsinniges Verhalten der Ganglienzellen annehmen könnte, so ist dies in Wirklichkeit doch nicht der Fall. Vielleicht beruhen die Unterschiede auf der bekannten Tatsache, daß sich die Ganglienzellen im Rectum immer nur viel schwieriger als in der Speiseröhre färben lassen. Auch mit besseren Darstellungsmethoden imprägnieren sich in den Ganglien des Rectum weniger Zellen. Wir glauben aber auf jeden Fall, daß es bei menschlichem Material wichtige Unterschiede gibt.

Die Konstellationen, die man in der Speiseröhre beobachtet, das heißt die großen, durch Dendrite untereinander verbundenen Ganglienzellanhäufungen fehlen im Rectum oder sind nur selten zu finden. Auch im Magen und im übrigen Teil des Intestinum sind sie schwächer als im Ösophagus ausgebildet. Dagegen finden sich, wie gut bekannt ist, die somato-dendritischen Verbindungen und die Dendritknäuel in allen Teilen des Verdauungstraktes.

De Castro (1923, 1942) denkt, daß die somato-dendritischen oder die dendrito-dendritischen Verknüpfungen gemeinhin zur Aufnahme von Impulsen dienen, die von präganglionären Fasern geliefert werden. Auf diese Weise kann die Endigung einer Nervenfaser gleichzeitig viele Ganglienzellen erregen. Auch wir sind von einer derartigen Funktion dieser Einrichtungen überzeugt.

c) Die Kollateraläste an Neuriten von Ganglienzellen des Typus I nach Dogiel und ihre Bedeutung.

Das Vorkommen von Kollateralästen an Axonen vegetativer Ganglienzellen wurde von vielen Autoren beschrieben, einige Untersucher betrachteten ihr Bestehen als Ausnahme, andere leugnen sie ganz.

Lenhossek (1894), *Juschtschenko* (1897), *Huber* (1899), *Dogiel* (1895, 1899), *Michailow* (1908, 1911), *Smirnow* (1904) und *Murat* (1933) beschrieben die Kollateralen an Neuriten vegetativer Ganglienzellen, doch wies nur *Michailow* auf ihren Verlauf und ihre Endigung hin. *Cavazzana* und *Borsetto* (1948) zeichneten eine Ganglienzelle vom Typus I aus dem Auerbachschen Plexus des menschlichen Duodenums, an deren Neurit ein Kollateralast deutlich zu erkennen ist.

Lawrentjew (1924) beobachtete das Vorkommen perizellulärer Endapparate in vegetativen Ganglien, deren präganglionäre Fasern nach experimenteller Durchschneidung degeneriert waren. Der Autor nahm an, daß diese Apparate von Neuritkollateralen von Zellen des gleichen Ganglions gebildet würden. *Cajal* (1904) beschrieb, wie Neuritkollateralen intramuraler Ganglienzellen zu anderen Darmganglien ziehen.

Auch *De Castro* zeichnete (1923) Kollateraläste von Axonen vegetativer Ganglienzellen. Dieser Autor hat oft seine Meinung über dieses Problem gewechselt und drückte in der gleichen Arbeit (1923) ganz widersprechende Ansichten aus. So schreibt er zum Beispiel in der genannten Studie diesen Kollateralen zunächst die Bedeutung von Dendriten zu (S. 167) und gibt später an, sie hätten „zellulifugale" Funktion (S. 171). *De Castro* sagt wörtlich: „En el hombre hemos percibido dos casos, en que, según ya dijimos, del axon emergían prolongaciones que pueden aceptarse como efectivas colaterales. Pero no nos cabe la menor duda de que tales apéndices (al menos en una, implantados en el trayecto del axón), son de naturaleza eferente o celulífuga" (S. 171) [1]. Auch auf S. 200 spricht er von der zellulifugalen Bedeutung der Kollateralen, weist aber darauf hin, daß sie selten sind. Dagegen sagt *De Castro* in der Fußnote auf S. 148: „Parece que la disposición, en el trayecto de algunos axones simpáticos, de colaterales cortas es lo mas frecuente. Así es lo visto por *Cajal, Dogiel, Lenhossek, Juschtschenko*, en los ganglios centrales y periféricos" [2]. In einer anderen, neueren Arbeit (1942) lehnt er es dagegen ab, das Bestehen von Kollateralen oder einer anderen Art dynamischer Verbindungen zwischen den

---

[1] Beim Menschen haben wir zwei Fälle gesehen, bei welchen, wie wir schon sagten, aus dem Axon Seitenäste austreten, die man für echte Kollateralen halten kann. Doch zweifeln wir nicht im geringsten, daß die Anhängsel (die wenigstens in einem der beiden Fälle in den Verlauf des Axons eingepflanzt waren) efferente oder zellulifugale Natur besitzen.

[2] Es scheint, daß die Anordnung von kurzen Kollateralen im Verlauf einiger sympathischer Axone das Häufigere ist. So wurde das auch von *Cajal, Dogiel, Lenhossek, Juschtschenko* in zentralen und peripheren Ganglien gesehen.

Neuronen des gleichen Ganglions zuzugeben. *Bullon* (1945) beschrieb Kollateraläste an den Neuriten von intramuralen Ganglienzellen im Hundeösophagus und
denkt, daß es sich um Dendrite handelt, die am Ursprungskegel des Axons sitzen.

Man kann an einer größeren Zahl von intramuralen Ganglienzellen
im menschlichen Verdauungstrakt das Bestehen von Kollateralästen am
proximalen Teil ihres Neurits nachweisen. Wenn das Axon im genannten
Abschnitt noch nicht die ihm nach der klassischen Beschreibung zukom-
mende Morphologie besitzt, kann man in einigen Fällen über die Neurit-
oder Dendritnatur dieser Seitenzweige diskutieren. Das Axon hat, wenig-

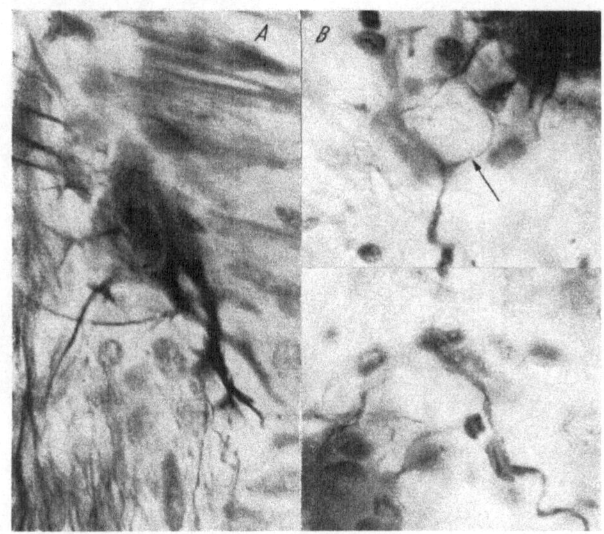

Abb. 32. *A* Ganglienzelle vom Typus I nach *Dogiel* mit kleinen Dendritlamellen. Magen. *B* Kollaterale (mit Pfeil bezeichnet) eines Neurites einer Ganglienzelle vom Typus I. Ösophagus. Mensch.
Bielschowsky-Silbercarbonatmethode.

stens beim menschlichen Material, tatsächlich nicht immer die meist
beschriebene und gezeichnete Form einer dünnen Faser. Nach unseren
Erfahrungen kann der Neurit intramuraler Ganglienzellen verschiedenes
Aussehen zeigen und nimmt die von den alten Autoren beschriebene
Form oft erst in großer Entfernung vom Zellkörper an. Man kann, wie
wir meinen, kaum behaupten, daß er in solchen Fällen erst dort anfängt,
wo er die typische Form einer dünnen Faser mit gleichbleibenden Quer-
schnitt annimmt; um so weniger, da die Autoren im allgemeinen die
Unmöglichkeit zugeben, Axon und Dendrit zu unterscheiden.

Sehen wir aber von den Bildern mit strittiger Auslegung ab — man
könnte dazu zum Beispiel die Abb. 31 *B, C* zählen —, ist doch in vielen
anderen Fällen das Bestehen von Kollateralen an Neuriten mit typischer
Morphologie nicht zu leugnen. Zwei Beispiele geben dafür die Abb. 33 *G*
und 32 *B*. Auch die Abb. 31 *B, C* und 29 *C* stellen, wie wir glauben,
typische Fälle von Axonkollateralen dar.

Ein Neurit kann mehr oder weniger Kollateralen tragen. In manchen
Fällen tritt nur einer auf, doch kann man auch gelegentlich zehn bis
zwölf Seitenäste an einem kurzen Stück des Axones sehen. Sie sind

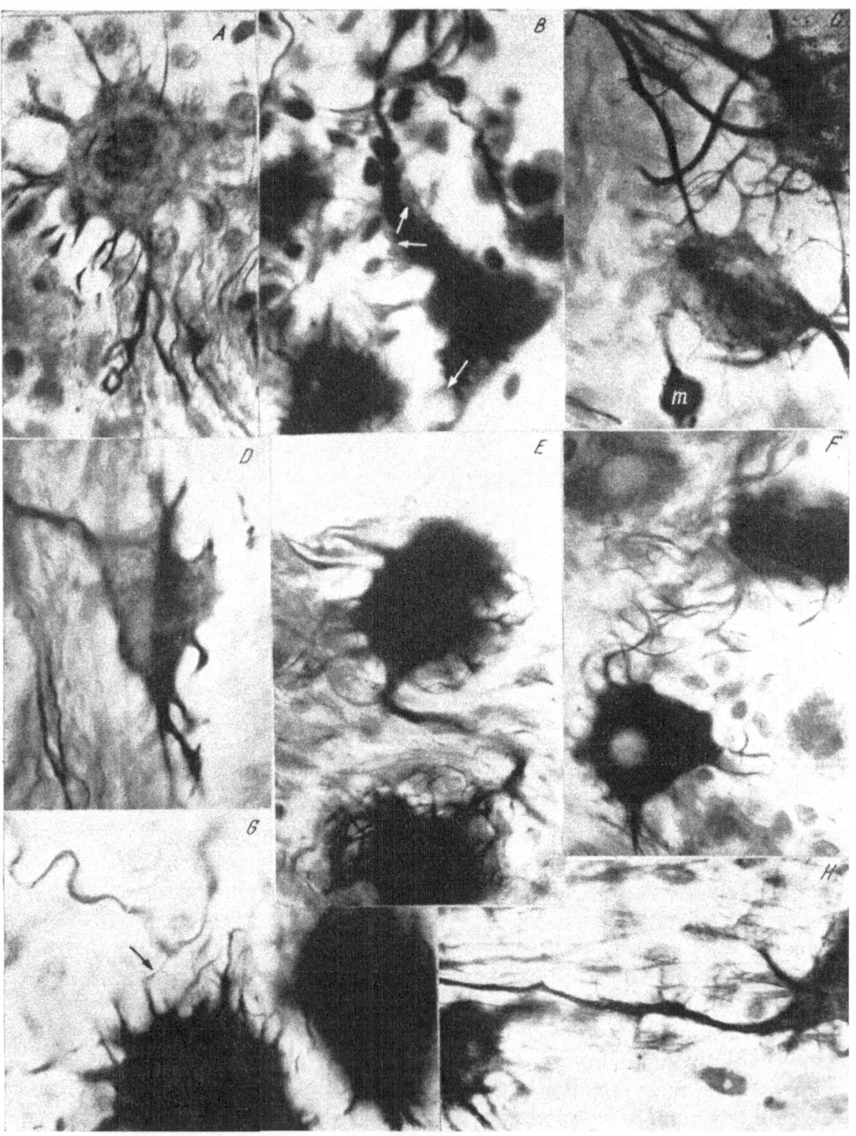

Abb. 33. Intramurale Ganglienzellen vom Typus I nach *Dogiel* aus der Speiseröhre (*E, F*), aus
dem Magen (*B, G*) und Darm (*A, C, D, H*). Dendritlamellen (*B* Pfeile, *D*). *m* Keule am Ende
eines Dendrites. *G* Neuritkollaterale (Pfeil). *H* Neurit-,,Bärte". Mensch. Bielschowsky-Silbercarbonatmethode.

verschieden lang, manchmal sehr kurz wie Stacheln; in anderen Fällen erreichen sie beträchtliche Länge. Gemeinhin sind sie aber nicht sehr lang.

Gelegentlich beobachtet man kurze Kollateraläste, die wie große Dorne aussehen und in unmittelbarer Nähe eines Kernes des Neben-synzytiums liegen *(Jabonero,* 1952, Abb. 4 *C)*. Solche Dorne finden sich an den Neuriten nicht nur nahe der Zelle, sondern auch sehr weit vom Zellkörper entfernt. Gelegentlich liegt die Kollaterale in einem Gebiet, in dem sich verschiedene typische Dendrite vereinigen (*Jabonero,* 1952, Abb. 4, C_2), so daß man deutlich ihre morphologischen und strukturellen Unterschiede erkennen kann.

Die Neuritkollateralen enden in der unmittelbaren Nähe einer anderen, gemeinhin sehr nahe dem Axon gelegenen Ganglienzelle. Studiert man eine große Zahl Nervenzellen, kommt man zu dem Schluß, daß sich Kollateralen nur an den Stellen eines Neurites bilden, die anderen Ganglienzellen zunächst liegen. Ohne vorschnell die Ursache für die Kollateralenbildung festlegen zu wollen, könnten wir von einer gewissen Anziehung oder Einflußnahme benachbarter Ganglienzellen auf die Neurite sprechen, die in ihrer Umgebung vorbeiziehen.

Die Zahl der Kollateralen ist in den Ganglien des Ösophagus und des Rectum größer als in den Ganglien des übrigen Verdauungstraktes. Dieser Unterschied beruht wohl darauf, daß in den beiden Endteilen des Magen-Darmkanals mehr Ganglienzellen vom Typus I als in den übrigen Abschnitten liegen, doch haben wir in der Speiseröhre auch mehr Kollateralen an nur einem Neurit beobachtet. Das kann mit der größeren Dichte der Ganglienzellen und mit ihrer Vereinigung zu Gruppen oder Konstellationen zusammenhängen.

Die Kollateraläste enden wie die präsynaptischen Nervenfasern intra-muraler Ganglien (s. S. 73 und 76) mit Ösen, Keulen, kleinen Retikularen usw. Sie sind, ebenso wie die terminalen und präterminalen Abschnitte der exogenen Fasern, in das gliöse Synzytium eingebettet.

Man kann in den Präparaten deutlich beobachten, wie die Neurit-kollateralen in der Nähe gleichartiger Ganglienzellen unter Synapsen-bildung endigen. Aus diesem Verhalten gewinnt auch die von uns weiter oben vertretene Ansicht über die Endigung der Neurite größere Wahr-scheinlichkeit. Wir können ziemlich sicher sein, daß diese Axone an ihren Enden Synapsen mit intramuralen Ganglienzellen bilden; diese kön-nen vom I., aber ebensogut auch vom II. Typus, das heißt Rezeptorzentren des distalen nervösen Synzytiums sein.

Wenn die Neurite und ihre Kollateralen von intramuralen Ganglien-zellen des Typus I nach *Dogiel* mit anderen oftmals gleichartigen Ner-venzellen synaptisch verbunden sind, kommen wir zur Schlußfolgerung, daß diese Ganglienzellen in den intramuralen Plexus sehr komplexe plurineuronale Systeme oder Ringschlüsse bilden, da die Kollateralen nicht nur nahe, sondern auch vom Zellkörper weit entfernt von den Neuriten abzweigen. Man kann nicht selten ein von außen kommendes Axon sehen, das Kollateralen für die Zellen des Ganglions, in dem es liegt, abgibt.

Die Zellen einer Gruppe oder Konstellation oder eines kleinen Ganglions stehen über ihre Dendrite miteinander in Verbindung. Die Neuritkollateralen vergesellschaften benachbarte und auch sehr weit voncinander entfernte Ganglienzellen.

Es gibt also in den intramuralen Plexus des Verdauungstraktes geschlossene oder fast geschlossene plurineuronale Ringschlüsse, die von Ganglienzellen des Typus I nach *Dogiel* gebildet werden. Sie können mit den von *Lorente de No* (1938) in den nervösen Zentren beschriebenen Ringschlüssen verglichen werden. *Herzog* und *Günther* (1941) haben also mit ihrer Behauptung recht, daß die Anordnung der Ganglienzellen in Gruppen große anatomische und funktionelle Bedeutung hat.

6. Die Übereinstimmung des anatomischen Aufbaues mit der physiologischen Organisation der intramuralen Plexus im Verdauungstrakte.

Form und Funktion sind immer enge miteinander verknüpft, doch gestatten in einigen Fällen die unzureichenden anatomischen und physiologischen Kenntnisse nicht, diese Beziehung deutlich zu erkennen. Jede Struktur, jede morphologische oder strukturelle Zusatzeinrichtung muß ihre physiologische Entsprechung besitzen, die zu suchen ist. Aus modernen theoretischen Schemata ist die Rolle der vegetativen Ganglien in der physiologischen Organisation der efferenten vegetativen Bahnen nicht sehr klar zu ersehen. Sie scheinen wichtige Bestandteile der efferenten Bahnen und nicht reflexogene Zentren zu sein. *De Castro* und *Herreros* (1945) wiesen darauf hin, daß das Ganglion cervicale superior nicht ein einfaches Zentrum zur Überleitung und Verteilung der Impulse, also ein „Relais" im Sinne von *Langley,* sondern eine Station zur Koordinierung von Erregungen ist, wie *Cannon* und *Eccles* zeigten. Diese und ähnliche andere Behauptungen sind einfache Phrasen mit wenig realem Inhalt. Wenn ein vegetatives Ganglion keine interne Organisation hat, wie *De Castro* (1942) wahrhaben will und jedes Schema seines Aufbaues ein Phantasieprodukt ist (*De Castro,* 1951), dann darf man richtigerweise denken, daß auch Vorstellungen wie „Relais" oder „Koordinationsstation" einfach Worte ohne Inhalt sind.

In den intramuralen Ganglien des Verdauungstraktes liegen aber Elemente, die einen verwickelten Aufbau anzeigen. Dieser wird durch die wechselseitigen Verbindungen der Neurone und durch die Beziehungen der präganglionären Fasern zu den Elementen des Ganglions verwirklicht. Wir wollen auf drei Bestandteile des anatomischen Aufbaues hinweisen, von denen uns jeder eine bestimmte Bedeutung zu haben scheint: die seit langem bekannten somato-dendritischen und dendritodendritischen Verbindungen, deren höchste Entwicklungsstufe in den „Zellkonstellationen" der intramuralen Ganglien im menschlichen Ösophagus verwirklicht ist; das Phänomen der „Vervielfachung der Kontakte", das seit *Lawrentjew* bekannt ist und von vielen Autoren bestätigt wurde; und schließlich die dynamischen Verbindungen der Ganglienzellen vom Typus I nach *Dogiel* durch ihre Neurite und Neurit-kollateralen.

Die „Vervielfachung" der Kontakte besitzt außerordentliche Bedeutung. Diese Vervielfältigung wird durch die Fähigkeit zur Freisetzung der nervösen Erregung von präterminalen Abschnitten präsynaptischer Nervenfasern verstärkt. Eine präganglionäre Faser kann also deswegen, trotz der geringen Zahl sichtbarer anatomischer Endungen zu einer größeren Anzahl von Neuronen des Ganglions in Beziehung treten. Die alte Vorstellung einer „individuellen Synapse", die von der anatomischen Endung einer Nervenfaser und deren Kontaktpunkt mit dem Körper oder dem Dendrit einer Ganglienzelle gebildet wird, wurde durch ein genaueres Konzept ersetzt: durch den Begriff der „diffusen Synapse". Man kann diesen auf zwei Arten verstehen. *De Castro* und *Herreros* (1945) geben einen diffusen Synapsentypus in vegetativen Ganglien an, der den Synapsen in der Molekularschichte des Kleinhirns ähnlich ist, wo viele parallele Fasern mit den Dendriten der *Purkinje*schen Zellen in synaptische Verbindung treten.

In seiner Studie von 1923 versicherte *De Castro,* daß die Kontakte nicht zwischen den Fasern des Plexus und entlang der Dendrite hergestellt werden dürften; sie werden eher von den letzten Aufzweigungen der ihnen entstammenden Fäserchen gebildet, die von den feinen Verästelungen oder von den kurzen Kollateralen der Protoplasmaausläufer und auch von den akzessorischen Dendriten und von Neuronkörpern abzweigen. „Si los contactos los concibiéramos a todo lo largo de las expansiones dendríticas, habría que convenir que toda impulsión nerviosa carecería de función específica, tendría algo de general siempre, y huelgan las disposiciones en placas receptoras de muchas dendritas" (l. c. S. 184) [1]. *De Castro* vergaß damals, daß im Zentralnervensystem viele Beispiele für diesen Verbindungstypus bestehen, dessen Vorhandensein in vegetativen Ganglien ihm unmöglich scheint. Wir wollen nur die axosomatischen Verbindungen in Form der faserreichen nervösen Körbe (Faserkörbe des Kleinhirnes), die *Held*schen Kelche im Kern des Corpus trapezoides, die longitudinalen axodendritischen Verbindungen (Kletterfasern des Kleinhirnes, Kletterfasern der sympathischen Ganglien) usw. erwähnen.

Wie bei allen anderen Gelegenheiten scheint *De Castro* auch seine Ansicht über die Möglichkeit diffuser, allgemeiner Synapsen geändert zu haben. Wahrscheinlich lernte er nun verstehen, daß eine derartige Synapse in nichts die spezifische Funktion der nervösen Erregung berührt. Es ist tatsächlich schwer, die Bedeutung seiner Aussage von 1923 über die „spezifische Funktion" der nervösen Impulse zu verstehen.

Wie wir schon weiter oben zeigten, beruht der Begriff der diffusen Synapsen nicht ausschließlich auf der Fähigkeit des präterminalen Abschnittes von präsynaptischen Nervenfasern, die nervöse Erregung freizusetzen, also auf der Vorstellung einer „physiologischen Endigung" dieser Fasern. Der Begriff leitet sich eher aus dem Konzept einer „Inner-

---

[1] Wenn wir die Kontakte entlang der ganzen Dendrite annehmen wollten, würde es sich ergeben, daß die nervöse Erregung keine spezifische Funktion, immer etwas Allgemeines hätte und die Anordnung vieler Dendrite in Form von Rezeptorplatten unnötig wäre.

vation des Hüllplasmodiums" ab. Wenn die Freisetzung eines nervösen Impulses am Ende oder an der physiologischen Endigung einer präsynaptischen Faser eine Reaktion des Hüllplasmodiums (oder des gliösen Nebensynzytiums) hervorruft und diese Reaktion den Grundvorgang der Synapsenüberleitung darstellt, würde jede Möglichkeit einer partiellen, individuellen Beziehung zwischen der anatomischen Endung einer Nervenfaser und einem Punkt der Neuronoberfläche ausgeschlossen sein.

De Castro und *Jabonero* gingen von verschiedenen Beobachtungen und unterschiedlichen Standpunkten aus und kamen doch zu ähnlichen Schlußfolgerungen über die Notwendigkeit, an Stelle multipler, individueller Synapsen eine diffuse Synapse anzunehmen. Die Vorstellung einer solchen Synapse ergibt sich unserer Meinung nach auch aus *Boekes* These vom periterminalen Netzwerk und aus *Stöhrs* Lehre vom Terminalreticulum. Es ist beachtlich, wie trotz unterschiedlicher Beschreibung von Morphologie und Struktur der Synapsen Neuronentheorie und Kontinuitätslehre wieder einmal zu ähnlichen Schlußfolgerungen führen.

Jedes der drei oben angeführten Elemente des anatomischen Aufbaues intramuraler Ganglien des Verdauungstraktes hat einzeln betrachtet eine klare physiologische Bedeutung. Die „Somato-Dendrit-Verbindungen" und die „Dendrito-Dendrit-Verbindungen" haben, wie schon *De Castro* (1923, 1930) zeigte, den Wert von Vorrichtungen zur gemeinschaftlichen Aufnahme von Erregungen. Verschiedene Ganglienzellen (manchmal auch eine größere Zahl) können gleichzeitig Impulse aufnehmen, die von präganglionären Fasern freigesetzt werden.

Die „Vervielfachung" der präganglionären Fasern und die Bildung ausgedehnter diffuser Synapsen besitzen gleiche Bedeutung. Sie stellen gemeinsam eine Vorrichtung zur Ergänzung der oben beschriebenen dar und dienen der dendritischen Assoziation von Ganglienzellen. Jede Einrichtung muß als ein Mechanismus zur Sicherung der anderen betrachtet werden. Aus dem Bestehen von zwei gleichartigen nervösen Apparaten ist die Bedeutung klar zu ersehen, welche die möglichst ausgedehnte Diffusion der von den präganglionären Fasern gelieferten Erregung oder auch die Ausbreitung aller anderen Impulse präsynaptischer Fasern, gleichgültig welcher Art und Herkunft, für die funktionelle Organisation der Ganglien hat.

Die dynamischen Verbindungen zwischen den Neuronen vom Typus I über ihre Neurite und Axonkollateralen zeigen unserer Meinung nach deutlich, daß zahlreiche Erregungsströme oder nervöse Impulse in den plurineuronalen Ringschlüssen bestehen. Man muß auch dieses Phänomen in Betracht ziehen, wenn man den funktionellen Aufbau der intramuralen Ganglien beurteilen will.

Aus dem anatomischen Aufbau der Ganglien ergibt sich unmittelbar das Bestehen von zwei verschiedenen Mechanismen, deren funktionelle Bedeutung nicht einfach aus den morphologischen Bildern abgeleitet, wenn man noch andere Faktoren bedenkt, aber doch skizziert werden kann.

Die Experimente von *Magnus* (1904) zeigten, daß Streifen glatter Muskulatur aus dem Verdauungstrakt, wenn ihre Verbindungen mit dem Auerbachschen Plexus erhalten bleiben, spontane und rhythmische motorische Aktivität besitzen. Diese fehlt hingegen, wenn die untersuchten Muskelstreifen der Ganglien des genannten Plexus beraubt sind. Der periphere Automatismus erweist sich so als unmittelbar mit dem Auerbachschen Plexus verknüpft. Da aber die Ganglienzellen vom Typus II zum distalen nervösen Synzytium gehören und außerdem nicht nur im Auerbachschen Plexus, sondern in anderen Teilen des nervösen Geflechtes liegen, müssen wir schließen, daß der Automatismus irgendwie mit den Ganglienzellen von Typus I im Zusammenhang steht.

Householder und *Landahl* (1939) stellten sich theoretische plurineuronale Ringschlüsse vor, die von verschiedenen Arten von Neuronen oder von Ganglienzellen in unterschiedlichen Funktionszuständen gebildet werden. Auf Grund mathematischer Analyse kamen sie zu dem Schluß, daß es in solchen Ringschlüssen spontan, also ohne Einfluß von außen, zu rhythmischen Entladungen kommen müsse.

Eine ins einzelne gehende Darstellung dieser Studien findet man in dem Werk von *N. Rashevsky* „Advances and applications of mathematical Biology" (Chicago: University Press, 1940) und in der Monographie von *A. S. Householder* und *H. D. Landahl* „Mathematical Biophysics of the Central Nervous System" (Bloomington, Indiana: The Principia Press, 1945). S. a. *N. Rashevsky:* „Progresos y aplicaciones de la Biología matemática" (Buenos Aires: Espasa-Calpe S. A., 1947).

Wir glauben, daß *De Castro* nicht ganz recht hat, wenn er denkt, daß der von uns 1951 angegebene anatomische und physiologische Aufbau von intramuralen Ganglien des Verdauungstraktes nur das Produkt der „willkürlichen Phantasie eines jungen Histologen" ist. Denn es spielt weder Einbildungskraft noch Phantasie eine Rolle, wenn man anatomische und physiologische Beobachtungen und die Ergebnisse der mathematischen Analyse koordiniert. Als *De Castro* diese Behauptung in seiner Mitteilung in den „Verhandlungen der Deutschen Pathologischen Gesellschaft" (34. Tagung in Wiesbaden, 1950) aufstellte, vergaß er, daß eine recht ungenaue Phrase nicht einen Gedankengang zerstören kann. Er dachte auch nicht daran, daß solche Sätze nur dann mit einiger Berechtigung ausgesprochen werden können, wenn man Beweise beibringt, die den Irrtum in der bekämpften Meinung zeigen. *De Castro* vermochte bisher keinen derartigen Beweis zu liefern.

Wir besitzen also drei einander ergänzende Angaben. Zunächst die alten Beobachtungen und experimentellen Ergebnisse von *Magnus,* die später von anderen Autoren bestätigt wurden (Literatur bei *Hess,* 1948); dann die mathematischen Untersuchungen von *Householder* und *Landahl* und schließlich die dynamische Verknüpfung der Ganglienzellen vom Typus I nach *Dogiel* durch ihre Axone und Neuronkollateralen. Wir glauben vernünftigerweise annehmen zu können, daß sich die von *Magnus* beobachteten Eigentümlichkeiten aus dem Bestehen plurineuronaler Ringschlüsse ergeben; diese würden das Grundelement der anatomischen und physiologischen Organisation intramuraler Ganglien darstellen. Die Experimente von *Fleisch* und *Wiss* (1923) liefern die Gegenprobe: die Einwirkung von Kokain auf den Auerbachschen Plexus behindert oder lähmt die rhythmischen Bewegungen.

Wenn die Beweglichkeit, allgemeiner ausgedrückt, die rhythmische Aktivität des Verdauungstraktes durch die plurineuronalen Ringschlüsse in intramuralen Ganglien gesteuert wird, welche Bedeutung haben dann die Vervielfachung der präganglionären Fasern, die diffusen Synapsen und die Somato-Dendrit- und Dendrito-Dendrit-Verbindungen?

Magnus führte seine Versuche an Stücken glatter Muskulatur aus, die vom Darm isoliert, das heißt ohne Verbindung mit präganglionären Fasern waren. Auch bei den von *Householder* und *Landahl* ersonnenen Ringschlüssen wird auf Grund der Problemstellung der Einfluß präganglionärer Fasern ausgeschlossen. Man versteht leicht, ohne die Phantasie zu Hilfe nehmen zu müssen, daß die interne Aktivität der Neurone eines Ringschlusses vernichtet wird, wenn gleichzeitig auf alle oder auf einen großen Teil von ihnen äußere Impulse einwirken. Betrifft diese Einflußnahme verschiedene Zellgruppen eines ausgedehnten Ringschlusses, dann wird jede Gruppe dadurch in ihrer inneren Aktivität behindert und als ein großes Neuron betrachtet werden können. Der Ringschluß wird so in große Einzelgruppen zerlegt, von denen jede ein Gebiet ohne innere Aktivität darstellt. Die plurineuronalen Ringschlüsse verlieren auf diese Weise ihre Eigentümlichkeiten und werden physiologisch in viel einfachere Ringschlüsse umgewandelt. Diese können in ihren Eigenschaften den von *Householder* (1938) beschriebenen und analysierten völlig gleichen. In den vereinfachten Ringschlüssen sind die Neurone in Ruhe, bis sie durch einen äußeren Einfluß wieder erregt werden. Erfolgt dies, wird die Aktivität mit dem Aufhören des Impulses nicht unterbrochen, sondern danach noch eine gewisse Zeit andauern. Die Ringschlüsse sind also echte „Relais"-Zentren.

Das ist unter normalen Umständen, wenn also die efferenten vegetativen Bahnen anatomisch und physiologisch unversehrt sind, der Fall. Unter diesen Bedingungen wird der Automatismus nicht von den intramuralen Ganglien, sondern von den Impulsen der präganglionären Fasern geregelt. *De Castro* (1934) wies nach, daß in Fällen von experimenteller heterogener Regeneration, wenn das erste Neuron einer sympathischen Neuronenkette durch ein anders geartetes Neuron ersetzt wird, sich die Aktivität des letzten Neurones wohl nicht ändert, aber Rhythmus und Tonus den Eigenschaften des experimentell eingesetzten Neurones entsprechen. Die Ergebnisse dieser Versuche sind eine hervorragende Gegenprobe zu unserer oben dargelegten Ansicht.

Der hemmende Einfluß der Impulse präganglionärer Nervenfasern auf die intramuralen plurineuronalen Ringschlüsse kann leicht aus dem Versuch von *Markowitz* (1943) ersehen werden: die Durchschneidung des Nervus lumbo-colicus führt zu einer Vermehrung von Frequenz und Stärke der Spontankontraktionen des Darmes.

Die rhythmische Tätigkeit einiger Gebiete des Nervensystems muß nach *Kornmüller* (1948) dem „Hüllplasmodium", also dem gliösen Nebensynzytium der ganglionären Elemente zugeschrieben werden. „Die rhythmischen Tätigkeiten des Nervensystems sind unseres Erachtens in erster Linie auf die Hüllplasmodien (und deren Äquivalente) zurückzuführen. Die Hüllplasmodien und dergleichen stellen eine Art von Drüsen dar, und die Arbeitsweise von Drüsenelementen ist eine rhythmische." „Der Rhythmus wohnt sozusagen den drüsigen Elementen selbst inne (‚Eigenfrequenz'), er ist also z. B. nicht sehr abhängig von dem Rhythmus der den drüsigen Elementen zufließenden nervösen Impulse bzw. Impulsserien" (S. 450).

Van Esveld (1928) dachte, daß die rhythmischen Bewegungen der glatten Darmmuskulatur auf den interstitiellen Zellen von *Cajal* beruhen müßten. Auch *Catel* (1936) nahm diesen Standpunkt ein.

C. Der anatomische Aufbau
der efferenten vegetativen Bahnen.

Das alte Schema von *Langley* ist noch immer die Grundlage für physiologische und pathologisch-physiologische Beschreibungen des peripheren neurovegetativen Systems. Unter den Anatomen hat eine große Gruppe von Verfechtern der Neuronentheorie diesem Schema zugestimmt.

Das Schema von *Langley* konnte aber nicht in allen Punkten bestätigt werden. Bei Versuchen scheinen sich die sympathischen und parasympathischen Bahnen sicherlich so zu verhalten, als ob sie aus einer Kette von zwei Neuronen bestünden. Auch ist es sicher, daß die Reizung der sympathischen Nervenstämme in vielen Fällen andere Wirkungen als die Reizung des Parasympathicus hervorruft. Für sich allein erlauben aber die physiologischen Versuchsergebnisse nicht die Konstruktion eines anatomischen Schemas. Die Durchschneidung eines cerebro-spinalen motorischen Nervens bewirkt die Lähmung des innervierten Gebietes; die Durchschneidung postganglionärer Nervenfasern ruft dagegen keine ähnliche Erscheinung hervor.

Im Schema von *Langley* enden die postganglionären Fasern mit einer Synapse an den innervierten Geweben. Zwei Gattungen postganglionärer Fasern erfordern aber zwei verschiedene Arten Nervenendigungen an jedem nichtnervösen Element. Es überrascht, daß trotz der Verbreitung, die das Schema von *Langley* unter den Anatomen gefunden hat, es bis jetzt nicht gelang, die Gültigkeit dieser Schlußfolgerung nachzuweisen. Es gibt keine anatomischen Grundlagen, um eine doppelte Innervation von glatten Muskelfasern, Drüsenzellen, Blutgefäßen usw. anzunehmen. Es gibt aber auch keine Möglichkeit, im Rahmen der Neuronenlehre, das heißt der These von *Langley,* eine einfache Innervation dieser Elemente zuzugeben.

Wenn man annimmt, daß die glatten Muskelfasern, die Drüsenzellen usw. ein Synzytium bilden, dann würde es unnötig sein, das Bestehen einer doppelten Innervation jedes einzelnen Elementes nachzuweisen. Es würde genügen, die doppelte Innervierung des gesamten Synzytiums zu zeigen. Auch das konnte nicht bewiesen werden. Die Beobachtungen über das Bestehen von Endigungen unabhängiger Nervenfasern sind so selten und wurden auf Grund so unzureichender Darstellungsmethoden erzielt, daß diese Angaben keinerlei Wert haben. Die Untersuchungen von *Boeke, Stöhr* und anderen Autoren (s. S. 59) beweisen jedenfalls, daß die Zahl der Nervenendigungen in der glatten Muskulatur zu gering ist, um die Übertragung der nervösen Erregung auf diese Elemente verstehen zu können.

Die Theorie von *Cannon* und *Rosenblueth* (1937) versucht die schwierige Lage der Lehre *Langleys* zu retten und nimmt an, daß nur einige besondere Zellen („key cells") durch Nervenendigungen direkt innerviert werden. Diese Zellen sollen unter dem Einfluß der nervösen Erregung die chemischen Übertragungsstoffe zur Beeinflussung der übrigen Elemente erzeugen. Andere Vertreter der Neuronenlehre (*Schimert*, 1938; *Hillarp*, 1946, 1949) scheinen die Notwendigkeit eingesehen zu haben, eine weite Ausbreitung der nervösen Impulse in der Peripherie der efferenten vegetativen Bahnen anzunehmen. Sie schlugen zwei interessante Theorien vor, welche die genannten Schwierigkeiten, ohne sie zu beseitigen, zu vermeiden trachten.

Schimert denkt, daß ein Teil der postganglionären Nervenfasern an den Erfolgselementen sein Ende findet. Eine große Zahl anderer dieser Fasern soll aber frei im Leitsynzytium derart endigen, daß es als Übertragungsapparat für die nervöse Erregung wirkt. Damit tritt die Vorstellung einer chemischen Übertragung auf anatomische Beobachtungen begründet zum erstenmal in einer neuronalen Theorie auf.

Hillarp (1946) beobachtete keine Nervenendigungen an den Erfolgselementen und ist der Meinung, daß jede postganglionäre Faser im Verlaufe ihrer Endstrecke mit vielen Erfolgselementen in Kontakt tritt. Auf diese Weise sollen sich die von ihm so genannten „neuro-effektorischen Einheiten" bilden. Diese Theorie ist durch die Betonung einer allgemein angenommenen Tatsache (das Fehlen von Nervenendigungen an Erfolgselementen) von Interesse, hat aber einen bedeutenden Mangel: sie kann die Vorgänge der chemischen Übertragung nicht erklären, da, wie schon *Tusques* (1949) erkannte, die morphologische Differenzierung der Nervenfasern es nicht erlaubt, ihnen die Fähigkeit zur Bildung chemischer Substanzen zuzuschreiben.

Die Anhänger der Neuronenlehre neigen zur Annahme, das distale Territorium der efferenten vegetativen Bahnen werde von unabhängigen Nervenfasern gebildet. Wie wir schon zeigten, gibt es dafür keine anatomischen Beweise. Das Bestehen eines nervösen Synzytiums am Ende dieser Bahnen ist eine unabweisbare Tatsache, denn es ist mit verschiedensten Färbungsmethoden darstellbar und entsteht nicht erst durch fehlerhafte Fixierung. Die Meinungen der Autoren über die Beziehungen des Synzytiums zu den übrigen Bestandteilen der efferenten vegetativen Bahnen gehen jedoch manchmal beträchtlich auseinander.

Für einige Autoren (*Boeke, Tusques* usw.) bilden die postganglionären Nervenfasern in der Peripherie ein nervöses Netzwerk (sympathischer Grundplexus, nervöses Synzytium). *Boeke* nimmt einen plasmatischen Zusammenhang zwischen dem neurofibrillären Netz und dem Protoplasma der innervierten Elemente (durch das periterminale Netzwerk) an. *Tusques* lehnt dagegen das Bestehen irgendeiner Beziehung in Form eines Zusammenhanges oder einer Berührung zwischen beiden Elementen dieser peripheren Synapse ab und hält eine chemische Übertragung für notwendig.

Feyrter (1951) denkt, daß der anatomische und funktionelle Aufbau des peripheren neurovegetativen Systems der Organisation des Gefäßbaumes ähnlich ist. Das Kapillarnetz findet im nervösen Netzwerk seine Entsprechung. In ihm enden unter Verschmelzung die efferenten Fasern und aus ihm entspringen die afferenten. Die nervösen Erregungsströme sollen in diesem System wie das Blut im Gefäßsystem zirkulieren.

Stöhr (1951) gesteht, daß seine morphologischen Beobachtungen nur schwer mit den Ergebnissen physiologischer Versuche in Übereinstimmung zu bringen sind. Er schließt daraus, daß es zwei vegetative Systeme, ein anatomisches und ein anderes, physiologisches gibt, die nur wenig oder keine Beziehung zueinander haben. Wir können der Meinung *Stöhrs* nicht zustimmen, da die tatsächliche Differenz zwischen den Resultaten physiologischer Untersuchungen und den morphologischen Angaben nicht bewiesen wird. Unterschiedlich ist nur die Auslegung, ist die von den Physiologen ausgearbeitete Theorie. *Jabonero* (1951) zeigte, daß auch verschiedene anatomische Auffassungen (die Ansichten von *Boeke, Stöhr* und *Jabonero*) die gleichen histophysiologischen Schlußfolgerungen gestatten. Das gleiche gilt auch für andere anatomische Vorstellungen, zum Beispiel für die Meinungen von *Schimert, Hillarp, Tusques* und *Feyrter*. Sie alle ergeben, wenn sie richtig analysiert werden, die gleiche Schlußfolgerung.

Cajal (1904, 1911) hatte angenommen, daß die efferenten vegetativen Bahnen aus drei oder vier Gliedern bestünden. Das letzte Glied, also das letzte Neuron, sollte immer ein zusätzliches Element zur Verstärkung und Verlängerung der nervösen Wirkung, das System der interstitiellen Zellen besitzen. Die Beziehungen dieses Systems zu den übrigen Bestandteilen der vegetativen Bahnen wies *Cajal* leider nicht nach.

Die Theorie von *Tinel* (1937) stellt einen beträchtlichen Fortschritt dar. Sie macht sich den Begriff des distalen nervösen Synzytiums (Systeme der interstitiellen Zellen, periphere autonome Systeme) zu eigen, baut diesen Begriff in das Schema von *Langley* ein und beseitigt so dessen Hauptschwierigkeit. Für *Tinel* besitzen die beiden — sympathischen und parasympathischen — efferenten Bahnen ein gemeinsames distales Glied. Das kommt der Annahme gleich, daß die postganglionären Fasern nicht wirklich die endständigen Elemente der efferenten Bahnen sind, sondern daß jenseits von ihnen noch das nervöse Synzytium aus interstitiellen Zellen liegt. In dieser Gestalt wurde die Theorie von *Tinel* durch die anatomischen Beobachtungen *Jaboneros* (1946—1952) und durch die Ergebnisse der experimentellen Untersuchungen von *Nelemans* (1948) bestätigt.

Nelemans und *Nauta* (1946) versuchten die ursprüngliche These *Langleys* — Dualität der efferenten Bahnen bis zu ihrem Ende — durch eine geistreiche Hypothese, die wir schon weiter oben zitierten, anzupassen. Das System der interstitiellen Zellen soll danach nicht ein gemeinsames Glied für sympathische und parasympathische Bahnen, sondern zweifach sein. Ein Teil seiner Elemente soll auf Adrenalin reagieren, der andere durch Azetylcholin beeinflußt werden. Sollte sich die Hypothese bewahrheiten, könnte man das alte Schema von *Langley* mit der nötigen Abänderung — Einfügung eines weiteren Gliedes in jede efferente Bahn — aufrecht erhalten.

Wir glauben nachgewiesen zu haben, daß sich die efferenten Bahnen des peripheren neurovegetativen Systems aus zwei verschiedenen, aufeinanderfolgenden Territorien zusammensetzen. Das Territorium mit „Neuronen"-Architektur (s. S. 70 ff.) dehnt sich von den vegetativen Zentren des Zentralnervensystems bis zu den letzten juxta- und intramuralen Ganglien aus. Von den Ganglien an erstreckt sich bis zu den innervierten Geweben ein einziges, morphologisch einheitliches nervöses Synzytium. Dieses ist für sympathische und parasympathische Bahnen gemeinsam.

Im Verdauungstrakt bilden die Ganglienzellen vom Typus I plurineuronale Systeme oder Ringschlüsse. Die Neurite dieser Nervenzellen enden immer im Plexus, der von den Ganglien und den sie verbindenden Nervenstämmen gebildet wird. Aus den Beweisgründen, die wir im entsprechenden Kapitel anführten, geht hervor, daß diese Axone unter Synapsenbildung mit intramuralen Ganglienzellen enden.

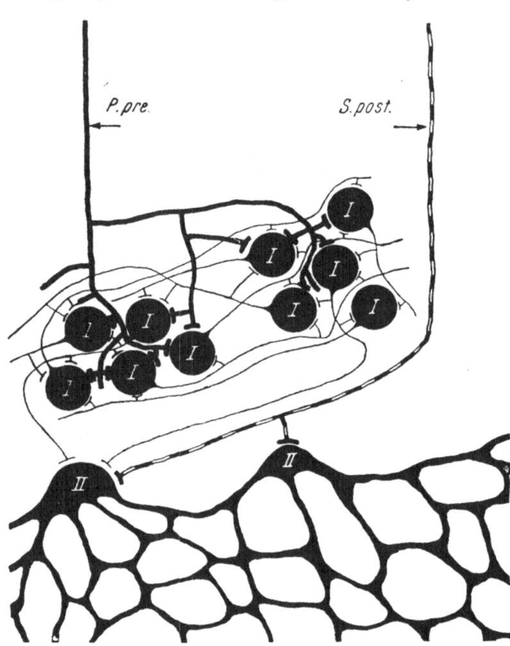

Abb. 34.   Schema des anatomischen Aufbaus der efferenten vegetativen Bahnen zur Innervation des Verdauungstraktes. *P. pre.* präganglionäre parasympathische Fasern. *I* Ganglienzellen vom Typus I nach *Dogiel* (zweites parasympathisches Neuron: die Neurite dieser Zellen sind die postganglionären parasympathischen Fasern). *S. post.* postganglionäre sympathische Fasern. *II* Ganglienzellen vom Typus II nach *Dogiel;* ihre Ausläufer vereinigen sich mit dem distalen nervösen Synzytium. Die Ganglienzellen vom Typus I bilden über die im Schema angedeuteten Verbindungen die plurineuronalen Ringschlüsse. Das distale nervöse Synzytium ist für sympathische und parasympathische Bahnen gemeinsam (s. Text).

Es ist nicht gelungen, die Endigung dieser Neurite objektiv nachzuweisen. Wir müssen deswegen den theoretischen oder hypothetischen Charakter dieses Teiles unserer Beweisführung betonen. Solange man nicht über endgültige Beobachtungen verfügt, darf man annehmen, daß die Axone der Ganglienzellen vom Typus I an gleichartigen Nervenzellen (plurineuronale Ringschlüsse) oder an Ganglienzellen vom Typus II, also an den Rezeptorenzentren des distalen nervösen Synzytiums enden können.

Das Schema der Abb. 34 zeigt den anatomischen Aufbau der efferenten Bahnen des menschlichen Verdauungstraktes, wie er sich aus unseren Beobachtungen und Argumenten ergibt. Die sympathischen Bahnen werden von zwei Neuronen gebildet. Die Axone des zweiten Neurones *(S. post.)*, das heißt die postganglionären sympathischen Fasern enden in Verbindung mit Ganglienzellen des Typus II nach *Dogiel,* also an rezeptorischen Zentren des nervösen Synzytiums.

Die parasympathischen Bahnen setzen sich dagegen aus einem ersten Neuron, dessen Axon die präganglionären Fasern darstellt *(P. pre.),* und aus plurineuronalen Ringschlüssen zusammen, die an Stelle des zweiten parasympathischen Neurones im Schema von *Langley* ·stehen. Die Neurite von Ganglienzellen des Typus I nach *Dogiel,* die unter Synapsenbildung am nervösen Synzytium enden, repräsentieren die sogenannten postganglionären Fasern nach *Langley.* Das distale nervöse Synzytium ist für beide Bahnen gemeinsam.

Die anatomischen Unterschiede zwischen sympathischen und parasympathischen Bahnen sind also etwas größer, als aus dem klassischen Schema hervorging. Die parasympathischen Bahnen des Verdauungstraktes besitzen eine verwickelte Organisation, welche die Stelle des zweiten Neurones nach *Langley* einnimmt. Dieses Gebiet, das heißt die plurineuronalen Ringschlüsse sind ein anatomisch und funktionell charakteristisches Element.

Wir müssen noch kurz die anatomischen Beziehungen zwischen dem neuronalen und dem synzytiellen Territorium der efferenten vegetativen Bahnen betrachten. Nach *Tinel* (1937) und *Nelemans* (1948) sind die beiden Gebiete anatomisch voneinander unabhängig, das heißt zwischen beide schiebt sich eine unterbrechende Synapse ein. *Boeke, Tusques, Feyrter* usw. sind dagegen der Ansicht, daß die postganglionären Neurite mit dem distalen nervösen Netzwerk verschmelzen. Unsere Beobachtungen machen uns geneigt, für den menschlichen Verdauungstrakt die zuerst genannte Vorstellung anzunehmen. Sie wurde auch im Schema der Abb. 34 dargestellt. Wir können aber nicht leugnen, daß einige Beobachtungen in anderen Körperteilen zu dem Gedanken verleiten könnten, auch die andere Ansicht sei richtig. Für den Augenblick muß dieses Problem unentschieden bleiben. Zu seiner Lösung sind noch zahlreiche neue Beobachtungen nötig. Wir glauben, daß zwischen den postganglionären Fasern und dem distalen nervösen Synzytium eine Synapsenunterbrechung besteht. Wir können uns aber darauf nicht versteifen und werden gerne unseren gegenwärtigen Standpunkt berichtigen, wenn zukünftige Beobachtungen es erfordern sollten.

III. Pathologisch-anatomische Beobachtungen zur Unterstützung der Lehre vom heterogenen Aufbau des peripheren Nervensystems.

Wir haben in den vorstehenden Kapiteln und in vielen anderen Arbeiten (*Jabonero,* 1946—1952) gezeigt, daß im Bereiche der efferenten vegetativen Bahnen zwischen den beiden Territorien, dem neuronalen und dem synzytiellen, offenkundige Unterschiede bestehen. Morpho-

logie, Struktur und auch die Verbindungen der Ganglienzellen vom
Typus I nach *Dogiel,* die für das Territorium mit Neuronenarchitektur
typisch sind, sind deutlich von den Merkmalen der Ganglienzellen des
Typus II verschieden. Die Neurite der Ganglienzellen vom Typus I,
also die unabhängigen Nervenfasern unterscheiden sich ebenfalls in ihrer
Morphologie, Struktur und Architektur vom distalen nervösen Synzytium. Die Struktur und Organisation der interneuronalen Synapsen
fehlt in der für das synzytielle Territorium typischen plexiformen
Synapse.

Die afferenten vegetativen Bahnen und das periphere cerebrospinale
System haben Neuronenstruktur. Diesen motorischen und sensiblen
Bahnen fehlt ein distales Synzytium, ähnlich dem von uns für die effe-
renten vegetativen Bahnen beschriebenen.

Darüber hinaus gibt es noch andere wichtige Unterschiede zwischen
dem neuronalen und dem synzytiellen Territorium des Nervensystems.
Wir können dazu die chemische Beschaffenheit der Synapsen zählen.
Die Synapsen des Neuronenterritoriums haben „cholinergische“ Eigenschaften; die plexiforme Synapse auf Distanz ist dagegen adrenerg.

Unsere Untersuchungen berechtigen uns, noch auf andere wichtige
Verschiedenheiten hinzuweisen, die sich aus den Reaktionsarten der
beiden Gebiete ergeben. Diese Unterschiede betonen nach unserer Meinung die Trennung der beiden Territorien der efferenten vegetativen
Bahnen und deuten die besonderen reaktiven Fähigkeiten jedes Gebietes an.

Wir beabsichtigen nicht, alle pathologischen Reaktionen ausführlich
zu behandeln. *Jabonero* (1951) studierte die krankhaften Veränderungen
des nervösen Synzytiums bei einigen pathologischen Fällen und zeigte
auch einige Reaktionen der intramuralen Nervenelemente des Ösophagus
bei Tuberkulose. Wir wollen hier nur die Reaktionen der beiden Elemente bei ganz ähnlichen Entzündungen vergleichen, das heißt die Veränderungen, die sie in unspezifischen, tuberkulöse Läsionen begleitenden
Entzündungsherden erleiden.

A. Die Veränderungen des nervösen Synzytiums.

In histologisch spezifischen Entzündungsherden (Speiseröhre, Kehlkopf) zeigen die Elemente des nervösen Synzytiums Veränderungen, die
Jabonero (1951) in Fällen akuter Entzündungen beschrieben hat. Sie
führen schnell zur Zerstörung oder zum Bilde der „konservierten nervösen Stränge“: Detritus, der in der Eitermasse oder in der Umgebung
käsiger Herde Form und Anordnung der nervösen Stränge sehr verändert bewahrt.

In den Gebieten, die histologisch unspezifisch entzündlich infiltriert
sind, zeigen die Elemente des nervösen Synzytiums dagegen verschiedene Veränderungen, die ihre Schädigung deutlich machen. Diese finden
sich auch in von den lymphozytären Infiltraten weiter entfernten Gebieten, also in Gegenden, in denen man morphologisch keine entzündlichen Vorgänge nachweisen kann. Wir glauben, daß dieser Umstand

die von *Lawrentjew* und *Filatowa* (1933) vertretene Ansicht unterstützt. Diese Autoren denken, daß die Schädigungen der nervösen Elemente bei tuberkulösen Individuen im Falle morphologisch nachweisbarer Läsionen (Entzündungsinfiltrate) und auch in anderen Fällen ohne solche Infiltrate von der toxischen Durchtränkung der Gewebe abhängen. Nur so kann man verstehen, daß Schädigungen auch weit entfernt von jedem Entzündungsherd auftreten können. Die toxische Infiltrierung der Gewebe bewirkt an den unabhängigen Nervenfasern, an intramuralen Ganglienzellen, sensiblen Nervenfasern, sensiblen Nervenendigungen und am nervösen Synzytium deutlich nachweisbare Veränderungen.

In vielen Fällen sehen die Stränge des nervösen Synzytiums fast normal aus. Da man das nervöse Synzytium gewöhnlich im normalen Zustand antrifft, erlaubt dies, schon kleinste Anzeichen für Veränderungen aufzufinden. Manchmal bestehen diese Hinweise in einer geringen Verstärkung der Färbung des Neuroplasmas, in seiner undeutlichen Begrenzung, im unregelmäßigen Aussehen der Vakuolen usw. Da sich zwischen normalem und deutlich pathologischem Aussehen immer ein unmerklicher Formenübergang findet, kann die Beurteilung dieser Bilder beträchtliche Schwierigkeiten bieten. Fälle mit beginnenden Veränderungen können für normal gehalten werden und umgekehrt.

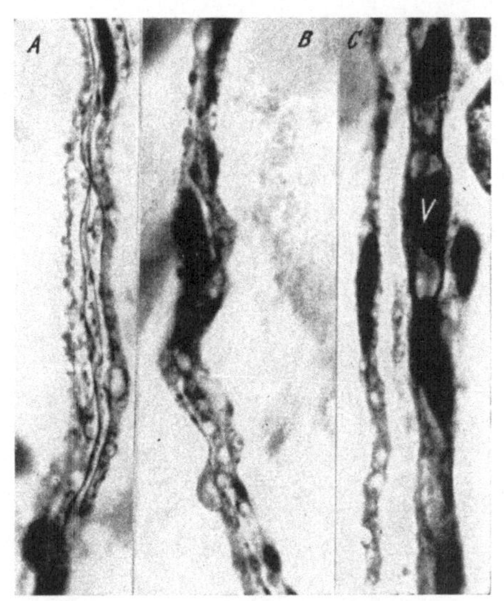

Abb. 35. Veränderungen des nervösen Synzytiums bei chronischer Entzündung (Erklärung im Text). *v* Kapillare. Larynx. Mensch. Bielschowsky-Silbercarbonatmethode.

Bei verschiedenen Gelegenheiten fanden wir Beschreibungen von vermuteten pathologischen Veränderungen der Elemente des distalen nervösen Synzytiums. Betrachtet man die Illustrationen dieser Arbeiten genau, so erweisen sich die angeblichen Schädigungen als durchaus normale Formen des Synzytiums. *Jabonero* (1951) wies schon darauf hin, daß in Entzündungsexsudaten akuter Prozesse Synzytiumstränge angetroffen werden können, deren Form und Struktur ganz unverändert ist. Ob diese Elemente auch funktionell unversehrt sind, ist eine andere Frage. Die auffällige Vermehrung der Vakuolen besitzt für sich allein geringen Wert. In solchen Fällen ist die Feststellung wichtig, ob Form und Struktur der Vakuolen und vor allem, ob die normalen Beziehungen der Vakuolen zu den argyrophilen Granulationen und zu den Neurofibrillen fortbestehen. Selbst wenn der nervöse Strang im Inneren eines mehr oder weniger dichten entzündlichen Infiltrates liegt, kann man in solchen Fällen nicht von pathologischen Veränderungen sprechen.

Neben den geringfügigen, schwer bewertbaren Anfangserscheinungen findet sich immer noch eine Reihe anderer, deutlich pathologischer Veränderungen, welche die Schädigung des nervösen Synzytiums durch die toxische Imbibition der Gewebe zum Ausdruck bringt. Die Formen der Veränderungen sind mannigfach. Wir sind, wie wir glauben, noch nicht ausreichend erfahren, um behaupten zu können, es wäre uns bereits die Beobachtung aller möglichen Veränderungen gelungen. So wollen wir nur auf einige von ihnen hinweisen.

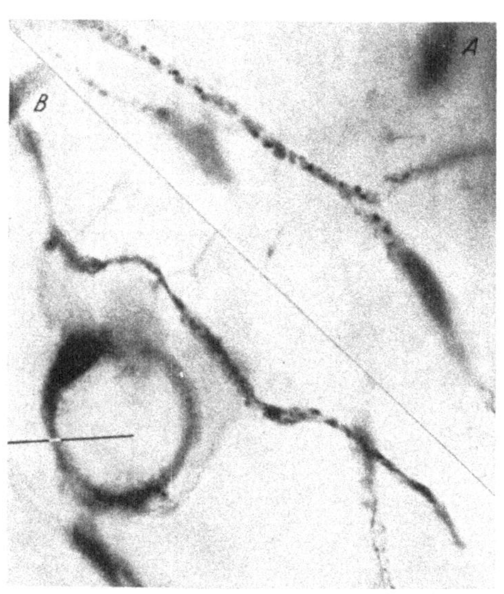

Die Abb. 36 *A* zeigt einen sehr häufigen Veränderungstypus. Im Protoplasma des Synzytiums treten mehr oder minder stark gefärbte und unregelmäßig verteilte argyrophile Granulationen auf. Vergleicht man dieses Bild mit den Abb. 2, 5, 6, 13, ist jede weitere Beschreibung überflüssig. Normale protoplasmatische Nervenfasern zeigen niemals so viele Silberkörner. Überdies scheinen die beschriebenen pathologischen den normalen Granula nicht ganz ähnlich zu sein. Wir könnten dieses Aussehen als „granuläre" oder „tropfige" Degeneration oder Desintegration bezeichnen.

Abb. 36. *A* und *B* Veränderungen des nervösen Synzytiums bei chronischer Entzündung. *f* Fettzelle. Larynx. (Erklärung im Text.) Mensch. Bielschowsky-Silbercarbonatmethode.

Die „vakuoläre" Degeneration des nervösen Synzytiums kann vielleicht je nach dem ablaufenden Prozeß verschieden aussehen. Die Vakuolen sind einerseits zahlenmäßig vermehrt, darüber hinaus sind aber auch Form, Inhalt und ihre Beziehungen verändert. Sie sind unregelmäßig groß, ihre Protoplasmafärbbarkeit ist gemeinhin verändert. In diesen Fällen hat die Schädigung wahrscheinlich die allgemeine Bedeutung der vakuolären Degeneration. Das ist in Abb. 35 *C* der Fall.

Wenn die Beziehungen der Vakuolen zu den Neurofibrillen und zu den argyrophilen Granula normal bleiben und sie außerdem ihr normales Aussehen bewahren, kann ihre einfache zahlenmäßige Vermehrung nicht in Betracht gezogen werden. In solchen Fällen kann man unmöglich von „Vermehrung" der Vakuolenzahl sprechen, da auch unter vollständig normalen Bedingungen die Menge der Vakuolen je nach dem Fall und auch von einem Gebiete des nervösen Synzytiums zum anderen sehr schwankend ist. Die Abb. 35 *A* ist dafür ein deutliches Beispiel. Die geringfügigen Veränderungen an den Neurofibrillen und Vakuolen würden es allein nicht gestatten, das Bild als pathologisch zu betrachten; doch ist außerdem noch eine auffällige, vom Normalen abweichende Färbbarkeit und Begrenzung des Neuroplasmas zu erkennen.

Eine andere Abart vakuolärer Degeneration sieht man in Abb. 37. In diesem Falle sind die Vakuolen durch das auseinandergezerrte Neurofibrillennetz nur vorgetäuscht. Es handelt sich dabei um eine Art trüber Schwellung, das heißt um einen Durchtränkungsprozeß mit Flüssigkeitsvermehrung, die das intraprotoplasmatische neurofibrilläre Netzwerk dehnt. Das Neuroplasma nimmt in diesem Falle aber kein trübes Aussehen an.

Eine besondere und sehr häufige Veränderungsform des nervösen Synzytiums ist die von *Jabonero* so genannte „skizzenhafte" Degeneration (degeneración en „esquisse"). In Präparaten und Mikrophotographien erscheinen dabei die Elemente des nervösen Synzytiums nur wie angedeutet; Protoplasma und argyrophile Granula sind blaß, die Vakuolen sehr zahlreich.

Die Abb. 35 *C* zeigt ein charakteristisch granuläres Aussehen. Das Neuroplasma erscheint sehr krümelig und in dunklem Tone gefärbt; die zahlreichen Vakuolen sind unscharf begrenzt. Der nervöse Strang sieht wie impastiert aus. Die feinen Neurofibrillen sind durch die Trübheit und durch die Argyrophilie des Protoplasmas verdeckt.

Man könnte annehmen, daß die beschriebenen Veränderungen primär sind, das heißt von der toxischen Durchtränkung der Gewebe

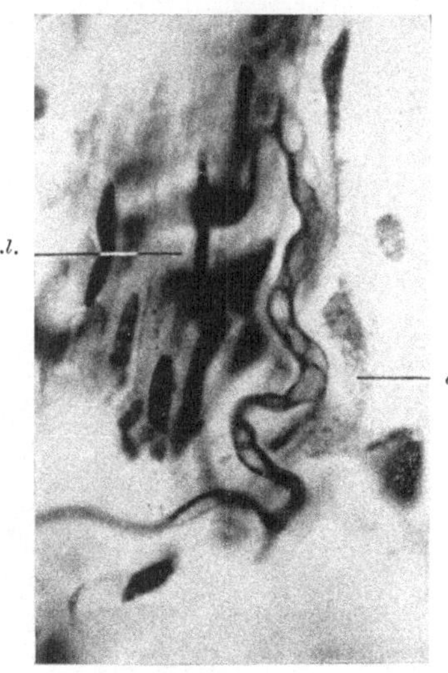

Abb. 37. Veränderungen des nervösen Synzytiums bei chronischer Entzündung (Erklärung im Text). *e* Ausläufer einer Bindegewebszelle, *m. l.* glatte Muskulatur. Ösophagus. Mensch. Bielschowsky-Silbercarbonatmethode.

unmittelbar hervorgerufen werden. *Jabonero* (1951) hält es aber für sehr wahrscheinlich, daß diese toxische Imbibition nur das auslösende Moment für die geringfügigen Anfangsveränderungen ist, die später zu wenig ausgesprochenen morphologischen Schädigungen und funktionellen Abweichungen (Dysfunktion) werden. Die Rückwirkung der reizenden Gewebsflüssigkeiten (deren Zusammensetzung durch die toxischen Substanzen geändert ist) auf die Elemente des nervösen Synzytiums, die Beeinflussung des Synzytiums, das den chemischen Übertragungsstoff freisetzt (auf Grund der normal von den postganglionären Fasern kommenden Impulse) und die schon gezeigte pathologische Einwirkung werden aber die Bildung eines Circulus vitiosus bewirken, der sich auf unbekannte Art erhält. Er ist die Ursache für die schweren morphologischen und funktionellen Schädigungen des nervösen Synzytiums. Wir glauben also, daß solche nervöse Elemente trotz ihrer morphologischen Veränderungen einer, wenn auch sehr abgeänderten Funktion fähig sind.

Wenn sich die entzündlichen Infiltrate stark und schnell ausbreiten und dadurch die Gewebselemente in sehr kurzer Zeit zerstört werden, kann man gelegentlich beobachten, wie das nervöse Synzytium weiter besteht. Es ist stark in seiner Struktur, aber nicht in seiner allgemeinen Form verändert und liegt in einer Detritusmasse, in der andere Elemente nicht mehr zu erkennen sind. Ein solches Verhalten kann, wie Abb. 38 zeigt, bei akuten Appendicitiden der Fall sein.

Es bilden sich niemals morphologische Veränderungen aus, die als proliferativ betrachtet werden könnten. Die Stränge des nervösen Synzytiums vermehren sich nicht zahlenmäßig und lassen auch keine mitotischen Teilungen ihrer Kerne erkennen. Ebenso konnten wir an den Neurofibrillen keine degenerativen Erscheinungen beobachten, die sich mit den Degenerationsbildern unabhängiger Nervenfasern vergleichen ließen. Wenn die neurofibrillären Elemente zerbrechen, so erfolgt dies nur passiv, ohne Anzeichen nicht einmal für beginnende oder verkümmerte proliferative Reaktionen.

Die sogenannten „Neurome" des Appendix oder die „appendicite neurogène" gehören nicht zu den beschriebenen Entzündungsveränderungen. Die Neurome des Appendix sind, trotz der Beschreibungen einiger Autoren, die wenig geeignete Methoden zur Darstellung verwendeten, auf gewisse Art für dieses Organ spezifisch. Die in Ovar, Tube, Gallenblase, Magen usw. beschriebenen Veränderungen haben nichts mit solchen Neuromen gemein.

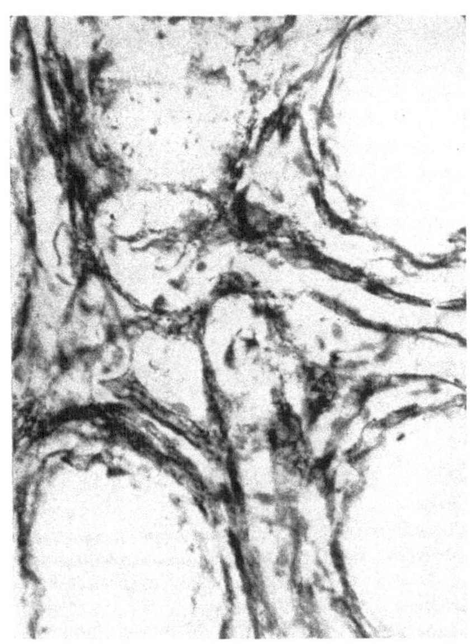

Abb. 38. Veränderungen des nervösen Synzytiums bei akuter Entzündung. Mucosa des Wurmfortsatzes. Während die übrigen Gewebselemente fast vollständig zerstört sind, hat sich das nervöse Synzytium erhalten, ist aber in seiner Struktur beträchtlich verändert. Bielschowsky-Silbercarbonatmethode.

Das Studium zahlreicher Fälle (noch unveröffentlichte Beobachtungen von *Jabonero*) beweist, daß die Neurome des Appendix, wie *Stöhr* nachwies (1944), durch überschüssige Wucherung des nervösen Synzytiums entstehen. Diese Proliferationen laufen nicht mit Entzündungserscheinungen parallel, sondern finden sich im allgemeinen in Wurmfortsätzen, in denen ausgedehnte entzündliche Destruktionen abgelaufen sind. *Jabonero* (1946) deutete diese Wucherungen als überschüssige Regenerationsvorgänge des nervösen Synzytiums nach entzündlicher Zerstörung. In einigen Fällen kann man jedoch keine unmittelbare Beziehung zwischen den Neuromen und vorausgehenden Entzündungen nachweisen. Unter anderem studierte *Jabonero* auch einige Fälle von rezidivierender Appendicitis. Bei diesen zeigte sich, daß die Elemente der Neurome, die sich nach den vorhergehenden destruktiven Attacken entwickelt hatten, Schädigungen durch neuerliche entzündliche Infiltration aufwiesen.

Das nervöse Synzytium ist am Entzündungsprozeß nur mit degenerativen Veränderungen beteiligt, die vielleicht in vielen Fällen reversibel sind. In einer reichhaltigen Kasuistik konnten wir parallel zu akuten oder chronischen Entzündungen niemals Anzeichen für proliferative Aktivität finden. Auch bei Schädigungen, die eine bedeutende Veränderung der Gewebsflüssigkeiten (chronisches Ödem) und Fibrose des Bindegewebes bewirken, vermochte *Jabonero* (1951) keine proliferativen Vorgänge am nervösen Synzytium aufzufinden.

B. Die Veränderungen der Elemente des neuronalen Territoriums.

Die Bestandteile der efferenten vegetativen Bahnen im Bereiche des Territoriums mit Neuronenarchitektur reagieren im Gegensatz zum

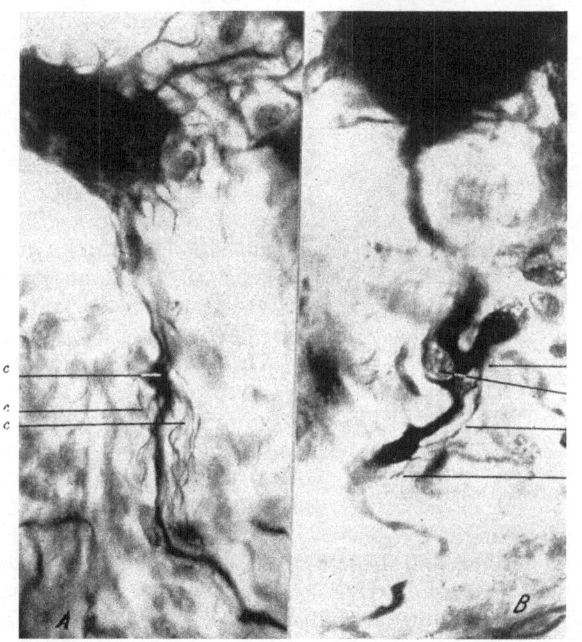

Abb. 39. Veränderungen der Ganglienzellen bei chronischer Entzündung. Ösophagus. *c* pathologische Kollateralen. *gs* gliöses Synzytium. (Erklärung im Text.) Mensch. Bielschowsky-Silbercarbonatmethode.

Synzytium oftmals mit Anzeichen für proliferative Aktivität. Daneben bestehen offenkundig degenerative Veränderungen, doch ist die Proliferation viel beträchtlicher. Wir beschreiben nun Alterationen, die in der menschlichen Speiseröhre von Individuen mit ausgedehnten tuberkulösen Schäden beobachtet wurden. Wir konnten am gleichen Material keine, nicht einmal eine abortive Wucherung des nervösen Synzytiums auffinden.

Wir wollen nur auf einige typische Beispiele für die proliferative Aktivität der Neurone hinweisen. Die Abb. 39 *A* zeigt den Neurit einer Ganglienzelle, von dem in kurzem Abstand von seinem Ursprung an einer Stelle zahlreiche Seitenäste ausgehen und mit dem Neurit in gleicher Richtung ziehen. Einige Äste steigen auf und laufen zum Körper der Nervenzelle. Man beachte, daß die Kollateralen nicht nur an der verdickten Stelle des Axones, sondern im ganzen, von der Photographie erfaßten Abschnitt abzweigen. Diese kollateralen Verzweigungen unterscheiden sich von den normalen durch ihre außergewöhnliche Fülle und durch ihr abnormales Verhalten: sie laufen ohne bestimmte Orientierung nach einer nahe gelegenen anderen Ganglienzelle parallel zum Neurit. Einige retrograde Kollateralen bilden durch Verflechtung mit den übrigen oder durch Aufwickelung um einige andere Seitenzweige oder um den Neurit komplizierte Apparate. Ähnliche andere, sehr demonstrative Bilder bringen die Abb. 8 und 9 der Arbeit von *Jabonero* (1951).

Die Abb. 39 *B* zeigt ein neues Beispiel. Man erkennt zusammen mit zarten, abnormal verlaufenden kollateralen Verzweigungen am gleichen Neurit eine große kollaterale Keule. Der pathologische Charakter dieser Veränderungen ist offenkundig. Wir glauben, daß man sie als Zeichen einer Proliferation (kollaterale Regeneration nach *Villaverde*) auf Grund

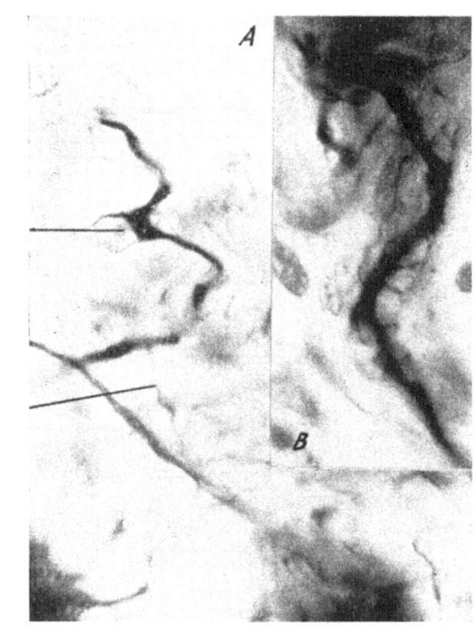

Abb. 40. Proliferationsvorgänge an den Nervenfasern eines Speiseröhrenganglions. Chronische Entzündung. *a* abnorme Kollateraläste. (Erklärung im Text.) Mensch. Bielschowsky-Silbercarbonatmethode.

toxischer Schädigungen zu deuten hat. Wie *Jabonero* (1951) zeigte, muß man jedoch bedenken, daß diese Vorgänge mit den von *Villaverde* (1926, 1932) unter dem Namen abortive, kollaterale Regeneration beschriebenen Veränderungen nicht ganz übereinstimmen.

Andere Beispiele für die Aussendung abnormaler Kollateralästchen bieten die beiden Mikrophotographien der Abb. 40.

Zusätzlich finden sich noch Riesenkugeln oder Riesenkeulen, die *Stöhr* (1948) als Wucherungsphänomene deutete, und pathologische Faserknäuel (Knötchen oder Glomerula von *Terplan*).

Alle diese Erscheinungen müssen als Wucherungsvorgänge auf Grund toxischer Durchtränkung der Gewebe (*Lawrentjew* und *Filatowa*, 1933) betrachtet werden; ebenso auch die Veränderungen, die *Lawrentjew* und *Filatowa* (1933) bei Fällen von Laryngitis tuberculosa an den motorischen Endplatten, *Ferrer* und *Ribas* (1947) bei leprösen Läsionen und *Jabonero* (1951) an den motorischen Endplatten der Speiseröhre und an den sensiblen Nervenendigungen in der glatten Muskulatur von Larynx und Trachea (ebenfalls bei tuberkulösen Schäden) beschrieben haben.

C. Die Unterschiede zwischen beiden Territorien.

Um unsere These zu untermauern, haben wir sorgfältig ganz ähnliche Fälle ausgewählt. Als Ergebnis der Untersuchung zahlreicher Beispiele (die Gegenstand besonderer Studien sein werden), können wir behaupten, daß im Nervensystem die Elemente des Territoriums mit Neuronenarchitektur (Neuronenketten der efferenten vegetativen Bahnen, direkte motorische Vagusfasern und ihre Endplatten, cerebrospinale motorische Fasern, sensible Fasern und Endigungen) bei Fällen von Tuberkulose, Lepra usw. auf die toxische Imbibition der Gewebe mit sehr ausgesprochenen proliferativen Erscheinungen reagieren. Ihnen gesellen sich manchmal Degenerationsvorgänge an Dendriten und Körpern der Neurone zu.

In den gleichen Fällen reagiert das nervöse Synzytium dagegen niemals in ähnlicher Weise. Es zeigt mehr oder weniger ausgeprägte degenerative Veränderungen, ohne daß wir jemals das geringste Anzeichen für eine proliferative Reaktion hätten beobachten können.

Diese Differenzen der pathologischen Reaktionsweise fügen sich den beträchtlichen Unterschieden, die wir zwischen den beiden Territorien gezeigt haben, an. Sie unterstützen sehr die von uns aufgestellte These über die heterogene Architektur des peripheren neurovegetativen Systems.

IV. Die afferente Innervation des Verdauungstraktes.

Es gibt nur wenige anatomische Grundlagen für eine afferente Innervierung des Verdauungstraktes. Der Großteil der Autoren sieht sich zu dem Bekenntnis gezwungen: auch wenn man physiologisch die sensible Innervation des Magen-Darm-Kanals zugeben müsse, gibt es doch gewichtige anatomische Gründe für das Fehlen sensibler Fasern und Endigungen im größten Teil seiner Wand.

Es ist notwendig, zwischen „afferenten Bahnen mit einem Ursprung aus der Wand des Verdauungstraktes" und „afferenten Bahnen, die Reize aus dem Verdauungstrakt aufnehmen", zu unterscheiden; die letztgenannten Bahnen — ihre Bedeutung und Wichtigkeit kann nicht verkannt werden — beginnen an den sensiblen Nervenendigungen in der Peritonealserosa. Der Ursprung dieser Bahnen liegt also außerhalb der Wand des Verdauungstraktes. Wenn sie auch physiologisch als sensible Bahnen des Magen-Darm-Kanals bezeichnet werden können, so ist doch diese Bezeichnung anatomisch irreführend.

Jabonero (1952) beschrieb sensible Nervenendigungen in der Wand des menschlichen Ösophagus. *Jabonero* und *Bordallo* (1948) fanden sensible Fasern, Endigungen und Endkörperchen wohl in der Wand des Afterkanals, nicht aber des Rectums.

A. Die sensible Innervation der Ösophaguswand.

Einige Autoren haben sensible Nervenfasern und Endigungen in der
Wand der Speiseröhre beschrieben:

Retzius (1892), *Smirnow* (1893), *De Witt* (1900) und *Sabussow* (1913) erwähnten Nervenendigungen im Epithel und subepitheliale nervöse Apparate
(Sabussow) und betrachteten sie als Ausläufer von Ganglienzellen des *Meissner-*
schen Plexus. *Greving* (1937) beschrieb *Vater-Pacini*sche Körperchen, neuro-
muskuläre Spindeln und Nervenfaserknäuel.

De Castro (1942) gelang es, durch die Anastomose sensibler Vagusfasern mit
dem Halssympathicus experimentell einen Reflexbogen herzustellen und so das
Bestehen von sensiblen Nervenendigungen nachzuweisen. Der Ursprung dieses
Bogens, also der sensiblen Vagusfasern, muß in der Ösophaguswand gesucht
werden, da der Durchtritt der Nahrung durch die Speiseröhre plötzlich eine
funktionelle Tätigkeit des operierten Sympathicus bewirkt. Sie drückt sich in
Pupillenerweiterung, Exophthalmie, Aufrichtung der Gesichtshaare, Hyperämie
der Ohren usw. aus. Die Reizung der Ösophaguswand durch Berühren oder
Drücken mit dem stumpfen Ende einer halbsteifen Sonde genügt nicht zur Aus-
lösung dieser Ergebnisse. Dagegen reicht dazu das Aufblasen eines kleinen, in die
Speiseröhre eingeführten Gummiballons mit einem Druck von 30 bis 50 mm Hg
aus, wenn er im mittleren oder unteren Drittel des Ösophagus liegt.

Nonidez (1946) beschrieb in der Speiseröhre des Hundes markhaltige sensible Nervenfasern und Endigungen. Die Fasern liegen in Kontakt mit der
Bindegewebskapsel in der Umgebung der intramuralen Ganglien. Die Endigungen
sind subkapsulär gelegen und sehen lamellär aus. Die Fasern und Endungen
finden sich beim jungen Hund, nicht aber bei jungen Katzen und Kaninchen.
Sie bestehen auch beim Rhesusaffen *(Harting)* und bei verschiedenen anderen
Tieren *(Ottaviani)*.

Im menschlichen Ösophagus scheinen die sensiblen Nervenendigungen
nicht sehr zahlreich zu sein. Sie fehlen im Epithel und in der subepithelialen Schicht vollständig. Im subepithelialen Bindegewebe finden
sich nur Stränge des im ersten Teil beschriebenen nervösen Synzytiums.
Vielleicht ist das häufige Vorkommen von „Schlingenterritorien" der
Grund für die oftmalige Beschreibung dieser Formationen als sensible
Nervenapparate durch einige Autoren.

Die Nervenendigungen, die wir beobachteten, liegen nur in den oberen Abschnitten der menschlichen Speiseröhre in deren mehr peripheren
Schichten, das heißt in den Bindegewebsinterstitien der Tunica muscularis und auch sehr häufig in der unmittelbaren Nachbarschaft intramuraler Ganglien.

Diese Nervenendigungen werden von stark markhaltigen Fasern gebildet. Ihre Myelinscheide verschwindet knapp vor der Endung. Die
Fasern stehen zu den intramuralen Ganglienzellen nicht in Beziehung.

Die allgemeine Form und Verteilung der sensiblen Endkörperchen
ist verschieden. In manchen Fällen (Abb. 41 *A, l*) handelt es sich um
einfacher gebaute Endigungen. Sie werden von einer Faser gebildet,
die sich zwei- oder dreimal verzweigt und in ihrem Verlaufe einige
laminäre Verbreiterungen erkennen läßt. Jeder dieser Äste verbreitert
sich seinerseits oftmals und endet mit einer größeren oder kleineren

retikulären Lamelle. Manchmal sind diese klein und ähneln netzigen
Kugeln. In anderen Fällen (Abb. 41 C) ist die Form der sensiblen Endigungen durch Vemehrung der Seitenzweige und durch häufigere retikuläre Verbreiterungen im Verlaufe der Fasern und am Ende jedes
Ästchens verwickelter. Die retikuläre Struktur der Endigungen ist
deutlich in dieser Mikrophotographie zu erkennen. Man beachte, daß
die netzigen Lamellen in das Nebenprotoplasma eingebettet sind; seine
Kerne sind deutlich sichtbar. Die Mikrophotogaphie ist für das Bestehen

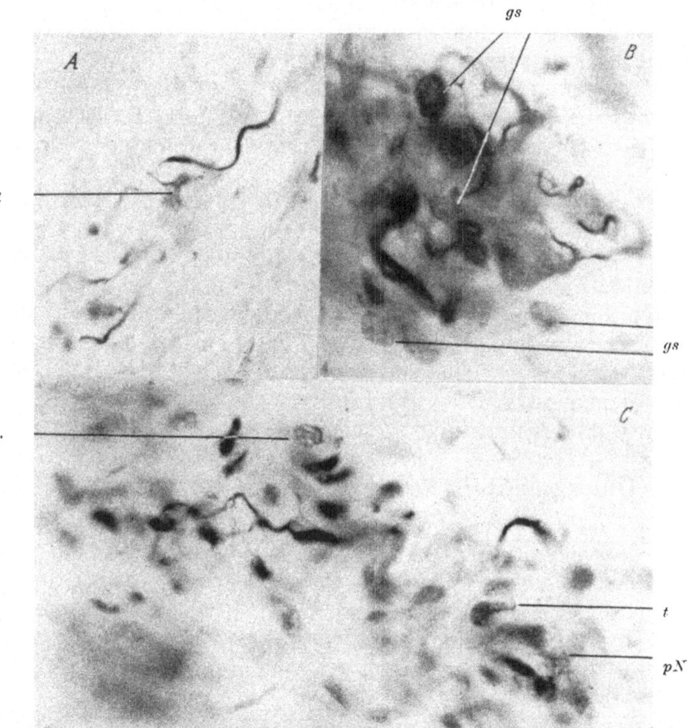

Abb. 41. Sensible Nervenendigungen in der Speiseröhre. *r* kleine Retikulare mit undeutlichen
Grenzen (periterminales Netzwerk). *gs* gliöses Nebensynzytium. *t* Endigung. *pN* periterminales Netzwerk. *l* laminäre Verbreiterungen. Mensch. Bielschowsky-Silbercarbonatmethode.

eines periterminalen Netzwerkes nicht genügend beweiskräftig. Man
kann aber doch an einer der kleinen retikulären Platten den Zusammenhang der Neurofibrillen mit dem Nebenprotoplasma erkennen.

Schließlich treten noch andere Endigungen in Form besser um-
grenzter Körperchen auf (Abb. 41 B). Man achte auf den unregelmäßigen
Verlauf der Fasern, auf das Bestehen von kollateralen Lamellen und
auf die Nebenkerne, deren Protoplasma blaß gefärbt erscheint; dieses
bildet die Grundlage des sensiblen Körperchens. Die in den Mikrophotographien *B* und *C* der Abb. 41 dargestellten Endigungen sind außer-

ordentlich verwickelt gebaut. Die Photographie kann ihr Aussehen leider nur teilweise wiedergeben.

Alle von uns beobachteten sensiblen Körperchen besitzen keine umhüllende Kapsel. Gelegentlich ist die nervöse Aufzweigung sehr locker und nimmt im Bindegewebe ein Gebiet von einiger Ausdehnung ein.

Wir vermochten die von *Nonidez* beim Hunde beschriebenen subkapsulären Nervenendigungen nicht aufzufinden. Die sensiblen Nervenendigungen liegen manchmal sehr nahe, aber immer außerhalb intramuraler Ganglien. Man versteht, daß es nicht gut möglich ist, jede nervöse Endigung im Innern eines Ganglions, selbst wenn sie in seiner Peripherie liegt, als sensibel zu betrachten. Wahrscheinlich können die von *Nonidez* und die von *Bullon* (1945) in den intramuralen Ganglien des Hundes beschriebenen Endigungen gleichgesetzt werden. *Bullon* (1945, 1949) betrachtete diese als Endausbreitungen präganglionärer Fasern.

Wir glauben, daß diese Endapparate den sensiblen Körperchen entsprechen, die man nach den Versuchsergebnissen von *De Castro* innerhalb der Ösophaguswand suchen muß. Ihre Lage würde die Schwierigkeit erklären, sie mit einer halbsteifen Sonde zu erregen. Dessenungeachtet muß man aber bedenken, daß auch die in der Serosa gelegenen Nervenendigungen dafür veranwortlich sein könnten. Vielleicht steht das Vorkommen von sensiblen Endapparaten in den oberen Abschnitten der menschlichen Speiseröhre mit dem Fehlen einer Serosa in diesem Ösophagusteil im Zusammenhang.

B. Die sensiblen Nervenendigungen im Afterkanal.

In der Wand des Rectum konnten *Jabonero* und *Bordallo* (1948) keine sensiblen Nervenendigungen antreffen. Dagegen fanden sie Endungen verschiedener Art in der Wand des Afterkanals. Nur einige versprengte, am Beginn der Pars analis recti in deren geschichteten Pflasterepithel gelegene Inseln von Rectalschleimhaut besitzen ebenfalls einige sensible Endapparate. Sie sind den Endungen im Plattenepithel um sie herum ähnlich.

In der Mucosa des Afterkanals finden sich intraepitheliale Nervenendigungen in Gestalt feiner Fasern, die mit kleinen Knöpfchen oder kleinen Reticularen enden. Andere Fasern biegen in der basalen Schichte um, legen eine längere oder kürzere Strecke zurück und dringen dann tief in das Epithel ein. Auch an Haaren und Talgdrüsen finden sich reichlich sensible Nervenfasern, die sich von denen anderer Hautgebiete nicht unterscheiden. Schließlich liegen oftmals auch verschiedenartige Endungen um kleine Haarkeime (Abb. 42 *A*). Häufig finden sich sensible Körperchen verschiedener Form (Abb. 42 *B*).

Im Afterkanal sind weniger Nervenendigungen darzustellen, als *Tello* (1932) in der Haut des äußeren Genitales nachweisen konnte. In dieser sind die Cutispapillen von Nervenfasern erfüllt, die verwickelte Plexus bilden. In der Pars analis recti verzweigen sich die meist zarten Nervenfasern der Papillen dagegen weniger reichlich. Im subepithelialen

Bindegewebe bestehen frei sich verzweigende Endigungen. Manchmal hängen corpuskuläre und andere freie Endigungen an verschiedenen Ästen der gleichen sensiblen Nervenfaser.

Das Fehlen von Nervenendigungen beweist, daß die Wand des menschlichen Rectums nicht der Ausgangspunkt für den afferenten Schenkel eines Reflexbogens sein kann. Solche Endigungen können dagegen in der Serosa oder im lockeren Bindegewebe um das Rectum gefunden werden. Es ist nicht sicher zu sagen, ob die „perineale Empfin-

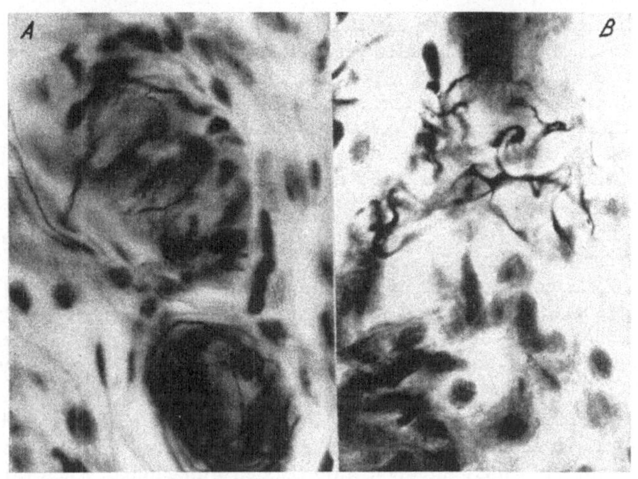

Abb. 42. Sensible Nervenendigungen in Form eingekapselter (*A*) und nicht eingekapselter Apparate (*B*). Mucosa des menschlichen Afterkanales. Bielschowsky-Silbercarbonatmethode.

dung" (*Wright*, 1934) auf den im Afterkanal nachgewiesenen Nervenendigungen beruht oder ob sie eher den sehr zahlreichen Endkörperchen im lockeren Bindegewebe um die Bauchorgane zugeschrieben werden muß.

C. Die anatomischen Grundlagen der aus dem Magen-Darm-Kanal entspringenden Reflexbögen.

Wir fanden in der Wand des Magen-Darm-Kanals keine sensiblen Endigungen. Trotzdem wurden diese von anderen Autoren *(Hill,* 1927; *Kuntz,* 1922, 1929, 1934; *L. R. Müller,* 1911; *Ottaviani,* 1940 usw.) in der Mucosa und Submucosa des Darmes beschrieben [1].

Die Meinung *Dogiels* (1895), die Sternzellen mit langen Ausläufern (Ganglienzellen vom Typus II) hätten sensiblen Charakter, sah *Cajal* (1904) als eine einfache, vielleicht von der Physiologie angeregte Theorie an. *Cajal* und auch *Kölliker* dachten, daß beide Arten von intramuralen Ganglienzellen motorische, also

---

[1] Vor kurzem teilte *Conti* (1952) mit, er habe einen sensiblen Faserknäuel in der Muscularis des Appendix eines 13jährigen Kindes beobachtet.

efferente Bedeutung hätten. *Kölliker* erklärte die Darmreflexe durch das Bestehen sensibler Fasern in den Ganglien und Plexus des Darmes. Diese Fasern sollen aus den sensiblen Spinalganglien stammen.

„Para que pueda producirse un reflejo hace falta, por lo que se sabe de la experimentación realizada en el sistema cerebro-espinal, por lo menos una neurona sensitiva receptora del estímulo, y una neurona motriz que actúe por la acción del estímulo e inerve la musculatura. No se dispone de pruebas demostrativas de la teoría preconizada de que las neuronas del intestino, con parte de sus expansiones reciban las impresiones y con las otras provoquen impulsos motrices" [1] (*Schwab*, 1937, S. 619).

Die Physiologen halten einen aus der Darmschleimhaut entspringenden Reflexbogen zur Erklärung der normalen Peristaltik und des Durchwanderns spitzer Gegenstände durch den Darm, ohne die Wand zu verletzen, für theoretisch nötig. Einige Autoren erdachten theoretische Schemata, zum Beispiel *L. R. Müller*. Dieser beschrieb überdies sensible Fasern, die in das Epithel eindringen sollen. *Müller* nimmt an, daß es im Plexus submucosus sensible Neurone gibt, deren Fasern die Darmzotten erreichen und motorische Ganglienzellen zur Innervation der „Muscularis mucosae". Der Plexus von *Auerbach* soll sich gleich verhalten.

Kuntz (1922, 1934), *Hill* (1927) und *Weddell* (1929) beschrieben sensible Fasern, die in das Epithel eindringen und auch *Llombart* (1935) erwähnte Nervenfasern, die zum Epithel in Beziehung treten. Die Abbildungen von *Hill* und besonders von *Waddell* sind nicht überzeugend; sie zeigen jedenfalls nicht den Zusammenhang dieser Fasern mit intramuralen Nervenzellen. Der „anatomical evidence for the occurrence of enteric reflex arcs" (*Kuntz*, 1929, 1934) ist nur eine Theorie ohne ausreichende Beweise.

Die Ansicht von *Langley* (1903) scheint richtig zu sein: Da sensible Nerven und intramurale Reflexbögen fehlen, umfaßt das Nervensystem des Darmes nur efferente Neurone mit ausschließlich motorischen Funktionen. Auch *Cajal* (1904) fand keine sensiblen Elemente, zeichnete aber einen langen Reflexbogen, dessen afferenter Schenkel angeblich von Fasern aus sensiblen Rückenmarksganglien gebildet wird, die bis an die Mucosa des Darmes heranreichen sollen. Offenkundig war dies ein Zugeständnis an die Forderungen der physiologischen Versuche.

Kolossow und *Sabussow* (1932) weisen darauf hin, daß modernen Anschauungen entsprechend das autonome System ausschließlich efferent ist; es seien nur wenige und nicht sehr gewichtige Angaben über das Bestehen afferenter, im Magen-Darm-Schlauch entspringender Neurone vorhanden. Trotzdem bestätigten sie, daß manche physiologische Resultate das Vorhandensein eines afferenten Neurones im Magen-Darm-Kanal erfordern.

Die Beweglichkeit des Verdauungstraktes wird offenbar nicht unbedingt von dem langen Reflexbogen geregelt, den *Kölliker* vorschlug und *Cajal* annahm. Dieser Bogen kann ohne Sistieren der Magen- und Darmmotilität durchtrennt werden (Durchschneidung der äußeren Nerven;

---

[1] Wie man aus Versuchen am Cerebrospinalsystem weiß, ist zum Ablauf eines Reflexes wenigstens ein sensibles Neuron, das den Reiz aufnimmt, und ein motorisches Neuron nötig, das durch den Impuls erregt wird und die Muskulatur innerviert. Man verfügt über keine sicheren Beweise zugunsten der befürworteten Theorie, nach welcher die Neurone des Darmes mit einem Teil ihrer Ausläufer die Eindrücke aufnehmen und mit anderen motorische Impulse hervorrufen sollen.

Kuntz, 1929, 1934). Diese erfährt aber gewisse Veränderungen, die sich nach *Markowitz* (1943) in zahlenmäßiger Vermehrung und Stärkezunahme der Kontraktionen ausdrücken. *Rovensky* (1946) nimmt das Bestehen langer Reflexbögen zur Regelung der Magenbeweglichkeit an.

Der „physiological evidence for the occurrence of enteric reflex mechanismus" (*Kuntz*, 1929, 1934) scheint also sehr gewichtig zu sein, entbehrt aber wenigstens nach den klassischen Vorstellungen der anatomischen Grundlage. Die autonome Steuerung (Reflex im weiteren Sinne) der Beweglichkeit und die übrigen Vorgänge in der Magen-Darmwand (Vasomotilität, Sekretion) werden aber durch die physiologischen Eigenschaften des distalen nervösen Synzytiums gesichert (s. Kap. II, S. 61 ff.).

Innerhalb des Magen-Darmschlauches gibt es keine sensiblen Nervenendigungen (*Stöhr*, 1928; *Jabonero*, 1948—1952). Diese liegen nur in der Serosa.

Vergleicht man die Erfahrungen der Chirurgen mit den Ergebnissen klinischer Untersuchungen an Fällen von Magenfisteln, so zeigt sich, daß die Schleimhaut von Magen und Darm unsensibel ist. Die einige Zeit nach Nahrungsaufnahme beginnenden Schmerzen schrieb *L. R. Müller* auf Grund röntgenologischer Untersuchungen außerordentlich kräftigen Kontraktionen der Pylorusregion zu. Das Magengeschwür ist gemeinhin schmerzlos. Diese klinischen Untersuchungsergebnisse stimmen mit dem Fehlen sensibler Nervenfasern in der Schleimhaut des Magen-Darmtraktes gut überein.

Die Abbildungen von *Carpenter* (1924) von sensiblen Nervenfasern, die in der Tunica muscularis des Magens enden, sind weder überzeugend noch beweisend. Es ist möglich, daß seine Präparate besser als seine Illustrationen waren. Die genaue Betrachtung seiner Bilder erlaubt aber nicht, seinen Beschreibungen zuzustimmen.

Der Erschlaffungsreflex der Bauchdecke nach exzessiver Magenüberfüllung ist bekannt. Dieser Reflex, die Ingestionsschmerzen und auch viele andere Erscheinungen sind vollständig erklärbar, wenn man bedenkt, daß die Nervenendigungen im Peritonaeum durch Dehnung, Bewegung und Zug erregbar sind. Der Ursprung der langen Reflexbögen muß in diesen peritonealen Endigungen gesehen werden. Sie entspringen also nicht aus der Wand des Verdauungstraktes. Die peritonealen Endapparate können aber auch durch Vorgänge, die sich in der Wand des Magen-Darmkanales abspielen, erregt werden. Es besteht also zwischen den Forderungen der Physiologie und den Ergebnissen der anatomischen Forschung kein Widerspruch.

V. Das periterminale Netzwerk, die Synapsenlehre und die Neuronentheorie.

Das Bestehen eines periterminalen Netzwerkes (*Boeke*, 1910—1952; *Heringa*, 1920; *Jabonero*, 1951, 1952) in gewissen Synapsen kann unserer Meinung nach nicht bestritten werden. Wir konnten es in den motorischen Endplatten der quergestreiften Muskulatur, in interneuronalen Synapsen der intramuralen Ganglien im Verdauungstrakt, in den sensiblen Körperchen der Haut und der Schleimhaut, in neuroglattmuskulären Spindeln der Trachea und Bronchien, in den sensiblen Nervenendigungen der glatten Muskulatur der Brustwarze und der Areola mammae des Menschen usw. nachweisen.

Cajal (1925) hat das Vorkommen eines periterminalen Netzwerkes in der motorischen Endplatte erkannt, konnte aber, wegen der Unzulänglichkeit der verwendeten Methodik, seine Beziehungen zu den Neurofibrillen der Nervenaufzweigung nicht beobachten. Über die Verhältnisse in der plexiformen Synapse auf Distanz lese man im Abschnitt II nach. In diesem Kapitel beziehen wir uns nur auf die Synapsen im Territorium mit Neuronenarchitektur des Nervensystems, also auf interneuronale Synapsen, auf motorische Endplatten und sensible Endkörperchen.

Das periterminale Netzwerk ist für *Boeke* das Grundelement der Synapsen, der morphologische Ausdruck einer intimsten Verbindung ihrer beiden Pole. Es ist nervöser Natur, soll besondere und andere Eigenschaften als die beiden Synapsenpole besitzen und stellt deswegen die wirkliche „synaptische Region", das heißt den Träger der physiologischen Eigenschaften dieser Zone dar.

In den interneuronalen Synapsen soll das periterminale Netzwerk als verbindende Struktur zwischen den Neurofibrillen der beiden Synapsenpole dienen. In der motorischen Endplatte soll es die Neurofibrillen der Nervenaufzweigung mit dem Protoplasma der quergestreiften Muskelfaser und in den sensiblen Körperchen endlich die nervöse Endverzweigung mit dem Protoplasma der Nebenelemente vereinigen.

Für *Jabonero* stellt das periterminale Netzwerk nicht die Verbindung zwischen den beiden Synapsenpolen dar. Es ist nur der anatomische Ausdruck für die enge funktionelle Verknüpfung der Neurofibrillen der Nervenfasern (seien es präganglionäre, motorische oder sensible) mit dem Protoplasma des intermediären gliösen Synzytiums.

Diese beiden Ansichten weichen also in der Deutung der gleichen Struktur, die von beiden Autoren auch gleichartig beobachtet wurde, beträchtlich voneinander ab. Das uns beschäftigende Problem ist weder in dem einen noch in dem anderen Sinne leicht zu lösen, da beim Studium der Präparate die äußerste Zartheit des periterminalen Netzes die Erzielung endgültiger Beweise verhindert.

Die Analyse der *Boeke*schen Theorie veranlaßt uns, zunächst auf den grundsätzlichen Unterschied zwischen den interneuronalen Synapsen und motorischen Endplatten einerseits und den sensiblen Endigungen und Endkörperchen anderseits hinzuweisen. Bei diesen kann man nicht von einer Verbindung zweier Synapsenpole sprechen, da der erste Pol, wie *Jabonero* (1952) zeigte, durch den Reiz selbst dargestellt wird und kein anatomisches Substrat besitzt. In den sensiblen Synapsen vereinigt das periterminale Netzwerk, wie *Heringa* und *Boeke* sehr treffend nachwiesen, die Neurofibrillen der Nervenendigung nur mit dem Protoplasma der Nebenelemente. Dieser Unterschied beweist, daß die Bedeutung des periterminalen Netzes und deswegen auch das allgemeine Synapsenproblem unvollständig und wahrscheinlich einseitig analysiert wurden. Vielleicht ist es möglich, morphologisch und funktionell verschiedene Typen von Synapsen zu unterscheiden. Das wird aber erst der Fall sein können, wenn man den gesamten Fragenkreis in allen Abwandlungen studiert und diskutiert hat.

Die interneuronalen Synapsen und die motorischen Endplatten entsprechen ganz den von *Boeke* entwickelten Vorstellungen, wenn er sagt: „Nous avons le droit de poser la thèse qu'il existe une véritable synapse partout où le stimulus nerveux se change entre deux neurones ou bien entre la terminaison nerveuse et les tissus innervés" (1952, S. 82). Wenn man den Synapsenbegriff im Sinne *Boekes* einschränkt, müßte man aber die sensiblen Endigungen und Endkörperchen ausschließen, da in ihnen der nervöse Impuls nicht übergeleitet wird. Auf Grund einer fallweise verschiedenartigen Reizung bildet sich hier vielmehr erst ein Aktionsstrom am Ende einer Nervenfaser.

Wenn das periterminale Netzwerk das anatomisch grundsätzliche und kennzeichnende Element der Synapse darstellt, und wenn zum Synapsenbegriff unbedingt die Überleitung des nervösen Impulses gehört, dann müßten die sensiblen Endigungen endgültig aus diesem Begriff ausgeschlossen werden.

Anderseits wies aber *Boeke* (1943, 1949) darauf hin, daß auch das Vorkommen von interstitiellen Zellen die synaptische Region kennzeichnet; er hat in diesem Sinne das granulierte Protoplasma der motorischen Endplatten und die Nebenelemente der sensiblen Nervenendigungen den interstitiellen Zellen zugezählt. Es ist uns bis jetzt nicht bekannt, daß diese Vorstellung auch auf die interneuronalen Synapsen ausgedehnt worden wäre.

De Castro (1930—1950) zeigte, daß sich in allen interneuronalen Synapsen, in motorischen Endplatten und sensiblen Körperchen immer ein gliöses Protoplasma zwischen die Nervenendigungen und den anderen Synapsenpol einschiebt. Diese Meinung stimmt mit den Beobachtungen anderer Autoren (*Noël:* motorische Endplatte; *Klein:* sensible Körperchen) und mit unseren eigenen Beobachtungen überein. Wenn wir auch im Augenblick von jedem Urteil über Natur, Bedeutung und Aufgabe dieses Protoplasmas absehen wollen, müssen wir doch darauf hinweisen, daß in den meisten Synapsen des neuronalen Territoriums des Nervensystems in der synaptischen Region immer ein zelluläres, intermediäres Element liegt.

Diese Synapsen zeigen eine so verwickelte Struktur, daß weder anatomisches Studium noch histophysiologische Analyse zu zufriedenstellenden Ergebnissen führen. Auch in den motorischen Endplatten liegen die Verhältnisse nicht einfacher. Eine so umstrittene Frage erfordert sorgfältiges Studium. Man wird als Beginn einfacher gebaute Synapsen auswählen und dann schrittweise bis zu den kompliziertesten aufsteigen. Nur auf diese Weise können wir versuchen, eine umfassende Lösung zu erzielen, die alle Seiten des Problems in Rechnung stellt.

Die einfacher gebauten Synapsen mit leichter durchschaubarer Struktur finden sich unter den sensiblen Nervenendigungen. Wir wollen deswegen unsere Untersuchung mit diesen beginnen.

Die Nervenendigungen im Epithel der Haut und der Schleimhäute stellen den einfachsten Fall dar. Es ist nicht immer einfach zu bestimmen, ob die feinen Endigungen im Protoplasma der Epithelzellen liegen oder ob sie eher interzellulär verlaufen. Man ist in vielen Fällen zu Vorstellungen in dem einen oder anderen Sinne gekommen. Wir wollen aber darauf hinweisen, daß viele Abbildungen in dieser Hinsicht wenig beweiskräftig sind, da die Färbung des Protoplasmas der Epithelzellen zu schlecht war, um eine zufriedenstellende Schlußfolgerung darauf aufzubauen. Wir haben uns bei der Durchsicht unserer Präparate oftmals verwirrt gesehen und mußten darauf verzichten, uns eine eigene Meinung zu bilden. In einigen Fällen war aber die intraepitheliale Lagerung der Endigungen besonders deutlich. Wir ziehen nur diese Präparate in Betracht.

Die Abb. 43 *A* stellt die Endigung einiger Nervenfasern im Epithel des Afterkanales dar. Die Nervenfasern bilden an ihrem Ende zarte neurofibrilläre Verbreiterungen nach Art von Menisken, welche die Kerne bestimmter Zellen umgreifen. Man kann nicht sicher sagen, ob diese Kerne mit den übrigen Zellkernen des Epithels identisch sind. Vielleicht handelt es sich um besondere Zellen. Selbst wenn sich keine morphologischen Unterschiede nachweisen lassen sollten, neigen wir zu der Ansicht *Piepers* (1939), nach welcher jede Zelle, die in ihrem Protoplasma eine Nervenendigung aufnimmt, allein dadurch besondere Eigenschaften gewinnt.

In der genannten Abbildung beobachtet man kein echtes periterminales Netzwerk. Möglicherweise beruht das darauf, daß wir zur leichteren Betrachtung des gezeichneten Bildes genötigt waren, das Präparat mit 5%igem Natriumcyanid zu entfärben. Eine so zarte Struktur wie das periterminale Netz kann dabei sehr leicht verschwinden. Die enge Beziehung der Neurofibrillen zu den Zellkernen zeigt aber deutlich die intraprotoplasmatische Lagerung der Endigungen an.

Das Eindringen eines glatten oder retikulären Nervenfäserchens in das Protoplasma eines anderen Elementes beliebiger Natur weist aber anderseits deutlich darauf hin, daß das Neuroplasma, das die mit Silber darstellbaren Fibrillen begleitet, sich mit dem Protoplasma des durchdrungenen Elementes vereinigt. Es vermischt sich und bildet eine Art „Mixoplasma", das offenbar andere Merkmale als das Protoplasma beider Elemente haben muß. Es besteht hier auch ohne nachweisbares periterminales Netzwerk eine innige Verbindung zwischen dem Neuroplasma und dem Protoplasma der Epithelzelle.

Es erweist sich also in diesem Falle, daß sich zwischen die äußeren Reize und die Nervenendigung ein vom Neuroplasma verschiedenes Protoplasma einschiebt, aber mit ihm aufs engste verbunden ist. Diese Feststellung ist auch für jene Fälle wertvoll, in denen man wohl die intraepitheliale Lagerung der Nervenfäserchen, nicht aber ihr Eindringen in das Protoplasma der Epidermiszellen nachweisen kann. Eine Nervenendigung ist immer durch ein Protoplasma anderer Natur gedeckt.

Viele andere sensible Nervenendigungen und Endkörperchen sind strukturell verwickelter gebaut. Die Abb. 43 *B*, 43 *C* und 43 *D* zeigen einige Beispiele, die wir in unserer Analyse getrennt besprechen müssen.

In Abb. 43 *B* sieht man die Endigung einer Nervenfaser im Protoplasma der Nebenelemente eines presso-rezeptorischen Körperchens des menschlichen Sinus caroticus. Man beachte, wie die Neurofibrillen fortschreitend blasser werden, bis sie sich im Protoplasma des Neben-synzytiums verlieren und sich mit ihm verbinden. Das Bestehen eines echten periterminalen Netzwerkes kann in diesem Fall nicht bestritten werden. Andere Beispiele für solche Nervenendigungen hat *Jabonero* (1951, 1952) veröffentlicht. Das Nebensynzytium zeigt je nach dem Fall ein retikuläres oder feinschaumiges Protoplasma. Die Neurofibrillen dieser Endigungen gehen langsam ihrer Merkmale verlustig. Man kann beobachten, wie sie sich allmählich im Reticulum oder in den feinen protoplasmatischen Scheidewänden zwischen den Vakuolen verlieren.

Es erweist sich bei diesem Beispiel, daß in Übereinstimmung mit *Boekes* Be-schreibungen von anderen sensiblen Endkörperchen das periterminale Netzwerk die Neurofibrillen aufs engste mit dem Protoplasma der Nebenelemente ver-bindet. Diese Vereinigung muß, wie wir zeigten, die Bildung eines besonderen Protoplasmas, eines Mixoplasmas mit speziellen Eigenschaften zur Folge haben.

Die Besprechung des vorstehenden Falles trifft auch auf Abb. 43 C (sensibles Endkörperchen aus der Schleimhaut des menschlichen Kehl-kopfes) und darüber hinaus auf alle Endkörperchen zu, die wir unter-sucht haben.

Auch an den sogenannten „freien Nervenendigungen", das heißt an Endigun-gen, die uneingekapselt im Bindegewebe eines beliebigen Organes liegen, findet sich ein Nebensynzytium, in das die Neurofibrillen sich oftmals einsenken. Dieses Verhalten zeigen die Mikrophotographien der Abb. 41 (menschliche Speise-röhre). Die Nebenkerne sind deutlich sichtbar und auch ein zartes peritermi-nales Netzwerk, das Mikrophotographien im allgemeinen nicht gut wieder-zugeben vermögen, kann an einigen Stellen mehr oder weniger deutlich erkannt werden.

Es gibt also keine sensiblen Nervenendigungen, deren Fibrillen isoliert im Bindegewebe liegen. Immer finden sich mehr oder weniger reichlich Nebenelemente, besonders um die Enden der nervösen Fasern und Fäserchen, gleichgültig ob diese granulär, retikulär usw. struktu-riert sind.

De Castro (1928, 1940) wies darauf hin, daß der Raum, der von der Auf-zweigung eines presso-rezeptorischen Körperchens des Sinus caroticus ein-genommen wird, mit zahlreichen Kernen versehen ist. Viele von diesen stehen zu Nervenfäserchen und retikulären Lamellen in enger Beziehung. Die Verbin-dung kann so intim sein, daß in einigen Fällen die Kerne in Aushöhlungen der Lamellen liegen. *De Castro* stellte 1928 fest, daß es ohne Färbung des Proto-plasmas dieser Kerne unmöglich sei, die Art seiner Beziehungen zu den Nerven-endigungen zu bestimmen. Trotzdem ihm aber die Protoplasmadarstellung noch nicht gelungen war, vertrat er 1940 entschieden den Standpunkt, daß man weder einen Zusammenhang des neurofibrillären Reticulums mit einem diffusen End-netz (das von *Sunder-Plassmann* beschrieben worden war) noch eine plasma-tische Kontinuität zwischen dem Neuroplasma der Nervenfasern und dem Proto-plasma der „Fibroblasten" vermuten könne. Diese beiden Behauptungen sind, nach unserer Ansicht, gewagt, da man kaum, ohne das Protoplasma der Neben-kerne gefärbt zu haben, die Möglichkeit einer engen Verbindung ablehnen kann. Aus gleichem Grund ist auch die Bezeichnung „Fibroblasten" durch kein posi-tives Argument gestützt. Die Annahme, die Nebenelemente der presso-rezepto-rischen Körperchen im Sinus caroticus seien anderer Natur als die anderer sensibler Endkörperchen, ist durch nichts begründet, da *M. Klein* nachgewiesen hat, daß die Nebenelemente der sensiblen Endkörperchen sich aus der Schwannschen Scheide der Nervenfasern entwickeln.

Die gezeigten Beispiele beweisen, daß jede sensible Nervenendigung zu Nebenelementen in enger Beziehung steht. Sie verbindet sich mit diesen über das periterminale Netzwerk oder ihr Neuroplasma verschmilzt mit dem Protoplasma der Nebenelemente. Auf diese Weise entsteht der von *Jabonero* (1951) so genannte „neurogliöse Komplex" der Synapsen.

Vergleichen wir die Struktur und die physiologischen Eigentümlichkeiten der sensiblen Endigung mit den Eigenschaften von Nervenfasern, müssen wir zu folgendem Schluß kommen: das Bestehen von Nebenelementen an den Nervenendigungen ist nicht durch die Notwendigkeit einer Isolierung oder eines Schutzes der Endung gerechtfertigt. Das Nebensynzytium hat eine andere Bedeutung als das Schwannsche Synzytium; dessen Isolier- und Schutzfunktion ergibt sich aus der Tatsache, daß die Nervenfasern entlang ihrer Strecke Erregungen weder aufnehmen noch abgeben. Eine derartige Aufgabe des Schwannschen Synzytiums wurde nicht nachgewiesen, scheint aber als Vermutung sinnvoll, da sie mit unserem Wissen über die Eigenschaften der Nervenfasern übereinstimmt.

Die Nervenendigungen haben andere funktionelle Eigentümlichkeiten. Handelt es sich um motorische Fasern, so wird an der Endung die Erregung ausgesendet. Im Falle sensibler Fasern wird dagegen ein Reiz aufgenommen. Wenn die Eigentümlichkeiten der beiden Gebiete einer Nervenfaser so verschieden sind, warum sollen wir dann annehmen, daß die Nebenelemente in jedem Abschnitt gleiche Bedeutung haben müssen? An sensiblen Endkörperchen, die keinen physiologisch außergewöhnlichen Insulten ausgesetzt sind, wie zum Beispiel an den Pressorezeptoren des Carotissinus, entbehrt eine Schutzvorrichtung jeder Berechtigung. Auch die Nervenfasern benötigen gewöhnlich keinen Schutz, höchstens Isolierung.

In den Abb. 43 *D* und 44 sind zwei andere Beispiele für sensible Endkörperchen dargestellt, die ebenfalls komplexe Synapsen bilden. Es handelt sich um sensible Nervenendigungen in der glatten Muskulatur der Trachea und Bronchien (Abb. 43 *D* und 44 *A*) und um Nervenendigungen in der glatten Muskulatur des Warzenhofes und der Brustwarze des Menschen (Abb. 44 *B*).

In den neuro-glattmuskulären Spindeln der Trachea und der Bronchien umfassen die Nervenendigungen ein Bündel glatter Muskelfasern, ohne in die einzelnen Zellen einzudringen. Jede sensible Nervenfaser entsendet einige Äste, von denen manchmal wieder Kollateralen ausgehen. Die Seitenzweige tragen laminäre Verbreiterungen und enden mit mehr oder weniger großen Verdickungen oder Reticularen. An diesen Endigungen finden sich immer Nebenelemente.

In der glatten Muskulatur der Warze und des Warzenhofes der Milchdrüse liegen die sensiblen Nervenendigungen eher zwischen zwei oder mehr Bündeln glatter Muskelfasern, ohne diese aber zu umfassen. Die Kerne des Nebensynzytiums sind in Abb. 44 *B* deutlich sichtbar.

Die Abb. 43 *D* zeigt die Endigung der sensiblen Nervenfasern. Die Neurofibrillen breiten sich aus und bilden retikuläre Lamellen; diese verlieren in ihnen allmählich ihre morphologischen Merkmale und ihre Färbbarkeit. Sie gehen in ein echtes periterminales Netzwerk über, das sich immer mehr mit dem retikulären Protoplasma des Nebensynzytiums verbindet.

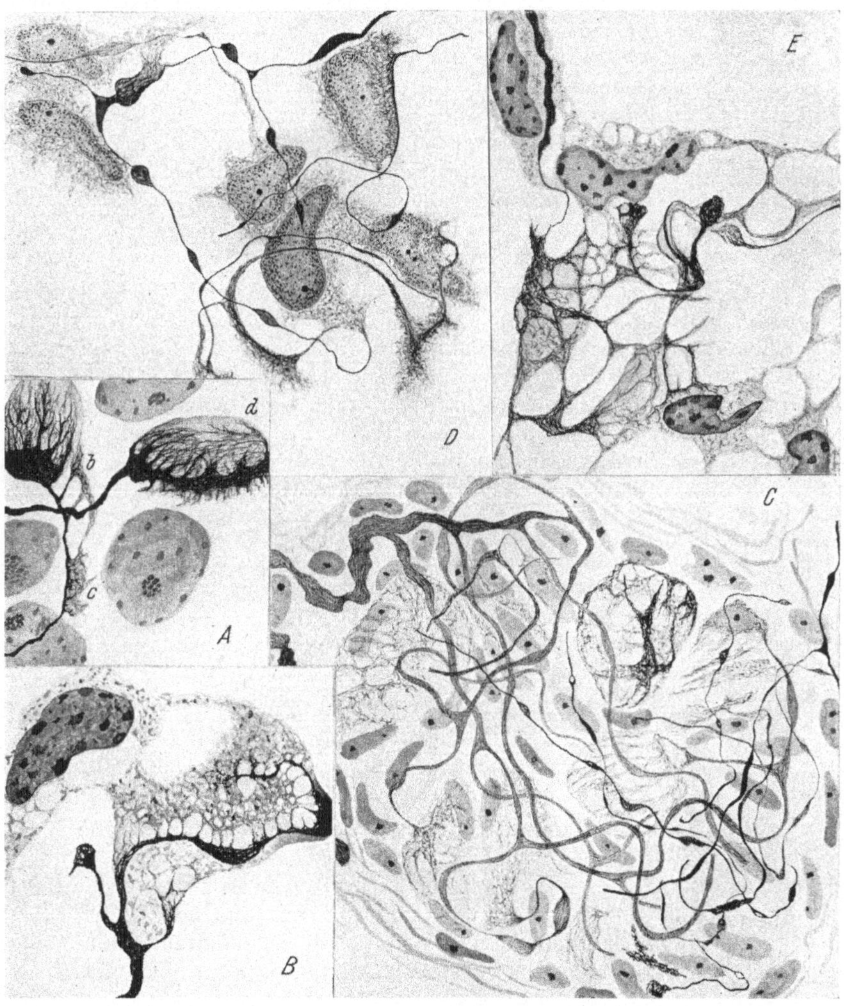

Abb. 43. Die Struktur sensibler Nervenendigungen. *A* Intraepitheliale Endigungen (Rectum). *b, c, d* zarte, neurofibrilläre Verbreiterungen. *B* Beziehungen der nervösen Fasern und Endigungen zum Protoplasma des Nebensynzytiums. Pressorezeptorische Körperchen des Sinus caroticus (*B* und *E*). *C* Periterminales Netzwerk in einem sensiblen Körperchen aus der Mucosa des Kehlkopfes. *D* Periterminales Netzwerk in einer sensiblen Endigung in der Muskulatur der Brustwarze. (Weitere Erklärung im Text.) Mensch. Bielschowsky-Silbercarbonatmethode.

Bei diesen beiden letzten Fällen kann man im Gegensatz zu den vorher erwähnten an einen morphologisch nachweisbaren ersten Synapsenpol denken. Dieser Pol würde von den glatten Muskelfasern gebildet und wäre bei den Muskelspindeln der Trachea und Bronchien deutlicher gekennzeichnet. Das periterminale Netzwerk verbindet sich aber nicht mit dem Sarkoplasma der glatten Muskelfasern, sondern bleibt auf das Protoplasma des Nebensynzytiums beschränkt. *Jabonero* (1951) hat darauf verwiesen, daß trotz der Struktur dieser Synapsen der erste Pol nicht wirklich von den glatten Muskelfaserbündeln, sondern von der Kontraktion dieser Fasern dargestellt wird. Erst die Tätigkeit der glatten Muskulatur setzt vielleicht durch mechanische Wirkung auf die Nervenendigung oder durch chemische Substanzen, die von der glatten Muskulatur während ihrer Kontraktion abgegeben werden, den sensiblen Apparat in Gang. Wenn auch der anatomische Aufbau komplizierter erscheint, handelt es sich im wesentlichen um die gleiche einfache Organisation, die wir schon in den vorhergehenden Beispielen angetroffen haben.

Auch in diesen Fällen (und vielleicht begründeter als in den vorausgehenden) kann man die Notwendigkeit eines Schutzes für die Nervenendigungen ausschließen. Wenn diese zur Aufnahme durch die Muskelkontraktion hervorgerufener Reize bestimmt sind, würde jede Schutzvorrichtung, auch wenn sie so unzureichend wie ein Nebensynzytium wäre, nur den richtigen Tätigkeitsablauf des Endkörperchens hemmen. Wäre in diesen Fällen ein Schutz wirklich nötig, könnte er auf andere Art durch Kapseln besser gesichert werden.

Wir sind aber auch nicht der Meinung, daß die eingekapselten Endkörperchen in Haut und Schleimhäuten ihre Form und Struktur der Notwendigkeit eines Schutzes verdanken. Wir glauben eher daran denken zu müssen, daß eingekapselte sensible Apparate lokalisiertere Reize als die nicht eingekapselten aufnehmen, die sich gemeinhin im Bindegewebe ausbreiten. Die Kapsel sichert außerdem eine größere Empfindlichkeit, da sie die Einwirkung nicht nur direkter, sondern auch indirekter Pressionen ermöglicht, die auf freie Endkörperchen wahrscheinlich keinen Einfluß ausüben werden. Die Kapsel bewirkt, daß ein Druck nur auf einen Punkt ihres Bereiches auf das ganze Körperchen übertragen wird.

Unsere Angaben genügen, wie wir meinen, zu der Annahme, daß das Vorkommen von Nebenelementen in den sensiblen Nervenendigungen durch ein funktionelles Zusammenspiel zwischen Nervenendigung und Nebensynzytium begründet sein muß. Die Zusammenarbeit ist nicht mechanisch, bezweckt auch keinen Schutz. Sie ist höherer Ordnung und rechtfertigt vollkommen die Bezeichnung „neurogliöser Komplex".

Wir gehen jetzt zur Untersuchung von Aufbau und Funktion der motorischen Endplatten des quergestreiften Muskels über. Sie führt zu dem Schluß, daß die Endplatte, wie viele Autoren zeigten (s. S. 71), von einem vom Neuroplasma der Nervenfaser und vom Sarkoplasma der Muskelfaser verschiedenen Protoplasma gebildet wird. Die Natur dieses Protoplasmas wurde von *Boeke* (1944) glänzend nachgewiesen. Es handelt sich um Elemente, die von den die Nervenfasern begleitenden Elementen abstammen. Sie legen sich an das Protoplasma der Muskelfaser an und vereinigen sich dann mit diesem. Nach *Noël* (1950) und *Boeke*

(1952) besteht nach der Verschmelzung zwischen beiden Elementen keine trennende Membran.

Wir konnten in den Abbildungen *Boekes* (1910—1949) und auch in unseren eigenen Präparaten feststellen, daß das periterminale Netzwerk die Neurofibrillen der Nervenaufzweigung fortsetzt. Es läßt sich aber nicht erweisen, daß dieses Netz sich ins Innere des Sarkoplasma erstreckt. Da keine Membran das granulierte Protoplasma der Endplatte vom Sarkoplasma trennt, muß man die Verschmelzung beider Protoplasmen annehmen. Der Zusammenhang des periterminalen Netzwerkes mit dem muskulären Protoplasma ist schon eine andere Frage, die morphologisch bewiesen werden müßte. Wir konnten ein solches Verhalten niemals beobachten.

Wenn das periterminale Netzwerk, wie *Boeke* denkt, der Ausdruck für eine notwendige enge Verbindung zwischen den Neurofibrillen der Endigung und dem Protoplasma des zweiten Synapsenpoles ist, wäre dieses Netz in sensiblen Nervenendigungen unnötig. Drückt das periterminale Netzwerk aber, wie wir glauben, die enge Vereinigung der Neurofibrillen des nervösen Elementes mit dem Protoplasma des Nebensynzytiums aus, dann ist sein Vorkommen in allen beschriebenen Synapsenarten gerechtfertigt.

Auch in interneuronalen Synapsen findet sich oftmals ein periterminales Netzwerk. Die Abbildungen von *Boeke* (1949, 1952) sind besonders beweisend; wie wir betonen wollen, weniger im Falle der Endösen und der zarten Endknöpfe als im Falle der retikulären Endigungen. Unserer Erfahrung nach besteht an den Endknöpfen und Endösen in interneuronalen Synapsen vegetativer Ganglien (intramurale Ganglien des Verdauungstraktes) kein anatomisch nachweisbares periterminales Netzwerk. Die Abb. 22, 23 und 24 sind dafür besonders beweisend; das Gleiche ist auch aus Abb. 25 zu entnehmen.

An retikulären Endigungen kann man dagegen gemeinhin das Bestehen eines wohlgeformten periterminalen Netzes wahrnehmen (Abb. 25).

Boeke denkt, das die von *De Castro* (1930—1950) als intermediäres Element der Synapsen beschriebene gliöse Substanz etwas hypothetisch sei. Die Abb. 21, 22, 23, 24, 25, 26 und 32 beweisen das tatsächliche Bestehen dieses Elementes in interneuronalen Synapsen vegetativer Ganglien. Es ist möglich, daß die Verhältnisse in den zentralen Synapsen anders sind. Die Abb. 26 zeigt das intermediäre Element spezifisch gefärbt. Wie in der motorischen Endplatte und in den sensiblen Endkörperchen findet sich also auch in den interneuronalen Synapsen vegetativer Ganglien ein spezielles Nebenelement. In ihm liegen die Enden der Nervenfasern, in seinem Protoplasma breitet sich das periterminale Netzwerk aus.

Auch wenn das periterminale Netzwerk fehlt, muß man, wie wir schon zeigten, annehmen, daß das Neuroplasma mit dem Protoplasma des Nebensynzytiums verschmilzt und das sich ergebende Protoplasma besondere Eigenschaften gewinnt.

Wir sehen also, daß sich nicht immer das Bestehen eines periterminalen Netzwerkes, wohl aber immer die intraprotoplasmatische

Lagerung der Nervenendungen im Schoße des Nebensynzytiums nachweisen läßt. Dieses Verhalten beobachtet man an den interneuronalen Synapsen vegetativer Ganglien, an den motorischen Endplatten und auch an den verschiedensten Arten von sensiblen Endkörperchen. Wir dürfen also denken, daß es sich um ein seiner Bedeutung nach an erster Stelle stehendes Struktur- und Organisationsmerkmal aller Synapsen des Territoriums mit Neuronenarchitektur im Bereiche des peripheren Nervensystems handelt.

Wollte man an eine Stütz- oder Schutzfunktion für die Nervenendigungen denken, müßte man die Notwendigkeit dieser Stütze oder dieses Schutzes für die interneuronalen Synapsen nachweisen können. Wir haben für diese Behauptung niemals eine Rechtfertigung gefunden.

Das ständige Vorkommen eines Nebensynzytiums an den genannten Nervenendigungen zeigt, daß seine Funktion für den Tätigkeitsablauf der Synapse wichtig und notwendig ist. Das periterminale Netzwerk ist, wenn vorhanden, immer in das Nebensynzytium eingebettet. Wenn man (wie *Boeke* denkt und auch wir meinen) eine chemische Überleitung des nervösen Impulses annimmt, scheint es deswegen gerechtfertigter, die Bildung und Freisetzung des chemischen Übertragungsstoffes eher dem Nebenprotoplasma als dem periterminalen Netzwerke zuzuschreiben; denn dieses ist ebenso wie die Neurofibrillen nur ein Differenzierungsprodukt des Protoplasmas.

Man bedenke, daß in allen diesen Fällen das periterminale Netzwerk (allgemeiner ausgedrückt, die Verbindung des nervösen Elementes mit dem Nebenelement) an den Endigungen der Nervenfasern nachgewiesen werden kann. Dies unterstützt die Vorstellungen *Jaboneros* über den neurogliösen Komplex der Synapsen. Nervenendigung und Nebensynzytium bilden ein anatomisch und physiologisch untrennbares Ganzes. Dieser Komplex ist also ein vom zweiten Synapsenpol verschiedenes Element. Fehlt dieser andere Pol (bei sensiblen Synapsen), besteht trotzdem der Komplex.

Als intermediäres Element der Synapse besitzt das Nebensynzytium größte Bedeutung. Wir glauben nicht, wie *De Castro* es tut, daß das intermediäre Element die Leitbahn der nervösen Erregung sei. Die Synapse stellt tatsächlich und nicht nur sinnbildlich eine echte physiologische Unterbrechung der nervösen Kette dar. Der nervöse Impuls, den die Nervenfasern zuleiten, wird nicht durch das Nebenprotoplasma zum zweiten nervösen Pol gesandt. Er dient zur Innervierung des Nebensynzytiums und ruft in diesem spezifische Reaktionen hervor. Dessen Vorkommen in allen Synapsen zeigt deutlich, daß seine Tätigkeit für das Zustandekommen einer echten synaptischen Überleitung notwendig ist. Wie wir schon zeigten, muß diese Funktion im Rahmen der chemischen Übertragung verstanden werden. Der Übertragungsstoff muß aus diesem Grund durch die Tätigkeit des intermediären Synzytiums entstehen. Das periterminale Netzwerk ist nur ein Teil des Nebensynzytiums, der dessen enge Verbindung mit der Nervenfaserendigung zum Ausdruck bringt.

Wie *De Castro* zeigte, besteht die Synapse grundsätzlich aus drei Elementen: aus den beiden nervösen Polen (von denen manchmal einer nicht-nervös ist) und aus dem intermediären Element. In engerem Sinn besitzt die Synapse nur zwei Bestandteile: einen neurogliösen Komplex und einen anderen Pol, der nervös oder nicht-nervös sein kann. Dieser zweite Pol ist vom ersten vollständig verschieden. Es hat daher für den allgemeinen Aufbau der Synapsen geringere Bedeutung, ob er nervös oder muskulär ist.

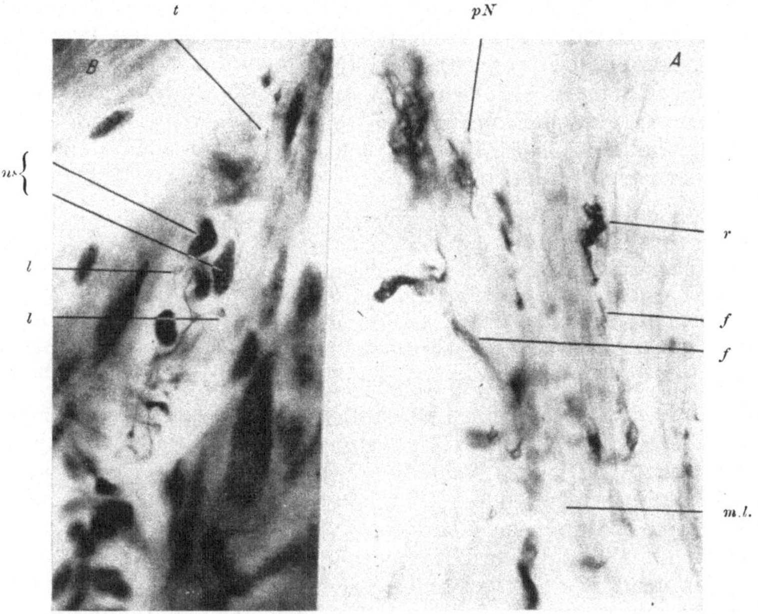

Abb. 44.   Sensible Nervenendigungen in der glatten Muskulatur. *A* in den Muskelfasern der Bronchien, *B* in der Brustwarze. *l* retikuläre Lamellen. *ns* gliöses Synzytium (Kerne). *r* retikuläre Endigung. *t* Endigung mit einem kleinen Knopf. *f* Nervenfasern mit retikulären Verbreiterungen. *m.l.* glatte Muskulatur. *pN* periterminales Netzwerk. Mensch. Bielschowsky-Silbercarbonatmethode.

Das zeigt alles die Berechtigung, mit welcher *Noël* (1950) sagt: „L'influx nerveux, loin d'être le même, qui transite au travers de tous les anneaux successifs d'une chaîne neuronale, serait ainsi crée, renouvelé à chaque faille synaptique, par un processus qui se produirait autant de fois que nécessaire pour le nombre de synapses échelonnées le long du trajet à parcourir jusqu'au point terminus" (1950, S. 561). Auch *Jabonero* hatte diese Vorstellung 1949 skizziert und führte sie später (1952) genauer aus.

Es scheint, daß in jeder Synapse die nervösen Elemente zur direkten Aufnahme der Erregungen, ob sie nun von außen kommend (sensibel) oder genuin nervös (interneuronale Synapsen) sind, offenbar unfähig sind. Auch die quergestreifte Muskelfaser dürfte auf die nervösen Impulse nicht reagieren können, wenn diese nicht vorher durch das Nebensynzytium der motorischen Endplatte umgewandelt werden.

Es ist immer die Aufgabe dieses gliösen Synzytiums, die Erregungen (nervöse, von außen kommende) in andere, spezifische Impulse umzuwandeln, die den Synapsenmechanismus in Gang bringen; das heißt, wenn er nervös ist, den zweiten Synapsenpol erregen oder die Kontraktion der quergestreiften Muskulatur bewirken. Diese Funktion steht sehr gut mit der These über die chemische Übertragung in Einklang. Letzten Endes ist die Synapse eine Vorrichtung zur Umwandlung unspezifischer Reize in spezifische Impulse, die das nervöse Protoplasma oder das Sarkoplasma quergestreifter Muskelfasern erregen können. Diese Vorstellungen nähern sich sehr der Ansicht *De Castros,* die sich aus seiner Diskussionsbemerkung zu dem Referat von *Noël* (Lyon, 1949) ergibt. Über das Glomus caroticum drückte *De Castro* eine Meinung aus, die mit unserer übereinstimmt.

Nach all dem würde das periterminale Netzwerk zweierlei Zweck haben (*Jabonero,* 1951): Es sichert das Bestehen der Verbindung der Nervenendigungen mit dem intermediären Protoplasma der Synapse und begünstigt einen schnelleren und weiterreichenden Einfluß der von der Nervenendigung freigesetzten nervösen Erregung auf das Protoplasma des Synzytiums. In den sensiblen Synapsen wäre seine Aufgabe mechanisch und physiologisch, da er einen größeren Einfluß des Synzytiums auf die nervöse Endaufzweigung ermöglicht.

Wir glauben, daß es keinen wesentlichen Gegensatz in den Ansichten von *De Castro* und *Boeke* über die Natur des intermediären Protoplasmas der Synapsen gibt, wenn man die obengenannten Elemente beachtet. Das will besagen: Die innige Vereinigung der Nervenfasern mit dem intermediären Protoplasma (das „sensu latu" genetisch gliös ist) ist der Grund für die Bildung eines Mixoplasmas mit besonderen Eigenschaften. Dieses ist nicht, wie *Boeke* denkt, „sensu strictu" nervös; es ist aber auch nicht echt gliöses Protoplasma. Vielleicht liegt in dieser Verschmelzung und in der Erwerbung spezieller Eigenschaften die Grundlage für die unbestreitbaren funktionellen Unterschiede, die zwischen dem gliösen Nebensynzytium der Synapsen und den übrigen neurogliösen Elementen vegetativer Ganglien bestehen. Wir können annehmen, daß es sich um ein neurogliöses Protoplasma handelt, das irgendwie nervöse Eigenschaften annimmt; aber nicht im Sinne von *De Castro* (da wir nicht vermuten können, daß das neurogliöse Protoplasma die Fähigkeit zur Weiterleitung nervöser Erregungsströme besitzt), sondern viel eher im Sinne der Vorstellungen *Boekes,* als er den Begriff der interstitiellen Zellen erweiterte.

Das distale nervöse Synzytium der efferenten vegetativen Bahnen (System der interstitiellen Zellen), in dem keine gliösen Elemente vorkommen, besitzt die Fähigkeit, den chemischen Übertragungsstoff frei zu machen. *Boeke* (1943) denkt, daß das granulierte Protoplasma der motorischen Endplatte und das Nebensynzytium der sensiblen Nervenendigungen dem System der interstitiellen Zellen zugerechnet werden müssen, da sie gleiche Eigenschaften besitzen. Er weist außerdem noch auf andere Übereinstimmungen hin: auf ihren synzytialen Charakter, auf ihre Lagerung am Ende der nervösen Bahnen usw. Das kann nicht bestritten werden, doch genügt es nicht, wie *Jabonero* (1949, 1952) zeigte, um die Vorstellung einer Gleichheit zu begründen.

Boeke schloß bei der Erweiterung des Konzeptes der interstitiellen Zellen aus ihm die Nebenzellen der Synapsen in vegetativen Ganglien aus, obwohl sie von *Szantroch* (1938) und *De Castro* (1942) als solche betrachtet wurden. *Jabonero* (1949, 1952) stimmt mit *Boeke* überein, wenn er annimmt, daß diese Elemente mit echten interstitiellen Zellen nicht identisch sind, findet aber keinen Grund, um sie nicht mit den intermediären gliösen Zellen oder dem intermediären gliösen Synzytium der interneuronalen Synapsen, mit dem granulierten Protoplasma der motorischen Endplatte oder mit dem Nebensynzytium in sensiblen Nervenendigungen als identisch zu betrachten.

Die auffälligen morphologischen und strukturellen Unterschiede zwischen echten interstitiellen Zellen (s. Kap. II) und den jetzt studierten Elementen brauchen nicht betont zu werden. *Boeke* gestattete es sein feines Einfühlungsvermögen, die Analogie dieser Elemente aufzuzeigen; sie haben alle die Fähigkeit zur Bildung und Freisetzung des chemischen Übertragungsstoffes. Doch sind, nach dem was wir bis jetzt wissen, die echten interstitiellen Zellen adrenergisch, während die interneuronalen Synapsen der Ganglien, die motorischen Endplatten und eine große Zahl sensibler Synapsen cholinergische Eigenschaften haben. Es gibt also zusammen mit den bedeutenden Unterschieden in Morphologie und Struktur auch wesentliche Verschiedenheiten in der chemischen Qualität der Synapsen.

Das Problem der Synapsen ist außerordentlich verwickelt. Zwischen den verschiedenen Synapsenarten finden sich immer Übereinstimmungen und Unterschiede. Zwischen den Synapsen im neuronalen Territorium des neurovegetativen Systems und im Bereiche des Cerebrospinalsystems können wir noch weitere anführen. An der motorischen Endplatte beobachtet man eine vollkommene Verschmelzung ihres granulösen Protoplasmas (intermediäres Element) mit dem Sarcoplasma der quergestreiften Muskelfasern (*Noël*, 1950; *Boeke*, 1943 bis 1952). Dieses Verhalten unterscheidet sich beträchtlich von der Struktur der interneuronalen Synapsen; in diesen scheint das intermediäre gliöse Protoplasma nicht mit dem zweiten Synapsenpol zu verschmelzen.

Der Leser wird überdies bemerkt haben, daß wir in eine neue Schwierigkeit geraten, wenn wir dem periterminalen Netzwerk eine doppelte, mechanische und trophische Aufgabe zuschreiben. Man kann beide Funktionen wohl bei den interneuronalen Synapsen und den motorischen Endplatten, nicht aber im Falle der sensiblen Nervenendigungen verstehen. Bei diesen scheint nur eine mechanische Aufgabe, die Aufrechterhaltung der Verbindung zwischen nervösem Pol und Nebensynzytium annehmbar zu sein.

In der motorischen Endplatte tritt der chemische Übertragungsstoff, den das intermediäre Element bildet, nicht aus dem Protoplasma aus, sondern durchsetzt es geradewegs in Richtung auf das Sarcoplasma. In den sensiblen Endkörperchen muß der Übertragungsstoff im Protoplasma des Synzytiums bleiben, um hier auf die Nervenendigungen einzuwirken. Im Falle der interneuronalen Synapsen hat er dagegen in die interstitiellen Spatien zwischen dem Nebensynzytium und der Oberfläche der Ganglienzelle des zweiten Synapsenpoles eindringen, um auf diese einzuwirken. Wenn wir annehmen, daß alle diese Synapsenarten auf gleiche Weise gebaut, also nach gleichem Muster zusammengestellt sind, müßten wir zugeben, daß das gliöse Synzytium der interneuronalen Synapsen mit dem Neuroplasma der Ganglienzellen ebenso enge wie das granulierte Protoplasma der motorischen Endplatte mit dem Sarcoplasma der quergestreiften Muskelfasern verschmilzt. Die oben angeführten Schwierigkeiten würden dadurch schwinden. Das ist in großen Zügen der Inhalt der von *Boeke* vertretenen These. Halten wir uns aber an das, was wir in unseren Präparaten beobachten, so ist es uns nicht möglich, dieser Ansicht zuzustimmen, da wir niemals eine solche Vereinigung des intermediären Elementes mit den Neuronen des zweiten Synapsenpoles gesehen haben.

Wenn wir heute das Synapsenproblem aufwerfen, müssen wir als gänzlich bewiesen annehmen, daß die Neuronenlehre in ihrer klassischen Form aufgegeben werden muß. Das hat schon *De Castro* (1944) erkannt; *Boeke* (1952) sprach sehr deutlich die gleiche Meinung aus und auch *Jabonero* (1952) hat darauf verwiesen.

Die routinemäßige Verwendung von Methoden, die ausschließlich Neurofibrillen darstellen, hat die Vorstellung begründet, diese hätten leitende Funktion. Wenn die Neurofibrillen die wahren nervösen Elemente, also die spezifischen Bestandteile des nervösen Protoplasmas sind, könnte man denken, daß sie in das Protoplasma anderer gliöser oder nichtgliöser Zellen eindringen, ohne gleichzeitig die plasmatische Verschmelzung des nervösen Elementes mit dem durchdrungenen Gewebsbestandteil annehmen zu müssen. So ist der Wortlaut der alten Neuronenlehre. Man kann dieser Idee aber nicht zustimmen, da die Neurofibrillen nur ein spezifisches Differenzierungsprodukt des nervösen Protoplasmas sind. Sehen wir also in den Präparaten eine nervöse Fibrille oder ein Neurofibrillenbündel, müssen wir infolgedessen gleichzeitig annehmen, daß sie von mehr oder weniger Neuroplasma umgeben sind. Dieses ist der eigentliche Träger der nervösen Funktionen. Das sichtbare Eindringen der Neurofibrillen in ein anderes, anders geartetes Protoplasma ist also von dem oft unsichtbaren Miteindringen des Neuroplasmas begleitet. Die Penetration einer Protoplasmaart in eine andere kann man aber nur verstehen, wenn man gleichzeitig die Verschmelzung beider Arten annimmt.

Während der Regeneration durchschnittener Nervenfasern versuchen zahlreiche Kollateralästchen dieser Fasern mit den nervösen Elementen der Umgebung synaptische Verbindungen aufzunehmen. Wie wir meinen, ist das die Erklärung für die Tatsache, daß in diesen Fällen viel mehr Endknöpfe und Endösen zu sehen sind, als mit irgendeiner Technik in vegetativen Ganglien dargestellt werden können. Die Zahl der Nervenendigungen in diesen Ganglien ist wesentlich geringer als in den nervösen Zentren (*Herzog*, 1950). Dieses Verhalten mag ein spezifisches Merkmal des peripheren neurovegetativen Systems sein. Viele Endösen und Endknöpfe sind dazu bestimmt, wieder zu verschwinden (Literatur bei *Weber*, 1949).

Wir können uns fragen, ob man den regenerierenden Fasern eine vielleicht aus der Neuronenlehre abzuleitende „Absicht" zuschreiben muß oder ob statt dessen ein anderer Grund für die Degeneration der Ösen und Endigungen angenommen werden kann. Wir glauben, daß zwischen der anatomischen und physiologischen Endigung der Nervenfasern und dem intermediären Protoplasma der Synapsen eine sehr enge anatomische und funktionelle Beziehung hergestellt wird. Der morphologische Ausdruck für diese Verbindung dürfte die innige Vereinigung zwischen nervösem und gliösem Element sein, deren hauptsächlicher Träger durch das periterminale Netzwerk dargestellt wird.

Aus diesem Grunde bildet sich das periterminale Netzwerk, wie *Boeke* nachwies, bei Wachstum und Regeneration erst nach dem Eindringen des nervösen Elementes in das Nebenprotoplasma aus. Wenn ein nervöses Element, ein präterminales Fäserchen, eine Öse, Keule usw. in das Protoplasma irgendeines Elementes eintritt, wird seine Fähigkeit, die nervöse Erregung freizusetzen, Impulse auszusenden, weder verändert noch vermindert. In vielen Fällen vermag aber das Element, in das die Nervenfaser eingedrungen ist, auf diese Impulse nicht zu reagieren. Dann mißlingt die weitere Ausbildung der Nervenendigungen, sie degenerieren und verschwinden wieder. Nur wenn das penetrierte Element auf die von den Nervenendigungen ausgehenden Impulse zu reagieren vermag, kann sich die Vereinigung festigen und der neurogliöse Komplex wird vervollständigt: es bildet sich eine wirkliche synaptische Verbindung aus. Das periterminale Netzwerk stellt den höchsten Vollendungsgrad dieser Vereinigung dar.

Das intermediäre Protoplasma der Synapsen ist nicht nervös. Es handelt sich um im weiteren Sinne neurogliöse Elemente. Ihre Fähigkeit, auf die von den Nervenendigungen ausgehenden nervösen Erregungen zu reagieren, verleiht ihnen aber besondere Eigenschaften, die den übrigen Nervenelementen fremd sind. Zwischen typischen Schwannschen oder Remakschen Zellen und den Nebenelementen der Nervenendigungen besteht aus diesem Grunde ein beträchtlicher Unterschied. Ein periterminales Netzwerk umgibt niemals eine Nervenfaser, die von Schwannschen Elementen umschlossen ist. Dagegen beobachtet man solche Netzwerke aber an den präterminalen Nervenfasern. *Jabonero* (1951) beschrieb dieses Verhalten an sensiblen Nervenfasern pressorezeptorischer Körperchen des Sinus caroticus. Dieser Unterschied drückt die anatomische und funktionelle Gegensätzlichkeit des „leitenden" Abschnittes einer Nervenfaser zu ihrer „physiologischen Endigung" und auch die nicht geringere Verschiedenheit zwischen den Schwannschen Zellen und den Gliazellen in Synapsen aus.

Bei Durchschneidungs- und Degenerationsversuchen an motorischen, sensiblen und präganglionären Nervenfasern beobachtet man vorauseilende Veränderungen ihrer Endigungen. Auch das periterminale Netzwerk verschwindet. Das zeigt, daß das nervöse Element sich trotz der engen Verschmelzung, die erst die Bildung einer aktiven Synapse gewährleistet, eine potentielle Unabhängigkeit gegenüber dem gliösen Nebenelement bewahrt. Beide Elemente sind, wenn sie auch verschmelzen, nicht identisch, sondern arbeiten nur enge zusammen. Wir halten die von *Stefanelli* (1938) formulierte Anschauung für richtig, daß die vollständig entwickelten, unabhängigen embryologischen Einheiten zu einer sekundären Kontinuität verschmelzen können, welche die ursprüngliche Eigenständigkeit nicht aufhebt. Aus diesem Grund kennzeichnen die vom periterminalen Netzwerk bewirkten Verbindungen (sie sind von der Vereinigung des Endösen- und Endkeulenprotoplasmas mit dem gliösen Nebenprotoplasma der Synapsen nur quantitativ verschieden) nach *Jabonero* (1952) morphologisch die Bildung einer dem klassischen Neuron übergeordneten Einheit, des „synaptischen Neuroglions". Dieses entsteht sekundär, kann unter deutlich abnormalen, pathologischen Umständen zugrunde gehen, ist aber bei anatomisch und physiologisch normalen Verhältnissen beständig. Wir fassen die klassische Neuronenlehre, die in ihrer orthodoxen Fassung gescheitert ist, in dieser Form grundlegend verändert auf und haben in diesem Sinne von einem „Territorium mit Neuronenarchitektur" im Bereiche des peripheren neurovegetativen Systems gesprochen.

Das nervöse Element ist also in den Synapsen vom intermediären oder gliösen Nebenelement nicht wirklich unabhängig. Seine Selbständigkeit bestand während der embryologischen Entwicklung und kann unter den unphysiologischen Bedingungen der De- und Regeneration wieder auftreten. Die Unabhängigkeit der „Neurone" ist nicht real, sie ist virtuell, also eine ruhende Fähigkeit.

VI. Allgemeine physiologische Betrachtungen.

Die Beziehungen zwischen Anatomie und Physiologie sind so enge, daß die eine ohne die andere nicht verstanden werden kann. Die Fortschritte der Anatomie haben immer die Weiterentwicklung der Physiologie vorbereitet. Man vergißt häufig, daß die Teilung der biologischen Forschung in zwei Fächer nicht auf verschiedenen Forschungszielen, sondern nur auf der Verschiedenheit der angewendeten Methoden beruht. Durch beide soll das gleiche Ziel erreicht werden: Kenntnis vom Aufbau des Lebendigen.

Jede anatomische Vorstellung sollte unmittelbar auf physiologische Studien angewendet werden, die ihrerseits wieder als Ausgangspunkt für neue anatomische Untersuchungen dienen müßten. Diese ständige Verkettung von Anatomie und Physiologie erfordert eine unmittelbare Zusammenarbeit beider biologischen Disziplinen.

Bei der Erforschung des peripheren neurovegetativen Systems wurde ein solches Verhältnis nicht aufrecht erhalten. Die Physiologen nahmen das Neuronenschema als Grundlage und bauten auf diesem ohne Rücksicht auf den Vorschritt der anatomischen Studien ihre Theorien auf. Aus der Lektüre der modernsten physiologischen Werke über das neurovegetative System scheint sich zu ergeben, daß für ihre Autoren das letzte Wort über die anatomische Untersuchung dieses Systems in den

ersten Jahren des gegenwärtigen Jahrhunderts geschrieben wurde. Es
werden seit mehr als dreißig Jahren nur solche anatomische Angaben
berücksichtigt, die mit den im voraus angenommenen Theorien in Einklang stehen.

In dem hervorragenden Werk von *W. R. Hess* („Die funktionelle Organisation des vegetativen Nervensystems", 1948) wurde fast vollständig von den anatomischen Ergebnissen der letzten 20 Jahre abgesehen. In den meisten Arbeiten
von Anatomen wird ebenso auf jede physiologische Angabe verzichtet. Diese
vollständige Trennung der Anatomie von der Physiologie wurde neulich von
Stöhr (1950) erkannt. Er meint, daß es zwei vegetative Systeme, ein anatomisches
und ein anderes physiologisches gäbe, die wenig oder keine Beziehung zueinander hätten.

Als Grundlage für den Aufbau der Physiologie und Pathologie des peripheren
neurovegetativen Systems dienen die Schemata von *Langley* und *Gaskell*, die
je nach der Einstellung des Autors vereinfacht oder ausgesponnen werden. Man
kann annehmen, daß in jedem dieser verschiedenen Schemata Wahres enthalten
ist, auch wenn sich immer wieder unmöglich zu lösende Schwierigkeiten ergeben.

Wir befinden uns in einer chaotischen Situation. Es ist nötig, jede
Lehre, jedes Vorurteil aufzugeben und uns nur an die anatomischen und
physiologischen Tatsachen zu halten. Zwischen diesen kann kein Widerspruch bestehen, wenn sich auch die Theorien offenkundig widersprechen.
So gut begründet sie scheinen mag, ist jede Theorie doch immer provi-
sorisch. Eine Tatsache bleibt unveränderlich bestehen. Ihre Deutung
kann sich hingegen im Lichte neuer Erkenntnisse oder neuer Lehren
allgemeinen Charakters doch immer wieder ändern.

Die physiologische Synapsenlehre beruhte auf der Vorstellung einer anatomischen Unabhängigkeit der Nervenzellen und besonders auch auf der Kontakt-
lehre. Der Fortschritt der physiologischen Untersuchungen über die Synapsen
beweist aber, daß diese nicht bloß eine einfache Kontaktstelle zwischen zwei
verschiedenen Elementen sein können. Die Verwickeltheit und die Bedeutung
der synaptischen Vorgänge zeigt deutlich, daß die „synaptische Region" einen
besonderen Aufbau, ein anatomisches Substrat für ihre Funktion besitzen muß.
Trotzdem behält man in den physiologischen Theorien das alte anatomische
Schema bei und zieht die Ergebnisse der modernen anatomischen Forschung
nicht in Betracht.

Es dürfte niemandem in den Sinn kommen, die Genauigkeit der Beschreibungen *Cajals* und der anderen großen Meister der Neuronentheorie zu be-
zweifeln. Wir nehmen an, daß ihre Beschreibungen wahrhaft und genau sind,
meinen aber damit nur, daß diese getreu wiedergeben, was ihre mit bestimmten
Techniken gefärbten Präparate zeigten. Wenn wir die Theorien zurückweisen,
die auf diesen Beschreibungen begründet wurden, lehnen wir in Wirklichkeit
nur die verwendeten Darstellungsmethoden ab. *De Castro* beschrieb einen Aufbau der interneuronalen Synapsen und stützte sich dabei auf Tatsachen, die
in den Präparaten *Cajals* nicht zutage getreten waren. Auf Grund dieser neuen
Erfahrungen mußte die klassische Neuronenlehre, ihr anatomischer und auch
ihr physiologischer Teil verlassen werden. Andere bessere als die von *De Castro*
angewendeten Methoden enthüllen neue Einzelheiten der Struktur und des anatomischen Aufbaues der Synapsen und schließlich werden diese Ergebnisse in
Zukunft sicherlich durch die Verwendung von heute noch unbekannten Techniken überholt sein.

10*

Die Beweise, welche die Verfechter der Neuronenlehre auf Grund von De- und Regenerationsversuchen anführen, haben keinen Wert. Diese Experimente zeigen nur die Unterbrechung und spätere Wiederherstellung der Leitfähigkeit in den durchschnittenen Nervenfasern. Die offenkundige Richtigkeit dieser beiden Erscheinungen zwingt aber nicht, als unmittelbare Folge auch den anatomischen Beschreibungen der entsprechenden Präparate zuzustimmen; denn diese zeigen nur, was die angewendeten Techniken darzustellen vermögen. Die Tatsache der Degeneration und der Regeneration besteht fort, auch wenn die Präparate, zum Beispiel mit den von *Stöhr* und *Boeke* verwendeten Methoden gefärbt, die von diesen Autoren beschriebenen Strukturen enthüllten.

Die Anhänger der Neuronenlehre führen an, daß die Theorien vom nervösen Reticulum die physiologischen und pathologischen Erscheinungen des Nervensystems nicht zu erklären vermögen. Dieses Argument entbehrt jeder Beweiskraft. Man kann die Phänomene der motorischen und sensiblen Bahnen auf Grund der orthodoxen Neuronenlehre vollständig verstehen; genau so gut aber auch, wenn man an die Ideen von *De Castro* oder an irgendein anderes Schema eines beliebigen Gegners neuronaler Vorstellungen denkt. Jedes dieser Schemata erläutert zufriedenstellend die Tatsachen der Physiologie und Pathologie. Der Einwand, in einem gänzlich retikulären Nervensystem (wenn man diese Formulierung anwenden will) sei die Ausbreitung der Erregungsströme in vorbestimmten Richtungen unmöglich zu verstehen, kann nur dann als berechtigt gelten, wenn sich beweisen läßt, daß solche Richtungen oder Bahnen voneinander gänzlich unabhängig sind. Das ist aber nicht der Fall. Die Idee einer Leitung nach vorbestimmten Richtungen würde demnach animistische Vorstellungen, die Annahme einer „Willkür" der nervösen Zellen und Fasern erfordern, mit der sie ihre Verbindungen je nach den augenblicklichen Umständen unterbrechen, aufrechterhalten oder wiederherstellen können. *Bethe* (1937) hat ganz recht, wenn er sagt, daß die Phänomene des Nervensystems auf Grund retikulärer, aber auch mit neuronalen Vorstellungen erklärt werden können.

Soll das besagen, daß die Anatomie unnotwendig sei und man eine rein physiologische Lehre ausarbeiten könne? Offenbar nicht. Beruhend auf der Unvollständigkeit unserer Kenntnisse sind nur gewisse anatomische Probleme für eine physiologische Doktrin unnütz und umgekehrt.

Was wir oben sagten, mindert in keiner Weise die unschätzbaren Verdienste, welche die Neuronenlehre bei der Aufklärung gewisser Grundfragen des Nervensystems erworben hat. Dank dieser Theorie ist das systematische Studium der nervösen Zentren und Bahnen möglich gewesen. Sie vermag noch immer große Dienste zu leisten. Man kann ein Schloß mit seinem eigenen Schlüssel, aber auch mit einem Dietrich, also mit einem falschen Schlüssel öffnen. Gelegentlich ist, wenn man über den geeigneten Schlüssel nicht verfügt, es dringend nötig, einen Nachschlüssel anzuwenden. Die Neuronenlehre war der Dietrich, mit dem das Schloß des Nervensystems geöffnet werden mußte.

Es ist eine dringende und unmittelbare Aufgabe, die anatomischen und physiologischen Angaben nun in Einklang zu bringen. Die Phase des analytischen Studiums des peripheren neurovegetativen Systems ist noch nicht zu Ende. Man verfügt aber doch schon über ausreichende, sichere anatomische und physiologische Tatsachen, um eine Synthese wenigstens einiger Gebiete zu versuchen. Wir glauben, daß jeder Anatom immer an die physiologische Anwendung seiner Beobachtungen zu denken hat und daß in gleicher Weise jeder Physiologe die Angaben suchen soll, welche die Vorgänge zu verstehen und zu erklären gestatten.

Wir wollen nun versuchen, die in den vorstehenden Kapiteln dargelegten anatomischen Tatsachen auf die Physiologie der efferenten Bahnen anzuwenden, die den menschlichen Verdauungstrakt innervieren. In diesem Schema bestehen zahlreiche Lücken, die vorläufig mit ergänzenden Theorien überbrückt wurden. Sie müssen Gegenstand neuer Untersuchungen sein. Es ist außerdem zu bedenken, daß gewisse Vorgänge chemischer und physiko-chemischer Art nicht notwendigerweise einer anatomischen Grundlage bedürfen. Man muß auch erwägen, daß zum Verständnis der Lebensvorgänge eines Organes oder eines Gebietes alle seine Bestandteile in Betracht zu ziehen sind; das Nervensystem ist einfach ein Element mehr in seinem Aufbau.

Hess (1948) wies überzeugend nach, daß das periphere neurovegetative System in aufeinanderfolgende Stufen derart organisiert ist, daß sich die untere von der oberen funktionell unabhängig machen kann oder sich nur mit ihr oder mit anderen, ebenfalls übergeordneten Stufen verbindet. Diese Schlußfolgerung beruht nur auf der Analyse und Deutung physiologischer Vorgänge und stimmt mit dem von uns aufgestellten allgemeinen Schema überein. Dies kann als wechselseitige Gegenprobe dienen.

Die eigentlichen Erfolgszellen bilden nach der Ansicht von *Hess* das im Aufbau untergeordnete Glied. Sie können durch ihre Eigenschaften oder durch ihre spezielle topographische Verteilung oder Beziehung den auf die nervösen Impulse erfolgenden Reaktionen besondere Eigenarten aufprägen.

Die Erfolgszellen können „sensu strictu" nicht als vom distalen nervösen Synzytium isolierte oder isolierbare Elemente betrachtet werden. Auf Grund der Erfahrungen vieler Autoren werden den glatten Muskelzellen des Magens und Darmes besondere Eigenarten zugeschrieben, da Streifen dieser Organe, aus denen der Plexus Auerbachi entfernt ist (*Magnus*, 1904), noch auf bestimmte Reize reagieren. Wir können in diesem Fall nicht bestimmen, ob diese Reaktionen auf einer den glatten Muskelzellen eigenen Aktivität beruhen oder ob sie durch Reaktionen des nervösen Synzytiums bewirkt werden. Wahrscheinlich dürfte die zweite Ansicht die treffendere sein, da jeder Muskelstreifen seine nervöse Komponente beinhaltet, die nicht degeneriert, wenn sie von den anderen, übergeordneten Nervenelementen getrennt wird.

Das nervöse Synzytium bildet also mit den Erfolgszellen eine funktionell untrennbare Einheit. Wir können aber annehmen, daß die Effektorzellen besondere Eigentümlichkeiten, Möglichkeiten zur Abwandlung ihrer Reaktionsfähigkeit usw. haben.

Die Versuche von *Fleisch* und *Wyss* (1923) beweisen das Eingreifen des nervösen Synzytiums. Teilt man ein isoliertes Segment des Darmes mit einer Pinzette in Hälften, in eine anale und in eine orale, und setzt an der oralen Hälfte durch Zug einen kurzen mechanischen Reiz, so antwortet der gereizte Teil mit einer heftigen Kontraktion. Der Effekt pflanzt sich dann weiter auf die andere Hälfte fort. An dieser beobachtet man eine verzögerte und weniger starke Zusammenziehung. Diese Kontraktionen verlaufen über das Darmsegment, bis sie sich erschöpfen. *Fleisch* und *Wyss* deuten dieses Ergebnis als eine Folge der viszeralen Tiefensensibilität; *Hess* (1948) legt es als Schutzvorgang aus, der sich aus dem Bestehen einer peripheren Koordination ergibt. Die Eigenarten der Kontraktion entsprechen aber besser den histophysiologischen Eigenschaften, die wir dem nervösen Synzytium zuschreiben und auch den Vorstellungen *Fischers* (1944) über die Erregungsleitung in einem nervösen Netz. Wir müssen darauf hinweisen, daß außer dem gezeigten auch noch andere Faktoren chemischer Art eingreifen, die wir weiter unten noch besprechen werden.

Die funktionellen Eigentümlichkeiten der plurineuronalen Ringschlüsse im *Auerbach*schen Plexus wurden schon skizziert und die physiologischen, mathematischen und die sich aus dem anatomischen Aufbau ergebenden Beweise dafür dargelegt. Die schon genannten Versuche von *Markowitz* (1943) deuten an, daß die plurineuronalen Ringschlüsse nur dann den ihrem anatomischen und funktionellen Aufbau entsprechenden Rhythmus zeigen, wenn sie nicht dem Einfluß der übergeordneten vegetativen Bahnen unterworfen sind.

Das distale nervöse Synzytium ist also das Substrat der peripheren *Reaktionsfähigkeit*, die plurineuronalen Ringschlüsse sind dagegen die Grundlage des peripheren *Automatismus*. Beide Vorgänge sind der Ausdruck für autonome Fähigkeiten verschiedener Ordnung.

Gewisse Beobachtungen zeigen deutlich, daß an manchen motorischen Erscheinungen des isolierten Darmes diese beiden Glieder beteiligt sind. Ein isoliertes und in einer Nährlösung aufgespanntes Darmstück zeigt Kontraktionswellen, die spontan und automatisch beginnen (plurineuronale Ringschlüsse) und dann vorschreitend bis zum Sistieren abnehmen (typische Wirkung des an einem einzigen Punkte gereizten nervösen Synzytiums). In die peristaltischen Bewegungen des Darmes „in situ" greifen drei Faktoren ein: die exogenen Fasern, die ihre Impulse auf die plurineuronalen Ringschlüsse übertragen (und dadurch deren physiologische Organisation so verändern, wie im entsprechenden Kapitel gezeigt wurde), die funktionell vereinfachten Ringschlüsse, die als „Relaiszentren" wirken und schließlich das nervöse Synzytium. Die Eigenart seiner Wirkungen läßt sich aus dem fortschreitenden Abnehmen der Kontraktionswellen abschätzen.

Zum Verständnis der sogenannten paradoxen Effekte ist es nicht nötig, eine antagonistische Innervierung anzunehmen. Die Öffnung der Sphinkteren, wenn sie von den Kontraktionswellen der oral gelegenen Segmente erreicht werden, kann leichter durch eine geeignete Disposition der glatten Muskulatur erklärt werden.

Die Reizung sympathischer Fasern ruft Wirkungen hervor, die oft den Erscheinungen nach Erregung parasympathischer Fasern entgegengesetzt sind. Jede Erklärung dieser Erscheinung muß berücksichtigen, daß das distale nervöse Synzytium einheitlich und für beide Bahnen gemeinsam ist. Es werden also die sogenannten „cholinergischen" Wirkungen durch das Eingreifen eines distalen Gliedes erzielt, das nach allem, was wir bis jetzt wissen, als „adrenergisch" betrachtet werden muß.

Sunder-Plassmann meint, daß die neuro-hormonalen Zellen, die zum Teil den interstitiellen Zellen gleichwertig sind, cholinerge Elemente darstellen. Sehen wir von den Nachweisen, die histochemische Untersuchungen erbrachten, ab, müssen wir bekennen, daß wir keine Grundlage besitzen, um dem distalen nervösen Synzytium eine bestimmte Qualität zuzuschreiben. Die genannten histochemischen Reaktionen von *Coujard, Champy* und *Sebruins* (s. S. 63) deuten aber an, daß man dem Synzytium adrenergische Eigenschaften zuerkennen muß. Es gibt in ihm keine cholinergen Elemente.

Die sympathischen Bahnen besitzen, wie wir zeigten, keine intramuralen plurineuronalen Ringschlüsse. Ihre Impulse wirken also direkt auf das adrenergische distale nervöse Synzytium ein, das als unmittelbare Folge die Kontraktion der glatten Gefäßmuskulatur (Vasokonstriktion) bewirkt. Dieses Phänomen entspricht genau der Adrenalinwirkung. Die Beeinflussung der glatten Muskulatur des Verdauungstraktes nach Reizung der sympathischen Bahnen ist schwerer zu erklären.

In der glatten Darmmuskulatur einiger Tiere (*Bacq*, 1939) wurde das Vorkommen von Substanzen nachgewiesen, die Adrenalin inaktivieren können. Diese Stoffe sollen Adrenalin oxydieren, welches dadurch zur Einwirkung auf die glatte Muskulatur unfähig wird. Dies könnte erklären, daß die Reizung sympathischer Bahnen keine Zusammenziehung dieser Muskelfasern hervorruft. In anderen Organen wurden solche Stoffe nicht gefunden. Da ihr Bestehen aber einmal bekannt ist, kann man das Vorkommen anderer Faktoren dieser Art nicht unbedingt ausschließen, zumal sie mit den Untersuchungsmethoden der Anatomie überhaupt nicht analysiert werden können.

Im Falle der Innervation von Drüsen müssen wir daran erinnern, daß ihre Tätigkeit nach Reizung sympathischer Bahnen nicht plötzlich, sondern nach und nach aufhört; dies könnte durch eine vasokonstriktorische Wirkung erklärt werden.

Die Reizung parasympathischer Bahnen ruft entgegengesetzte Wirkungen hervor. Die Kontraktion der glatten Muskulatur kann leicht erklärt werden: auch wenn Substanzen zur Inaktivierung des freigemachten chemischen Übertragungsstoffes wirklich bestehen, bedingt die „Relais"-Wirkung der intramuralen Ringschlüsse eine reichlichere und länger dauernde Freisetzung des Übertragungsstoffes. Man kann derart denken, daß dieser wohl teilweise zerstört wird, die bestehen bleibende Restkonzentration aber noch immer zur Erzielung der Kontraktion ausreichen dürfte.

Die Vasodilatation erweist sich als sehr schwer erklärbar. Wir können dazu nur das als „Inversion" der Adrenalinwirkung bekannte Phänomen zu Hilfe nehmen. Es dürfte nach langer und intensiver Freisetzung des Adrenalins durch Eingreifen der „Relais"-Zentren auftreten.

Wir beabsichtigen nicht, eine Erklärung für alle vegetativen Erscheinungen zu geben. Was wir sagten, ist nur ein Schema, wie der funktionelle Aufbau in Übereinstimmung mit den anatomischen·Tatsachen gestaltet sein könnte. Viele Vorgänge und zahlreiche chemische Einflüsse auf die nervösen Elemente der einen oder anderen Stufe, auf den freigesetzten chemischen Übertragungsstoff oder auf die Erfolgszellen sind der anatomischen Untersuchung unzugänglich. Jedenfalls muß man aber bedenken, daß nach unserem gegenwärtigen Wissen sympathische und parasympathische Aktionen immer nur durch ein distales nervöses Organ (Synzytium) ausgeübt werden. Dieses ist morphologisch einheitlich und scheint auch nur einen Übertragungsstoff einheitlicher chemischer Qualität zu erzeugen oder freizusetzen.

Literaturverzeichnis.

Abraham, A., Z. Zellforsch. usw. *27,* 745 (1938); *30,* 146 (1940); Z. Krebsforsch. *49,* 470 (1939). — *Akkeringa, L. J.,* Z. mikrosk.-anat. Forsch. *19,* 183 (1930). — *Andrew, W.,* und *C. T. Ashworth.* J. comp. Neur. (Am.) *82,* 101 (1945). — *Arimoto, W.,* und *Migayawa,* Mitt. med. Akad. Kyoto *4,* 100 (1930).

Bacq, Z. M., Erg. Physiol. *37,* 82 (1935); Fisiología y Farmacología del sistema neurovegetativo. Buenos Aires: Espasa-Calpe, 1939. — *Bacq, Z. M.,* und *P. Heymans,* Ann. Physiol. (Fr.) *14,* 476 (1938). — *Bakay, L. v.,* Z. mikrosk.-anat. Forsch. *43,* 111 (1938). — *Barbey-Gampert, M.,* Acta Anat. *4,* 5 (1947). — *Bartelemez, G. W.,* und *N. L. Hoerr,* J. comp. Neur. (Am.) *57,* 401 (1933). — *Baud, Ch. A., J. A. Baumann* und *A. Weber,* Arch. internat. Physiol. *59,* 64 (1951). — *Baumann, J. A.,* Arch. suiss. Neur. *59,* 1 (1947). — *Berkelbach van der Sprenkel, H.,* Z. mikrosk.-anat. Forsch. *36,* 509 (1934). — *Bethe, A.,* Allg. Anat. u. Physiol. d. Nervensystems. Leipzig, 1903. — *Blair, D. M.,* und *F. Davies,* J. Anat. (Brit.) *67,* 211 (1932). — *Bloom, W.,* Textbook of Histology. New York, 1931. — *Bodian, D.,* Anat. Rec. (Am.) *65,* 89 (1936); J. comp. Neur. (Am.) *68,* 117 (1938). — *Boeke, J.,* Proc. roy. Acad. Sci., Amsterdam *32,* 683 (1929); Dtsch. Z. Nervenhk. *115,* 160 (1930); Nerve Endings, motor and sensory. In *W. Penfield,* Cytology of the nervous System. VI. New York, 1932; Z. mikrosk.-anat. Forsch. *33,* 27, 47, 233, 276 (1933); *34,* 330 (1933); *35,* 551 (1934); *38,* 554, 594 (1935); *39,* 477 (1936); *46,* 488 (1939); Bull. Histol. appl. etc. *11,* 49, 221 (1934); *13,* 113 (1936); *25,* 87 (1948); Acta Nova Leopold, N. F. 2, 209 (1935); Nervenregeneration. In *Bumke* und *Foerster,* Handbuch d. Neurol. *I,* 997 (1935); Anat. Anz. *85,* 111 (1937/38); *86,* 150 (1938); Ann. Anat. path. *16,* 961 (1939/40); Problems of nervous Anatomy. Oxford: Univ. Press, 1940; Acta neerld. Morph. norm. et path. *4,* 31 (1942); *5,* 131 (1943); *5,* 189 (1944); Arch. suiss. Neur. *49,* 9 (1942); Acta Anat. *8,* 18 (1949); Acta neuroveg. 2, 32 (1951); Arch. Anat. etc. (Fr.) *34,* 81 (1952). — *Bonivento, F.,* und *M. Morin,* Z. Zellforsch. usw. *31,* 345 (1941). — *Borsetto, P. L.,* Quad. Anat. prat. *4,* 99 (1949). — *Brizzee, K. R.,* J. comp. Neur. (Am.) *91,* 129 (1949). — *Brown, G. L.,* und *W. Feldberg,* J. Physiol. (Brit.) *88,* 265 (1936). — *Browsky, M.,* Z. Neur. *146,* 692 (1933). — *Bruni, A. C.,* Monit. Zool. ital. *57,* 3 (1949). — *Bullon, A.,* Trab. Inst. Cajal *37,* 215 (1945); *39,* 253 (1947). — *Bullon, A.,* und *F. Lamas,* Trab. Inst. Cajal *41,* 277 (1949).

Cajal, S. R., El plexo de Auerbach de los batracios. Madrid, febrero 1892; Los ganglios y plexos nerviosos del intestino de los mamíferos. Madrid: N. Moya, 1893; Sur les ganglions et plexus nerveux de l'intestin. C. r. Soc. Biol. V, 39, 217 (1893/94); Textura del sistema nervioso del hombre y de los vertebrados. Madrid: N. Moya, II, 1904; Histologie du système nerveux de l'homme et des vertebrés. Paris: Maloine, 1911; Trab. Labor. Invest. biol. Univ. Madr. *4,* 79 (1906); Trav. Labor. Rech. Biol. Univ. Madr. *6,* 21 (1908); Trav. Rech. Biol. Univ. Madrid *23,* 245 (1925); *29,* 1 (1934). — *Calderon, L.,* Trav. Rech. Biol. Univ. Madrid *26,* 245 (1930). — *Campenhout, E. van,* Bull. Acad. Méd. Belg., Brux. *6,* 406 (1941); *11,* 344 (1946); Arch. Biol. (Fr.) *51,* 473 (1941); *53,* 1 (1947); Quart. Rev. Biol. (Am.) *21,* 327 (1946); Acta Anat. *4,* 73 (1947). — *Campenhout, E. van,* und *A. Grenade,* Bull. Histol. appl. etc. *13,* 308 (1936). — *Cannon, W. B.,* und *A. Rosenblueth,* Autonomic Neuro-Effector Systems. New York, 1937; Amer. J. Physiol. *119,* 221 (1937). — *Carpenter, F. W.,* Anat. Rec. (Am.) *28,* 149 (1924). — *Carrato, A.,* Arqu. Anat. e Antrop. (Port.) *24,* 637 (1947). — *Castro, F. de,* Bol. Soc. españ. Biol. 9, 92 (1923); Trab. Labor. Biol. Univ. Madr. *20,* 113 (1923); Trav. Labor. Rech. Biol. Univ. Madr. *24,* 365 (1926); *25,* 321 (1928); *26,* 357

(1930); *28*, 237 (1933); *29*, 397 (1934); *31*, 271 (1937); Trab. Inst. Cajal *32*, 297 (1940); *34*, 217 (1942); Arch. Histol. norm. path. *3*, 317 (1946); Acta Physiol. *22*, 14 (1951); Verh. dtsch. path. Ges. 34. Tag. Wiesbaden, 1950. — *Castro, F. de*, und *M. L. Herreros*, Trab. Inst. Cajal *37*, 287 (1945). — *Castro, F. de*, und *P. de Sala*, zit. De Castro. — *Catel, W.*, Norm. u. pathol. Physiol. Bewegungsvorgänge im gesamten Verdauungskanal. 1936. — *Cavazzana, P.*, und *P. L. Borsetto*, Acta Anat. *5*, 17 (1948). — *Champy, C.*, J. Anat. et Physiol. *49*, 323 (1913). — *Champy, C.*, *R. Coujard* und *C. Coujard-Champy*, C. r. Soc. Biol. *135*, 938 (1941); Ann. Endocrin. *2*, 129 (1941); Acta Anat. *1*, 233 (1946). — *Chauchard, P.*, Arch. internat. Physiol. *55*, 37 (1947). — *Clark, C. L.*, J. comp. Neur. (Am.) *58*, 533 (1943). — *Clark, W. E. le Gros*, J. Anat. (Brit.) *74*, 471 (1940). — *Cole, E. C.*, J. comp. Neur. (Am.) *30*, 375 (1925). — *Conill, V.*, Mschr. Geburtsh. *97*, 266 (1934). — *Conti, G.*, Schweiz. Z. allg. Path. Bakter. *15*, 80 (1952); Acta Anat. *10*, 315 (1950); Ric. Mor. 22 (1947). — *Coronini, C.*, und *A. Weis*, Mikrosk. *3*, 104 (1948). — *Coronini, C.*, *G. Lassmann* und *E. Skudrzyk*, Acta neuroveg. *1*, 342 (1950). — *Costa, C. da*, Ann. Endocrin. *1*, 337 (1940). — *Coujard, R.*, Bull. Histol. appl. etc. *20*, 161 (1943); C. r. Ass. Anat. 34 réunion, Paris 122 (1947); C. r. Ass. Anat. 36 réunion. Lyon 151 (1949). — *Coutteaux, R.*, Bull. biol. France et Belg. (Fr.) *75*, 101 (1941); Rev. Canad. Biol. *6*, 561 (1947); C. r. Ass. Anat. 36 réunion, Lyon 161 (1949). — *Cuendet, A.*, L'innervation des bourgeons du gout. Thèse. Lausanne, 1952.

Danon, D., Acta Anat. *13*, 163 (1951). — *Dijkstra, C.*, Z. mikrosk.-anat. Forsch. *34*, 75 (1933); Beitr. Klin. Tbk. *92*, 445 (1939). — *Dogiel, A. S.*, Arch. Anat. u. Entw.gesch. *46*, 305 (1895); *53*, 237 (1899); Anat. Anz. *10*, 517 (1895); *11*, 679 (1896). — *Dolgo-Sabouroff, B.*, Ann. Anat. path. *13*, 581 (1936). — *Dowgallo, N. D.*, A. Anat. *97*, 9 (1932). — *Drager, G. A.*, Endocrinology (Am.) *36*, 124 (1945); Anat. Rec. (Am.) *94*, 458 (1946); Texas Rep. Biol. Med. *4*, 390 (1947). — *Duensing, F.*, Z. Nervenhk. *158*, 95 (1947).

Eccles, J. C., Erg. Physiol. *38*, 339 (1936); Physiol. Rev. (Am.) *91*, 1 (1937); Rev. Physiol. *17*, 538 (1937). — *Emhart, O.*, Bol. Soc. Biol. Concepción *16*, 45 (1942). — *Ernyei, St.*, Anat. Anz. *82*, 121 (1937); *83*, 274 (1937). — *Esveld, L. W.*, Z. mikrosk.-anat. Forsch. *15*, 1 (1928). — *Evans, L.*, J. Anat. (Brit.) *81*, 225 (1947).

Fabre, J., und *A. M. Mégevaud*, C. r. Soc. Phys. et Hist. Nat. Génève *58*, 79 (1941). — *Fattorusso, V.*, Bull. Soc. Vaudoise Sc. Nat. *61*, 85 (1941); Arch. ital. Anat. *48*, 339 (1943). — *Fedorow, B. J.*, und *S. J. Matwejewa*, Trav. Labor. Rech. biol. Univ. Madr. *30*, 378 (1935). — *Ferrer, D.*, und *D. Ribas*, Trab. Inst. Nac. Cienc. Med. *10*, 134 (1947). — *Feyrter, F.*, Virchows Arch. *318*, 1 (1950); *320* 551 (1951); Über die Pathologie der vegetativen nervösen Peripherie und ihrer ganglionären Regulationsstätten. Wien: W. Maudrich, 1951; Wien. med. Wschr. *99*, 164 (1949); Verh. dtsch. path. Ges. Wiesbaden, 1950. — *Filatowa, A. G.*, und *B. J. Lawrentjew*, Virchows Arch. *286*, 1 (1932). — *Filogamo, G.*, Arch. ital. Anat. *54*, 401 (1950). — *Fischer, E.*, Physiol. Rev. (Am.) *24*, 467 (1944). — *Fleisch, A.*, und *W. H. Wiss*, Pflügers Arch. *200*, 290 (1923). — *Freeman, A.*, Amer. J. clin. Path. *16*, 117 (1946). — *Frey, E.*, und *E. Stoll*, Vjschr. Naturforsch. Ges. Zürich *92*, 103 (1947).

Gaddum, J. H., 1935 zit. Bacq. — *Gaylor, J.*, Brain 57, 143 (1934). — *Gernec, I.*, Arch. orthop. u. Unfallchir. *28*, 599 (1930). — *Glaser, W.*, Z. Anat. *87*, 741 (1928); Z. Anat. u. Entw.gesch. *83*, 332 (1927); *83*, 327 (1926). — *Glimstedt, G.*, und *N.-A. Hillarp*, Kungl. Fysiogr. Sällsk. Hondl. N. F. *53*, 38 (1942). — *Godina, G.*, Arch. ital. Anat. *55*, 1 (1950). — *Gray, D. J.*, Anat. Rec. (Am.) *98*, 325 (1947).

154   Literaturverzeichnis.

— *Green, J. D.*, Anat. Rec. (Am.) *109*, 99 (1951); Amer. J. Anat. *88*, 225 (1951).
— *Greving, R.*, Z. Anat. *61*, 1 (1921); Dtsch. Arch. klin. Med. *171*, 10 (1931); In
Bumke-Foerster, Handb. Neurol. *I*, 1, 811. — *Grigorjewa, T.*, Z. mikrosk.-anat.
Forsch. *28*, 418 (1932).

Hagen, E., Dtsch. Z. Chir. *255*, 667 (1942); Z. Zellforsch. usw. *33*, 68 (1944);
424 (1945); Z. Anat. u. Entw.gesch. *114*, 640 (1950). — *Harmann, P. J.*, und
H. Davies, J. comp. Neur. (Am.) *89*, 225 (1948). — *Harting, K.*, Z. Zellforsch.
usw. *12*, 518 (1931); *28*, 457 (1938); Z. mikrosk.-anat. Forsch. *35*, 631 (1934);
45, 104 (1939); Z. Anat. *113*, 174 (1944). — *Hashimoto, T.*, Kaibo Z. Tokyo 5,
1224 (1933); *6*, 150 (1933); Acta derm. (Jap.) *21*, 227 (1933). — *Hausberger, F. X.*,
Z. mikrosk.-anat. Forsch. *30*, 231 (1934). — *Hayasi, S.*, J. orient. Med. 27, 37
(1937). — *Hayasi, S.*, und *S. Baba*, J. orient. Med. *30*, 163 (1939). — *Heidenhain, M.*, Plasma und Zelle. Jena: Fischer, 1911. — *Heringa, C.*, Verh. kön.
Akad. Wettensch. Amsterdam, 1920; Z. mikrosk.-anat. Forsch. *23*, 505 (1931). —
Hermann, H., Virchows Arch. *316*, 341 (1948); *320*, 58 (1951); Z. Anat. u. Entw.-
gesch. *114*, 511, 685 (1950); Dtsch. Z. Nervenhk. *165*, 127 (1951); Z. Zellforsch.
usw. *36*, 151 (1951); Klin. Wschr. *29*, 23 (1951); *30*, 196 (1952). — *Hermann,
M. H.*, C. r. Ass. Anat. 34 réunion, Lyon 570 (1949). — *Herzog, E.*, Z. Neur. *103*,
1 (1926); Histologia patológica del sistema nervioso vegetativo. In *L. R. Müller*,
Sistema nervioso vegetativo. Barcelona, 1937; Bol. Soc. Biol. Concepción *16*, 37
(1942); Rev. sudamér. Morfol. *3*, 137 (1945); Klin. Wschr. *26*, 641 (1948); Verh.
dtsch. path. Ges. Wiesbaden, 1950. — *Herzog, E.*, und *B. Günther*, Z. Neur. *160*,
550 (1938); Z. Zellforsch. usw. *31*, 461 (1941). — *Herzog, E.*, und *A. Martinez*,
Rev. sudamér. Morfol. *2*, 1 (1944); *2*, 152 (1946). — *Herzog, E.*, und *H. Sepul-
veda*, Bol. Soc. Biol. Concepción *14*, 55 (1940). — *Hess, W. R.*, Die funktionelle
Organisation des vegetativen Nervensystems. Basel: Benno Schwabe, 1948. —
Hill, C. J., Philos. Trans. Roy. Soc., Lond. *215*, 355 (1927). — *Hillarp, N.-A.*,
Acta Anat. 2 (Suppl. 4), 1 (1946); *8*, 190 (1949); Acta physiol. scand. *17*,
120 (1949). — *Hollingshead, W. H.*, J. comp. Neur. (Am.) *64*, 449 (1936); *71*, 417
(1939); *73*, 37 (1940). — *Householder, A. S.*, Psychometrika 2, 273 (1938). —
Householder, A. S., und *H. D. Landahl*, Psychometrika 4, 255 (1939); Mathemati-
cal Biophysics of the Central Nervous System. Bloomington, Indiana: Principia
Press, 1945. — *Huber, G. C.*, The morphology of the Sympathetic System. XVIIth
Intern. Congr. of Med. London, 1913.

Iljina, W. J., und *B. J. Lawrentjew*, Z. mikrosk.-anat. Forsch. *30*, 543 (1932).
— *Isidor, P.*, Bull. Histol. appl. etc. 157 (1950). — *Iwanaga*, Mitt. Path. (Jap.)
2, 257 (1929). — *Iwanow, J. F.*, und *T. N. Radostina*, Trav. Labor. Rech. biol.
Univ. Madr. *28*, 303 (1933).

Jabonero, V., Trab. Inst. Nac. Cienc. Med. 7, 167, 277, 285 (1946); *9*, 237
(1947); *11*, 213, 243 (1948); *12*, 297 (1948); *12*, 203 (1949); *14*, 31, 59, 101 (1951);
Yatros *12*, 18 (1948); *22*, 3 (1948); Acta Anat. *6*, 14, 376 (1948); *11*, 490 (1951);
13, 171 (1951); V, VI und VII Mitt. (im Druck); Medicina *17*, 1 (1949); Arch.
españ. Morfol. *22*, 137 (1949); C. r. Ass. Anat. 34 réunion, Lyon 389 (1949);
Arqu. Anat. e Antrop. (Port.) *27*, 75 (1949); Med. Cir. Guerra *12*, 541 (1950);
14, 243 (1952); Experientia 7, 460, 471 (1951); Acta Arg. Fisiol. Fisiopat. *I*, 579
(1951); Pract. oto-rh.-laryng. *14*, 38 (1951); Biol. Lat. *4*, 323 (1951); Cardiologia
(Schwz.) *19*, 209 (1951); Acta neuroveg. 5, 1 (1952); 5, 266 (1953). — *Jabonero, V.*, und *F. Bordallo*, Trab. Inst. Nac. Cienc. Med. *11*, 149 (1948). — *Jabonero, V.*, *F. Bordallo* und *A. Perez Casas*, Trab. Inst. Nac. Cienc. Med. *12*, 125
(1949). — *Jabonero, V.*, *P. Gomez Bosque*, *F. Bordallo* und *A. Perez Casas*, Orga-
nización anatómica del sistema neurovegetativo periférico. C. S. I. C., Madrid

(1951). — *Jalowy, B.*, Z. Zellforsch. usw. 25, 145 (1936); 28, 114 (1938). — *John, F.*, Z. Zellforsch. usw. 30, 297 (1940); Arch. derm. (D.) 180, 293 (1940); 183, 1 (1942); 185, 341 (1944). — *John, F.*, und *F. Ormea*, Hautarzt 2, 14 (1951). — *Johnson, S. E.*, J. comp. Neur. (Am.) 38, 299 (1925). — *Johnson, S. E.*, und *M. Palmer*, J. comp. Neur. (Am.) 53, 169 (1931). — *Jones, A. C.*, J. comp. Neur. (Am.) 40, 374 (1926). — *Juschtschenko, A. J.*, Arch. mikrosk.-anat. Forsch. 49, 585 (1897).

Kasahara, J., Kyoto Fur. Ikw. 1, 1 (1927); 2, 29, 837 (1928). — *Kauffmann, J.*, und *R. Gottlieb*, Amer. J. Physiol. 96, 40 (1931). — *Keiffer, M. H.*, Bull. Acad. Méd. Belg., Brux. 20, 522 (1906); 12, 157, 319, 581 (1932); 14, 186 (1934); Ref. Ber. Biol. 24, 742 (1933), (Ann. Soc. Sci. méd. et natur., Brux. 3/4 [1932]); Bull. Acad. Méd. Belg., Brux. 15, 581 (1935). — *Kiss, F.*, J. Anat. (Brit.) 66, 153 (1931); 66, 488 (1932). — *Kiss, T.*, Acta Anat. 13, 81 (1951). — *Klein, M.*, Bull. Histol. appl. etc. 9, 113 (1932). — *Knoche, K.*, Z. Zellforsch. usw. 36, 448 (1951); Z. Anat. u. Entw.gesch. 115, 97 (1950). — *Kölliker, A.*, Hdb. Gewebelehre d. Menschen. Leipzig: W. Engelmann, 2, 850 (1896). — *Kolmer, W.*, Anat. Anz. 66, 65 (1928). — *Kolossow, N. G.*, Z. mikrosk.-anat. Forsch. 20, 107 (1930); Trav. Labor. Rech. biol. Univ. Madr. 28, 345 (1933). — *Kolossow, N. G.*, und *G. A. Polikarpowa*, Z. Anat. u. Entw.gesch. 104, 716 (1935); 106, 98 (1937). — *Kolossow, N. G.*, und *G. H. Sabussow*, Z. mikrosk.-anat. Forsch. 15, 29 (1928); Z. mikrosk.-anat. Forsch. 29, 541 (1932); Anat. Anz. 74, 417 (1932). — *Kolossow, N. G., G. H. Sabussow* und *J. F. Iwanow*, Z. mikrosk.-anat. Forsch. 30, 257 (1932). — *Kondratjew, N.*, Z. Anat. u. Entw.gesch. 93, 775 (1930). — *Koppen, K.*, Arch. Gynäk. 177, 354 (1950); 179, 478 (1951); Acta neuroveg. 3, 333 (1951). — *Kornmüller, A. E.*, Fschr. Neur. 18, 437 (1950). — *Kostowiecky, M.*, Anat. Anz. 80, 231 (1935). — *Kuntz, A.*, J. comp. Neur. (Am.) 23, 173 (1913); Anat. Rec. (Am.) 24, 193 (1922/23); J. Physiol. (Brit.) 56, 39 (1932); The autonomic nervous system. London: Bailliere, Tindall & Co., 1934. — *Kuntz, A.*, und *R. E. Morris*, J. comp. Neur. (Am.) 85, 33 (1946). — *Kuntz, A.*, und *C. A. Richins*, J. comp. Neur. (Am.) 85, 21 (1946); Anat. Rec. (Am.) 94, 445 (1946). — *Kuntz, A.*, und *N. A. Sulkin*, J. comp. Neur. (Am.) 86, 467 (1947); J. Neuropath. a. exper. Neur. 6, 323 (1947).

Landau, E., Schweiz. med. Wschr. 49, 1335 (1942); Bull. Histol. appl. etc. 1, 6 (1944); Dermatologica 89, 290 (1944); 91, 273 (1945); Ophthalmologica (Sp.) 112, 129 (1946); Rass. Biol. hum. 2, 185 (1947); Les voies de l'influx nerveux. Lausanne: Rouge, 1948; Cardiologia (Schwz.) 14, 243 (1949); Bull. Histol. appl. etc. 21, 5 (1948); Rev. méd. Suisse rom. 71, 643 (1951). — *Langley, J. N.*, Brain 26, 1 (1903); Le système nerveux autonome. Paris: Vigot, 1923. — *Larsell, O.*, Some aspects of the innervation of the lung. Fortyninth Annual Meeting of Oregon State Med. Soc. Portland, 1923; J. comp. Neur. (Am.) 33, 105 (1921); Anat. Rec. 25, 138 (1923). — *Laruelle, L.*, und *M. Reumont*, Soc. Belge de Gastroenterol. 12. VI. 1949; C. r. Ass. Anat., Milan 1 (1936). — *Lassmann, G.*, Mikroskopie 4, 277 (1949); Minerva med. (It.) 55, 1 (1950). — *Lawrentjew, B. J.*, Z. mikrosk.-anat. Forsch. 2, 202 (1925); 6, 241, 467 (1926); 13, 388 (1928); 16, 381 (1929); 18, 233 (1929); 23, 527 (1931); 35, 71 (1934); 36, 651 (1934). — *Lawrentjew, B. J.*, und *A. J. Borowskaja*, Z. Zellforsch. usw. 23, 761 (1936). — *Lawrentjew, B. J.*, und *A. I. Gurwitsch-Lassowskaja*, Z. mikrosk.-anat. Forsch. 21, 585 (1930). — *Lawrentjew, B. J.*, und *J. M. Lassowsky*, Z. Neur. 131, 885 (1931). — *Lawrentjew, B. J.*, und *M. S. Naiditsch*, Trav. Labor. Rech. biol. Univ. Madr. 28, 223 (1933). — *Lawrentjew, B. J.*, und *G. G. Filatowa*, Trav. Labor. Rech. biol. Univ. Madr. 29, 359 (1933). — *Leeuwe, H.*, Over de interstitieele cel. Thèse. Utrecht, 1937. — *Lenhossek, M. v.*, Beitr. z. Histologie des

Nervensystems und der Sinnesorgane. Wiesbaden: J. F. Bergmann, 1894; Arch. mikrosk. Anat. *76*, 745 (1911). — *Leontovitsch, A. W.*, Z. Zellforsch. usw. *11*, 23 (1930). — *Levi, G.*, Trattato di Istologia. Utet, 1947. — *Levi, G.*, und *H. Meyer*, Anat. Anz. *83*, 401 (1937); Arch. Biol. (Fr.) *52*, 133 (1941). — *Li, P. L.*, J. Anat. (Brit.) *74*, 348 (1940). — *Lipp, W.*, Protoplasma *40*, 275 (1951); Acta Anat. *13*, 30 (1951). — *Llombart, A.*, Rev. españ. Biol. *3*, 57 (1934); *4*, 19 (1935). — *Llombart, A.*, und *V. Jabonero*, Trab. Inst. Nac. Cienc. Med. *5*, 141 (1945); *7*, 360 (1946). — *Llombart, A.*, und *E. Fornes*, Trab. Inst. Nac. Cienc. Med. *12*, 203 (1949). — *Llombart, A.*, und *V. Alcober*, Trab. Inst. Nac. Cienc. Med. *12*, 269 (1948). — *Llombart, A.*, und *D. F. Broseta*, Arch. españ. Morfol. *26*, 523 (1949). — *Loffredo, C.*, Boll. Soc. ital. Biol. sper. *26*, 1 (1950); *25*, 1 (1949). — *Lorente De No, R.*, Amer. J. Physiol. *121*, 331 (1938); J. Neurophysiol. *1*, 187, 195, 207 (1938).

Maggioni, G., Riv. Pat. nerv. *60*, 131 (1942). — *Magnenat, P.*, Etude histologique sur l'innervation du poumon. Thèse. Lausanne, 1949; Rass. Biol. hum. *4*, 1 (1949); Acta Anat. *13*, 193 (1951). — *Magnus, R.*, Pflügers Arch. *102*, 123, 309 (1904). — *Majer, E. H.*, Acta neuroveg. *3*, 373 (1951). — *Markowitz, J.*, Cirugía experimental. Buenos Aires: Labor, 1943. — *Marschand, F.*, Münch. med. Wschr. *70*, 385 (1923). — *Masaya, K.*, Kyoto Fur. Ikw. *9*, 809 (1933); Mitt. med. Akad. Kyoto *1*, 783 (1933). — *Masson, P.*, Amer. J. Path. *6*, 217 (1930). — *Meiling, H. A.*, Bau und Innervation von Glomus caroticum und Sinus caroticus. Dissertation. Utrecht, 1938; Acta neerld. Morph. norm. et path. *1*, 193 (1938). — *Melo, R.*, Bol. Soc. Biol. Concepción *13*, 5 (1939). — *Michailow, S.*, Arch. mikrosk. Anat. *72*, 554 (1908); Anat. Anz. *33*, 129, 581 (1908); Intern. Mschr. Anat. u. Physiol. *25*, 44, 351 (1908); *28*, 26 (1911). — *Micheli, H.*, Experientia *7*, 426 (1951). — *Michels, N. A.*, Amer. J. Anat. *57*, 205 (1935). — *Mikhailoff*, Presse méd. *58*, 703 (1950). — *Millen, J. W.*, J. Anat. (Brit.) *82*, 68 (1948). — *Mitchel, G. A. G.*, Acta Anat. *13*, 1 (1951); Brit. J. Ur. *22*, 269 (1950). — *Müller, E.*, Uppsala Läk.för. Förh. *26*, 1 (1921); Arch. mikrosk. Anat. *94*, 208 (1920). — *Murat, V. N.*, Trav. Labor. Rech. biol. Univ. Madr. *28*, 387 (1933).

Nageotte, J., C. r. Ass. Anat., Milan *32*, 318 (1937); Anat. Anz. *87*, 49 (1938). — *Naiditsch, M. S.*, Arch. Gynäk. *139*, 283 (1930). — *Naosada, K.*, Kyoto Fur. Ikw. *2*, 285 (1928). — *Nelemans, F. A.*, Amer. J. Anat. *83*, 43 (1948). — *Nelemans, F. A.*, und *W. J. H. Nauta*, Acta neerld. Physiol. etc. *14*, 94 (1946); Arch. internat. Pharmacodynam. *77*, 186 (1948). — *Nemiloff, A.*, Neurone und Neuronenbahnen. Leipzig, 1906. — *Noël, R.*, Bull. Histol. appl. etc. *2*, 124 (1925); *4*, 382 (1927); *19*, 177 (1942); *20*, 105 (1943); *22*, 5 (1945); C. r. Ass. Anat., Milan *34*, 525 (1949); Biol. méd. *39*, 1 (1950). — *Noël, R.*, und *B. Pommé*, Bull. Histol. appl. etc. *8*, 222 (1931); Rev. neur. (Fr.) *1*, 590 (1932). — *Noël, R.*, und *G. Pallot*, Bull. Histol. appl. etc. *12*, 172 (1935). — *Nomura, T.*, Trans. jap. path. Soc. *20*, 188 (1930); Mitt. med. Akad. Kyoto *6*, 166 (1930). — *Nonidez, J. F.*, Res. Publ. Ass. Res. Nerv. Ment. Dis. *9*, 366 (1930); *Arch.* Neur. (Am.) *25*, 1175 (1931); Anat. Rec. (Am.) *62*, 47 (1935); *69*, 299 (1937); Amer. J. Anat. *57*, 135, 259 (1935); *65*, 361 (1939); J. Anat. (Brit.) *70*, 215 (1936); Anat. Anz. *82*, 348 (1936); *84*, 1, 315 (1937); Biol. Rev. *19*, 30 (1944); J. comp. Neur. (Am.) *85*, 177 (1946).

Okamura, Ch., Z. Anat. u. Entw.gesch. *91*, 627, 633 (1930); *92*, 20 (1930); Z. Neur. *136*, 523 (1931); Z. mikrosk.-anat. Forsch. *35*, 218 (1934); *41*, 627 (1937). — *Oria, J.*, Ann. Fac. Med. S. Paulo *12*, 357 (1936). — *Ortiz Picon, J. M.*, Rev. españ. Biol. *1*, 19 (1932); Bull. Histol. appl. etc. *6*, 113 (1949); C. r. Ass. Anat. 34. réunion, Lyon 572 (1949). — *Oshima, Z.* Anat. u. Entw.gesch. *90*, 725 (1929).

— *Ottaviani, G.*, Z. Zellforsch. usw. 27, 393 (1937); Z. Anat. u. Entw.gesch. 109, 396 (1939); Z. mikrosk.-anat. Forsch. 47, 151 (1940); Monit. Zool. ital. 52, 171 (1941). — *Ottaviani, G.*, und *E. Bonivento*, Atti Reale Ist. Veneto de Sc. 97, 541 (1938); Atti Soc. med.-chir. Padova 14, 5 (1936). — *Ottaviani, G.*, und *P. Cavazzana*, Arch. ital. Anat. 43, 77 (1940).

Palumbi, G., Ric. Morf. 13, 537 (1934). — *Pansini, A.*, Boll. Soc. ital. Biol. sper. 25 (1949); 26 (1950); Riv. Neur. 21, 1 (1951). — *Pasqualino, A.*, Boll. Soc. ital. Biol. sper. 23, 132 (1947). — *Penfield, W.*, Arch. Neur. (Am.) 27, 30 (1932). — *Pensa, A.*, R. Acad. Naz. Lincei 328, 25 (1931); Monit. Zool. ital. 47, 217 (1937); Soc. ital. progr. Sci. 1939, S. 103. — *Pidoux, L.*, Bull. Histol. appl. etc. 17, 181 (1940). — *Pieper, A.*, Anat. Anz. 89, 86 (1939); 91, 288 (1941); Z. Ur. 44, 17, 576 (1951); 45, 280 (1952). — *Pines, J. L.*, Z. mikrosk.-anat. Forsch. 10, 313 (1927); Z. Neur. 107, 507 (1927); 111, 356 (1927); 118, 552 (1929). — *Pines, J. L.*, und *Maimann*, Z. mikrosk.-anat. Forsch. 12, 199 (1928). — *Pines, J. L.*, und *Narowtschatowa*, Z. mikrosk.-anat. Forsch. 25, 518 (1931). — *Pines, J. L.*, und *Shapiro*, Z. mikrosk.-anat. Forsch. 20, 327 (1930). — *Piulachs, P.*, und *D. Ferrer*, Trab. Inst. Nac. Cienc. Med. 10, 139 (1947). — *Plenk, H.*, Anat. Anz. 69, 419 (1930).

Racine, W., Pract. oto-rh.-laryng. 7, 472 (1940). — *Ramos, J.*, und *J. Oria*, Arqu. Cir. clin. exper. 4, 363 (1940). — *Rashevsky, N.*, Advances and applications of mathematical Biology. Univ. Chicago Press, 1940; Principios y aplicaciones de la Biología matemática. Buenos Aires: Espasa-Calpe, 1947. — *Ratzenhofer, M.*, Virchows Arch. 320, 138 (1951); Wien. med. Wschr. 100, 646 (1950). — *Reiser, K.*, Z. Zellforsch. usw. 15, 761 (1932); 17, 610 (1933); 22, 675 (1935); Arch. Augenhk. 109, 251, 481 (1936); 110, 253 (1937); Z. Neur. 175, 485 (1943); Klin. Mbl. Augenhk. 110, 600 (1944). — *Retzius, G.*, Biol. Unters. N. F. 4, 37 (1892). — *Riegele, L.*, Z. Zellforsch. usw. 9, 511 (1929); 15, 311, 374 (1932). — *Rio Hortega, P.*, Arch. Histol. norm. pat. 1, 5 (1942). — *Rio Hortega, P.*, *J. Polak* und *J. M. Prado*, Arch. Histol. norm. pat. 1, 83 (1942). — *Rio Hortega, P.*, und *J. M. Prado*, Rev. Soc. argent. Biol. 17, 513 (1941); Arch. Histol. norm. pat. 1, 5 (1942). — *Ritter, O.*, Vjschr. Naturf. Ges. Zürich 91, 51 (1946); Acta Anat. 2, 162 (1946). — *Röper, K.*, Acta neuroveg. 4, 9 (1952); Bruns' Beitr. 183, 436, 444 (1951). — *Rosenblueth, A.*, Amer. J. Physiol. 102, 12 (1932); Cold. Spring. Harbor. Symp. Quant. Biol. 4, 132 (1936). — *Rosenblueth, A.*, und *D. Rioch*, Amer. J. Physiol. 106, 365 (1933). — *Rosenstein, A.*, Handb. Neurol. *Bumke, Foerster*, 1, 230 (1935). — *Rossi, F.*, Boll. Soc. ital. Biol. sper. 3, 863 (1929); Arch. ital. Anat. 29, 539 (1932); Riv. Pat. nerv. 53, 216 (1939). — *Rossi, Lea del Bo*, Riv. sper. Freniatr. ecc. 71, 3 (1947). — *Rossi, O.*, Arch. ital. Anat. 26, 632 (1929). — *Rosi, P.*, und *F. Lanti*, Z. Zellforsch. usw. 22, 659 (1935). — *Rosi, P.*, und *V. Mochi*, Z. Zellforsch. usw. 22, 650 (1935); 23, 650 (1936).

Sabussow, N. P., Anat. Anz. 44, 64 (1913). — *Sabussow, G. H.*, und *A. F. Ssuslikow*, Z. Anat. u. Entw.gesch. 106, 739 (1937). — *Sato, T.*, Mitt. Med. Akad. Kyoto 5, 18 (1931). — *Scevola, D.*, Z. Zellforsch. usw. 10, 221 (1930). — *Schabadasch, A.*, Z. Zellforsch. usw. 10, 221, 244, 254, 320 (1930); 21, 657 (1934); 27, 28 (1939). — *Schimert, J.*, Z. Zellforsch. usw. 25, 245 (1936); Z. mikrosk.-anat. Forsch. 44, 85 (1938). — *Schüler, E.*, Bol. Soc. Biol. Concepción 15, 61 (1941). — *Schwab, E.*, in *L. R. Müller*, Sistema Nervioso vegetativo. Barcelona: Labor, 1937. — *Sebruins, M.*, Vlaamsch Geneesk. Tschr. 16, 17 (1947). — *Seehan, D.*, Brain 55, 493 (1932). — *Seto, H.*, Arb. anat. Inst. Sendai 19, 1 (1936); 23, 133 (1940); Z. Zellforsch. usw. 22, 213 (1935). — *Shapiro, B.*, Z. Neur. 136, 539 (1932). — *Smirnow, A.*, Internat. Mschr. Anat. Physiol. 10, 248 (1893). — *Sokolowa.*

M. L., Z. mikrosk.-anat. Forsch. *23*, 552 (1931). — *Speidel, C. C.*, J. comp. Neur. (Am.) *72*, 57 (1942). — *Spoerri, R.*, J. comp. Neur. (Am.) *90*, 151 (1949). — *Stefanelli, A.*, Boll. Zool. ital. *9*, 131 (1938); Z. Zellforsch. usw. *28*, 495 (1938); Monit. Zool. ital. *51*, 303 (1940); *52*, 107, 165 (1941). — *Stern, W.*, Acta neuroveg. *3*, 533 (1951). — *Stöhr, Ph.* jr., Mikroskopische Anatomie des vegetativen Nervensystems. Berlin: Julius Springer, 1928; Z. Zellforsch. usw. *12*, 66 (1930); *16*, 123 (1932); *21*, 243 (1934); *27*, 341 (1937); *29*, 569 (1939); *32*, 587 (1943); *33*, 109 (1944); Dtsch. med. Wschr. *59*, 1625 (1933); Virchows Arch. *292*, 595 (1934); Z. Anat. u. Entw.gesch. *104*, 133, 475 (1935); Bull. Soc. franç. Derm. *6*, 1165 (1935); Erg. Anat. *32*, 1 (1928); *33*, 135 (1941); *34*, 244 (1944); Allgemeinpathol. Schriftenreihe 3/4 (1943); Z. Anat. u. Entw.gesch. *114*, 14 (1948); Acta neuroveg. *1*, 74 (1950); Regensb. Jb. ärztl. Fortb. *2*, 1 (1951); Lehrbuch der Histologie. Berlin: Springer-Verlag, 1951. — *Sunder-Plassmann, P.*, Z. Anat. u. Entw.gesch. *93*, 567 (1930); Z. Neur. *147*, 414 (1933); Dtsch. Z. Chir. *250*, 543, 705 (1938); *251*, 125 (1938); *252*, 1, 210, 257 (1939); *253*, 183 (1940); Erg. Chir. u. Orthop. *33*, 268 (1941). — *Sunder-Plassmann, P.*, und *K. Daubenspeck*, Dtsch. Z. Chir. *250*, 158 (1938). — *Sunder-Plassmann, P.*, und *W. Eickhoff*, Dtsch. Z. Chir. *252*, 197 (1939). — *Sunder-Plassmann, P.*, und *F. Jager*, Dtsch. Z. Chir. *254*, 263 (1940). — *Szantroch, Z.*, Arch. exper. Zellforsch. *14*, 442 (1923); Z. Zellforsch. usw. *23*, 464 (1935); Z. Anat. u. Entw.gesch. *104*, 709 (1935).

Takeyama, K., Mitt. Med. Akad. Kyoto *17*, 1034 (1936); *16*, 43, 895 (1936); *18*, 83 (1936). — *Takino, M.*, Acta Scholae med. Kyoto *12*, 281 (1929). —*Tcheng, K. T.*, Cardiologia (Schwz.) *14*, 290 (1949); *15*, 227 (1949); Acta Anat. *11*, 431 (1951). — *Tello, F.*, Trab. Inst. Cajal *36*, 1 (1944). — *Terio, B.*, Boll. Zool. ital. *11*, 192 (1940). — *Terni, T.*, Z. Zellforsch. usw. *9*, 377 (1929); C. r. Ass. Anat., Milan, 1928, S. 448; Monit. Zool. ital. *33*, 63 (1932); Boll. Soc. ital. Biol. sper. *10*, 994 (1935). — *Terplan, K.*, Virchows Arch. *262*, 430 (1926). — *Tezner, O.*, und *M. Turold*, Z. exper. Med. *12*, 275 (1921); *24*, 1 (1924). — *Tiegs, O. W.*, Austral. J. exper. Biol. a. med. Sci. *1*, 131 (1925). — *Tinel, J.*, Le système nerveux végétatif. Paris: Masson, 1937. — *Tschernjachiwsky, A.*, Trav. Labor. Rech. biol. Univ. Madr. *26*, 249 (1932). — *Trostanetzky, M. M.*, Z. Zellforsch. usw. *8*, 658 (1929). — *Tsuker, M.*, Arch. Neur. *58*, 474 (1947). — *Tusques, J.*, Recherches histologiques sur le sympathique terminal: L'innervation des mélanocytes. Thèse. Aix-Marseille, 1949.

Villa, La, Rev. trimestr. microgr. 2 (1897). — *Vinos, P. R.*, Trab. Inst. Cajal *33*, 119 (1941). — *Vitali, G.*, Anat. Anz. *84*, 88 (1937).

Weddell, M. C., Proc. Soc. exper. Biol. a. Med. (Am.) *26*, 867 (1929). — *Weber, A.*, Bull. Histol. appl. etc. *23*, 41 (1946); *24*, 49 (1947); Rev. Med. Suisse rom. *46*, 861 (1946); C. r. Soc. Biol. *140*, 71 (1946); Experientia *4*, 394 (1948); *5*, 461 (1949); *7*, 426 (1951); Bull. Histol. appl. etc. *72* (1950); Cardiologia (Schwz.) *15*, 223 (1949); C. r. Soc. Biol. *145*, 476 (1951). — *Wein, D.*, Z. Zellforsch. usw. *29*, 227 (1939). — *Wiedmann, A.*, Acta neuroveg. *1*, 617 (1950). — *Woollard, H. H.*, J. Anat. (Brit.) *60*, 345 (1926). — *Woollard, M.*, Heart *13*, 319 (1926). — *Wright, S.*, Fisiología aplicada. Barcelona: Marin, 1941.

Yamashita, K., J. orient. Med. *30*, 150, 153, 367 (1939).

Zitzlsperger, S., Z. mikrosk.-anat. Forsch. *53*, 1 (1943). — *Zülch, W. C.*, Bol. Soc. Biol. Concepción *20*, 43 (1945).

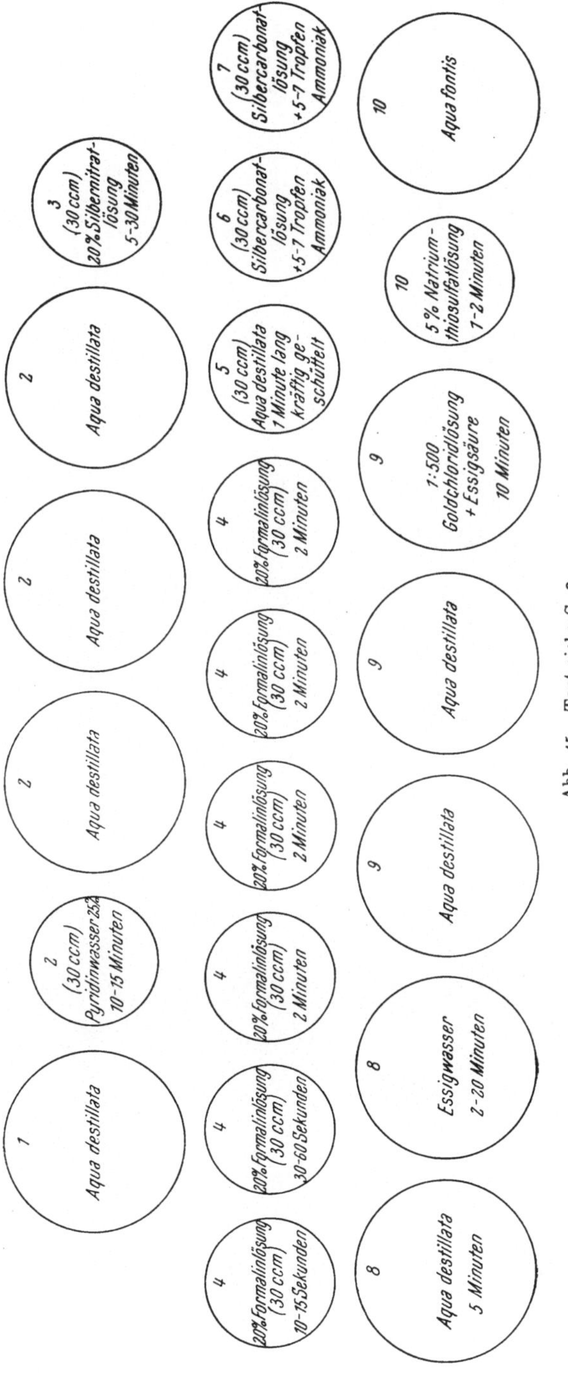

Abb. 45. Text siehe S. 3.